任 针 美 学

主 编　任晓艳　赵　蕊

主 审　李一明　韩学杰

副主编　李亚利　陈　硕

英文版法文版翻译　王　珺

编　委　李　芳　张孟内　万中华　胡雷鸣　王　琳

　　　　周鸣华　王文彦　翟丽梅　王　珺　周经丽

　　　　朱丽菊　崔　岚　陈　晓

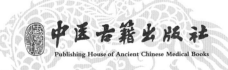

中医古籍出版社

Publishing House of Ancient Chinese Medical Books

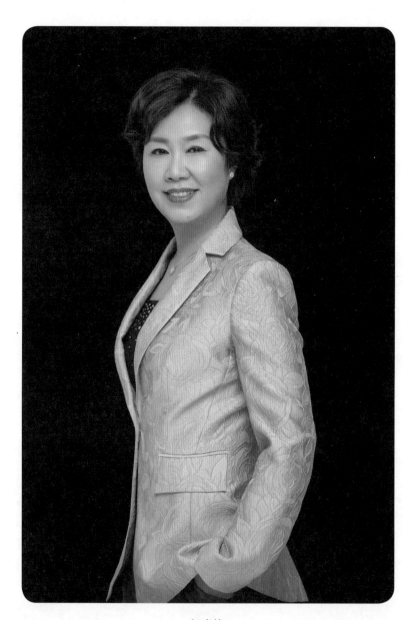

任晓艳

任晓艳简介

医学博士、主任医师、教授、执业中医师及主诊美容中医师

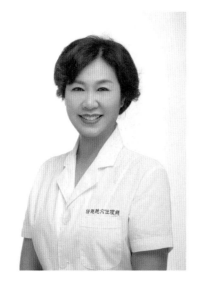

任氏针灸埋线针器具和技术及疗法发明人和原创者；

针灸埋线技术操作规范（国际标准）牵头制定人；

国际标准组织 ISO/TC249 一次性无菌埋线针国际标准立项人；

任针美学原创人；

美国国际针灸美容协会会长；

世界中医药学会联合会埋线研究专业委员会会长；

世界中医药学会联合会中医美容专业委员会副会长；

中国针灸学会减肥美容专业委员会副主任委员；

中国针灸学会穴位埋线分会副主任委员；

中国特色医疗学术研究会穴位埋线疗法分会会长；

美国国际现代针灸埋线学会会长。

任晓艳用二十多年的时间完成了从传统的穴位埋线疗法——现代穴位埋线疗法——现代针灸埋线疗法——任氏针灸埋线疗法的发展历程。

任氏针灸埋线针具经过近 30 年的不懈研究与求索，以系列 8 项创

新与发明技术埋线针具专利在中医针灸行业范围内独树一帜，真正成为在穴位埋线传承基础上，创新出了任氏针灸埋线技术与疗法，实现了从穴位埋线到现代针灸埋线的跨越式发展的大格局，任针美学将成为未来抗老化的手段之一，其影响遍及世界各地。

任晓艳博士还主编了《现代穴位埋线疗法与美容》《现代穴位埋线疗法》《任氏针灸埋线宝典》中英文版，《任氏针灸埋线真人挂图》《任针美学》英文法文版，《任氏医典》系列丛书等，参与了由中国中医药出版社发行的新世纪全国高等中医药院校《中医美容学》《美容中医学》《现代美容医学》专业教材和《美容主诊医师》的编写工作，发表学术论文30多篇。在临床方面广泛应用于骨伤、内、外、妇、五官、皮肤科等常见病和疑难疾病，特别是在抗衰老美容、面部提升、除皱祛斑、减肥与控重、痤疮皮炎、痛症、过敏性鼻炎、乳腺增生等诸多病症疗效突出。

任氏针灸埋线技术及任针美学推广到美国、加拿大、瑞士、南非、西班牙、法国、德国、意大利、巴西、新西兰、伊朗、日本、韩国、奥地利、澳大利亚、泰国、马来西亚、新加坡、印度、印度尼西亚等数十个国家，中国台湾及香港、澳门等地区，并受邀至哈佛大学和哥伦比亚大学、南非开普敦大学、英国剑桥大学等演讲针灸、埋线与美容。在国内及国外举办任氏针灸埋线技术及任针美学培训班达208期，培养了针灸师和埋线技术人员及医美行业人士达上万人。

赵蕊 简历

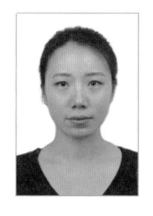

赵蕊，北京市朝阳区中医医院针灸科主治医师，医学硕士，毕业于广州中医药大学针灸康复临床医学院针灸美容专业。美国国际现代针灸埋线学会副会长，美国国际针灸美容协会副秘书长。师从现代针灸埋线疗法发明人任晓艳博士，任氏针灸埋线传承人。从事针灸临床工作十余年，深入钻研临床，在任氏面部金针美容、任氏针灸埋线、面部抗衰、全身塑型、中医体质调理等方面有着丰富的经验。

多年来悉心研究中医针法理论及临床应用，曾跟随多位中医针灸专家、国医名师，积累了丰富的临床经验及独特的针灸方法。善于采用综合疗法治疗各种临床常见病及疑难杂症，如慢性萎缩性胃炎、各种癌前病变、肿瘤放化疗后免疫力低下、女阴白色病变、慢性疲劳综合征、痹症等。

主编著作 1 部，参编、参校著作 6 部，参与多项市级课题。

技术交流：WeChat：TCMAcuzhao

内容简介

　　《任针美学》是集任氏 30 多年临床经验总结的一本美容、抗衰老临床实践指南，该书全面总结了任氏抗衰老治疗中的各种工具及操作手法，为临床美容抗衰老领域提供了更安全有效的治疗手段。本书内容翔实，旨在为有经验的临床医师提供详细的专业技术指导，带领初学者了解正确的美容抗衰老理念及安全的治疗方法，亦可为美容爱好者提供美容思路及启发。

　　本书收集了大量临床中的损美性病症（如皱纹、面部松弛等）、损容性病症（如痤疮、黄褐斑等）、损型性病症（如肥胖、富贵包等）及女性产后修复（如盆底肌松弛、产后肥胖等）、乳腺（如乳腺增生、副乳等）等常见问题。对其发生原因、治疗方法进行了详细讲解并附配了大量图片，理论及实际操作，重点聚焦于临床实用性，引领读者熟练掌握任氏针法技巧，以达到最佳的治疗效果。本书对施术部位的解剖结构、各针法适应证、操作步骤及日常调理均进行了详细叙述，生动诠释了各针法操作步骤及治疗后可达到的效果，具有较高的医学美容临床实用价值，既可作为医学院校教材或参考用书，又是广大求美者美容抗衰老的实用读本。

前　言

爱美之心人皆有之，从古至今人类从未停止过追求美的脚步。每个人的审美都有差异，但有一点是一致的，就是美可以带给我们视觉、心灵上的享受和愉悦，使我们心情舒畅。随着全球经济跨越式发展、当代科学技术的发展，人们的观念的也在悄然改变，美早已不仅仅是双眼皮、锥子脸、尖下巴这些千篇一律的特定容貌那么简单，人们开始对美有了新的、更高的追求，健康美、自然美逐渐被人们所重视。

中国传统美学是以中华民族传统文化为主体，并融合社会学、哲学、文学，以人为中心，将人与自然、人与社会、人与审美有机融合，历经数千年发展形成的一门具有独特理论体系的审美人文学科，与现代人追求的自然、健康美不谋而合。

中医学认为，一个人的外貌、体型、仪表乃至精神情志，都是脏腑、经络、气血反映于外的现象，脏腑气血旺盛、经络通畅、气血运行顺畅则皮肤红润，肌肉充实丰满，毛发荣润光泽。中医十分重视脏腑、经络、气血等在美容、抗衰老中发挥的作用，而在中医的多种治疗手段中，针灸一直是人们接受度、信任度较高的一种治疗方法。随着针灸在常规治疗中的不断应用，针灸美容、抗衰正在被越来越多的人所接受。针灸美容是从中国传统医学的整体观念出发，以针灸为手段，通过对局部皮肤及穴位刺激，达到养护皮肤、美化容颜、延缓衰老以及治疗面部皮肤病为目的的一种方法，具有简便易行、无毒无害、安全可靠、适应证广泛等特点。

本书是任晓艳博士 30 余年临床经验的总结、凝练，翔实细致、图文并茂地介绍了临床中常见的损美、损容、损型等疾患的治疗方法。

本书分为三个章节，第一章节介绍了影响任氏任针发展的中医理论，"天人合一"的整体观，阴阳、五行、藏象、气血津液、六淫七情、河图洛书与美容、抗衰老的关系，中医经典理论为任氏任针美容提供了方法论。并介绍了临床常用腧穴及任氏任针常用的工具、型号及其使用范围，详细地介绍了工具的选择，使读者阅读完本书后对任针治疗工具具有全面、完整的了解，更方便临床运用时准确选择。第二章节介绍了人体面部施针处的解剖结构，包括皮肤、浅筋膜、浅表肌肉筋膜系统、面部血管及神经。医者只有了解针刺部位的组织结构，才能准确地选择进针深度、角度、层次，从而达到最好的疗效及保证临床安全。第三章是本书的临床应用篇，根据病种特点分为：损美性疾患、损容性疾患、损型性疾患、产后疾患、乳腺疾患及其他临床常见疑难病。该篇翔实细致地介绍了老化、病理性肌肤、形体问题、产后恢复不良等常见问题，如皮肤皱纹、松弛等损美性疾患，痤疮、黄褐斑、激素依赖性皮炎等损容性疾患，以及肥胖、身体松垂等损型性疾患的治疗方案；并介绍了产后常见问题，如妊娠纹、腹直肌分离、盆底肌松弛等，乳腺问题，如乳房发育不良、副乳、乳腺增生等，以及其他疑难病症，如斑秃、汗臭、早衰等等临床常见问题的治疗方法。

本书适合西医师、中医师和针灸师使用，可在中西医大专院校针灸、中医、中西医结合和中医美容等专业教学上应用，也适合中医针灸爱好者等人群阅读，是一本不可多得的临床实践指南。

序 一

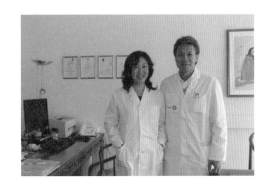

任　氏埋线占鳌头，
针　效持久安全优。
美　容塑形抗衰老，
学　融中西萃此作！

　　有幸预读任晓艳教授汇集 30 多年临床经验的《任针美学》书稿，受益匪浅，慨然为序！

　　此书不仅汇通中西，具有很高的临床实用价值，能够直接指导医生美容抗衰老的临床实践，更是从整体观的理念上将中医文化内涵融入具体的美学实践当中，指导广大求美者天人合一，内外兼修，通过医患齐心，达到"真美"的境界，堪称是"中医美学"的扛鼎之作。我们将加快《任针美学》德文版、法文版和英文版的出版发行，以惠及全球更多的爱美人士。

　　"针灸埋线疗法"是针灸医学治疗模式的一次重大革新。通过在指定位置针埋可吸收缝合线的方式代替传统的间隔式针灸刺激，以获得一种持续长效刺激效果。埋线治疗可以使刺激长达两周左右，患者不必每日来院治疗，因此大大提高了患者的顺应性和疗效，在海内外具有广阔的临床应用前景。

　　2016 年 2 月，作为现代穴位埋线疗法创始人和任氏一次性针灸埋线针发明人及专利持有人，任教授团队牵头研究制定了《一次性使用针灸埋线针》国际标准草案作为中国方案向 ISO/TC249 提出申请立项，2020 年 6 月，ISO 正式出版《ISO 22236：2020 中医药——一次性埋线针灸针》国际标准。该国际标准是基于广阔的传统医药绿色疗法市场需求及国际共识的产物，将有助于提高埋线针的质量控制与安全性，促进"长效针灸"——埋线疗法在全球范围内更加科学、安全、有效的使用，大力推进现代针灸领域的国际标准化工作和中医药国际贸易的发展。

我与任教授相识 6 年有余，曾多次邀请其来瑞士讲学。2019 年 9 月 1 日，国际针灸美容协会——瑞士分会成立大会暨 2019 任氏针灸美容瑞士培训班成功举办，来自瑞士、德国、法国、奥地利、英国、中国等国家 80 余位中医从业人员出席。大会后，任教授在瑞士高等中医药学院开展了两天的小班教学，倾囊相授，学员一对一实操，示教案例的现场减肥效果惊人。此次瑞士之行，任教授师徒团队还用表演形式为大家展示吾修驿文化（一修：修心；二修：修容；三修：修服；四修：修功；五修：修为。这五修以金木水火土，形成天人合一的调理身心的方法），通过茶疗、音疗、舞疗、乐疗、功疗、香疗等 7 个方面的精彩演示，让大家直观感受吾修驿的文化内涵和中医美容的精髓，达到身心灵合一。

积跬步，致千里！我们双方达成共识，将通过教学，医疗和产品等方面的深入合作，齐心推动针灸美容在瑞士这一"国际美容圣地"绽放异彩，带动欧洲针灸美容事业的发展。

李一明

瑞士高等中医药学院　瑞方院长

中国—瑞士中医药中心　瑞方主任

欧洲经方中医学会　会长

2020 年 11 月于瑞士 Bad Zurzach

序 二

中医药学作为中国传统文化的瑰宝，数千年来在传承发展中兼收并蓄，不断自我提升和创新，具有较强的开放性和包容性，而中医学人也在不断传承前人经验的基础上，不断拓展中医药学的应用范畴，使其从多角度、多方面地为人们服务。

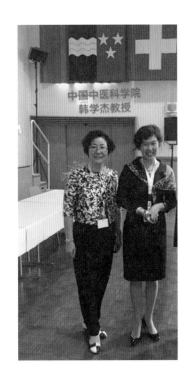

爱美之心人皆有之，早在《汉书》中记载："女为说（悦）已容"，《诗经·卫风·硕人》中"蝤首蛾眉，巧笑倩兮，美目盼兮"更是成为千百年描绘容颜娇美的佳句，所以"美"成为众多才子佳人的毕生追求，这也使"中医美容"成为古往今来备受人们关注的话题。《神农本草经》中有"轻身明目润泽好颜色不老""轻身耐老"等美容美体理念，《素问·六节藏象论》中"心者，生之本，神之变也；其华在面，其充在血脉……脾其华在唇四白，其充在肌"体现了人体容颜与脏腑密切相关。因此，中医美容应是通过一些可靠的技术手段，使用一些调理人体脏腑气血的方法，使人体阴阳平衡、脏腑安定、经络通畅、气血流通，从而达到延年驻颜、防病健身的目的，否则只能是舍本逐末，适得其反。

本人与任晓艳博士相识已近20年，初识时便知其从事"针灸美容"

专业，但因未能详细了解而一直报以"审慎"的态度。直至 2015 年共同在瑞士出差期间，有机会亲身体验了其"埋线减肥"疗法，因效果显著，便对"任氏任针"产生了浓厚兴趣。返京后，多次相约探讨中医美容的知识，深入了解后发现"任氏任针"严格依据中医"辨证论治"和"整体观念"的两大基本原则，以中医经络、脏腑理论为基础，主要以针灸的手段，通过对局部穴位、经络的刺激，达到畅达经络气机、调整脏腑气血的目的。由此可见，"任氏任针"是在中医学理论指导下开展的中医特色诊疗技术，且根据大量临床实践表明这一疗法安全可靠，疗效显著。

为了更好地推广这一特色技术，本人在 2020 年协助任晓艳博士团队发布了中医药国际标准——《ISO 22236：2020 中医药—一次性埋线针灸针》，说明这一技术已经得到国际同行的认可。为了更加系统、详细地介绍"任氏任针"的理论基础和操作规范，任晓艳博士带领团队编纂整理成《任针美学》一书，本书详细地介绍了任氏 30 余年来在美容和抗衰老的临床实践中使用的各种工具和操作手法，毫无保留地将这项技术公之于众，着实令人钦佩。

现书稿即将付梓，邀余作序，余以为"任氏任针"的提出是中医药传承创新发展的生动实践，也将为丰富中医美容学内容，完善中医诊疗体系做出积极贡献。故乐以为序，并向广大医学同仁荐介此书，希望我们在任晓艳博士的启迪下，进一步扩大中医理论的实践范围，创新中医诊疗技术，更好地提高中医药的诊疗效果及服务能力。

中国中医科学院中医临床基础医学研究所研究员，主任医师

沈氏女科第二十代传人

2021 年 1 月于北京

目　录

第一章｜任氏任针的中医理论基础 / 001

第一节｜"天人合一"的整体观对任氏任针发展的影响 / 002
一、人与自然的关系 / 003
二、人与社会的关系 / 003

第二节｜中医基础理论对任氏任针发展的影响 / 005
一、阴阳五行与美容 / 005
二、藏象学说与美容 / 020
三、气血津液与美容 / 028
四、六淫七情与美容 / 032
五、河图洛书学说与美容 / 038

第三节｜经络腧穴在任氏任针治疗中的重要作用 / 045
一、经络、腧穴在治疗中的重要性 / 045
二、任氏任针美容抗衰老常用腧穴 / 046
三、任氏任针美容抗衰老取穴原则 / 063

第四节｜任针专用工具 / 065
一、毫针（毫金针、毫银针） / 065
二、任针 / 070
三、微针 / 072

四、任氏针灸埋线针 / 074

五、拨筋棒、刮痧板 / 080

第二章 | 任氏任针面部解剖结构基础 / 087

一、皮肤 / 088

二、浅筋膜 / 091

三、表浅肌肉腱膜系统 / 092

四、面部神经 / 093

五、面部血管 / 094

第三章 | 任氏任针的临床应用 / 097

第一节 | 损美性疾患 / 098

一、皱纹 / 098

二、面部凹陷、松弛 / 148

三、面部色泽 / 188

第二节 | 损容性疾患 / 198

1. 痤 疮 / 198

2. 酒糟鼻 / 216

3. 激素依赖性皮炎 / 222

4. 脂溢性皮炎 / 228

5. 黄褐斑 / 234

6. 面部黑变病 / 243

7. 面部皮肤过敏 / 248

8. 扁平疣 / 255

9. 面肌痉挛 / 261

10. 面 瘫 / 265

第三节 | 损形性疾患 / 272

一、肥胖、松垂 / 272

二、产后修复 / 318

三、乳腺 / 343

第四节 | 其他 / 370

附 篇 | / 401

第一章
任氏任针的中医理论基础

第一节 "天人合一"的整体观对任氏任针发展的影响

"天人合一"观是中国古代哲学的核心思想之一，是中国古代医家认识人体与自然相互关系的世界观与方法论，一直以来深刻影响着中医理论的形成与发展。近年来，世界卫生组织也积极倡导"健康不仅在于没有疾病，而且在于肉体、精神和社会各方面的正常状态"，明确强调了人的健康问题不仅是一个单纯的医疗及技术进步问题，且是一个与人类精神及生存环境，尤其是社会环境密切相关的系统工程问题，而这正是中医"天人合一"思想的内涵。人与天地相参、与天地相应，人是自然的一部分、是社会的一部分，而医学美学也必须建立在人与其生存环境和谐适应的良性互动的基础之上。在人类日益关注健康美与自然美的今天，这一朴素的中国古代哲学凸显其优势，并与现代医学提出的"生物—心理—生态"新型医学模式不谋而合。

中国传统美学是以中华民族传统文化为主体，并融和社会学、哲学、文学，以人为中心，将人与自然、人与社会、人与审美有机融合，历经数千年发展形成的一门具有独特理论体系的审美人文学科。任氏任针汲取"天人合一"思想精髓，从"术"的层面、"道"的层面多角度剖析生命，应用于临床诊疗中，形成了多方位、多角度、身心一体的独特美容抗衰老方法。

一、人与自然的关系

人与自然是一个不可分割的整体，二者彼此相通、血肉相连，人的生存离不开阳光、空气、水谷等自然界中的客观物质。《内经》有云，"人以天地之气生，四时之法成"，人依靠天地之大气及水谷之精气生存，应随着四时生长收藏的规律生活。自然环境的各种变化，一年四季、春夏秋冬、风霜雨雪、寒暑往来、地域差异无不直接或间接地影响着人体的变化。庄子曰："天地与我并生，而万物与我同一。"天人相应，天人相通，人和自然在本质上是统一的，故一切人事均应顺乎自然规律，达到人与自然和谐。老子曰："人法地，地法天，天法道，道法自然。"

《内经》中有一段发人深省的对话，黄帝问岐伯："上古之人，春秋皆度百岁，而动作不衰；今时之人，年半百而动作皆衰者。时世异耶，人将失之耶？"上古时代的人寿命可达百年，而且行动未见衰老之象，而今人年半百便行动迟缓、衰老，是因为时代不同了吗？岐伯对曰："上古之人，其知道者，法于阴阳，和于术数，食饮有节，起居有常，不妄作劳，故能形与神俱，而尽终其天年，度百岁乃去。""上古之人"我们现在也无从考证其生活年代，但在医疗条件远远不如当今社会的情况下寿命可达到百岁，为何？岐伯给出了很好的答案——顺应自然之"道"，顺应道法，顺应自然。只有顺应其变化，使人融入自然变化规律中，人体内环境阴阳平衡、外环境整体统一，才能永葆青春，长轻而不衰。

二、人与社会的关系

人生活在特定的社会环境中，必然受到社会的影响。人不是单纯的生物个体，而是社会的一员，具备社会属性。政治、经济、文化、人际关系、婚姻等社会因素影响着人的生理、心理和疾病变化。人所处的社会环境、社会背景不同，造就个人的身心功能与体质差异。良好的社会环境、和谐的人际关系使人精神振奋、勇于进取，有利于身心健康，而动荡的社会环境、不和谐的人际关系则使人精神压抑、紧张、焦虑，从而影响人体功能，危害人体健康。WTO 关于健康的十大标准，涉及身体健康、心理健康以及社会适应性，三者相辅相成，缺一不可。医学模式的转变，使人们越来越多的关注"躯体、心理与社会适应力"对衰老的共同影响。医学美学也必须建立在人与社会相和谐的良性互动的基础之上，要达到良好的治疗效果，不仅依靠医生高明的医术，也需要患者有一颗健康自信的心。因此，任氏认为在关注身体健康的同时，对于心理健康的关注同样重要，治疗不仅是治"形"，也要调"神"，故近年来潜心研究美容心理学，将歌疗、茶疗、音疗等融入其中，调形与调神结合，起到了事半功倍的效果。

第二节　中医基础理论对任氏任针发展的影响

一、阴阳五行与美容

阴阳五行学说是古人认识自然、解释自然的世界观和方法论，是对自然界相互关联的某些事物和现象的对立双方的概括，即含有对立、统一的概念。在中医美容学的理论中，我们也用阴阳五行来说明人体的组织结构、生理功能、体质的分类，病理机能、诊断及治疗等。

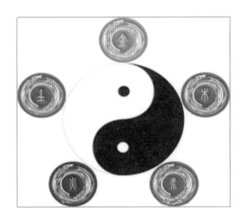

（一）阴阳学说在美容学中的应用

1.阴阳解释美容生理、病理现象

根据阴阳特性，凡剧烈运动着的、外向的、上升的、温热的、明

亮的，都属于阳；凡相对静止的、内守的、下降的、寒冷的、晦暗的，都属于阴。

头是全身最高的脏器，故头为诸阳之会。人体代谢后的气血精华都随清气的鼓动而上升到头面，人体阳气充足，则神采奕奕，面有光泽；阳气不足，则头垂气消，面色灰暗。好像电灯一样，加电时灯才有光，阳气充足，人的面部才能有光泽。面色灰暗，多为体内阳气虚弱，补阳是最根本的治疗方法。若满面红光，如醉酒状，多为阳亢。面部多发红色丘疹，多为热毒内盛。

脑为髓之海，髓为精之海，精属阴，故头又为阴精之会，五脏六腑之精皆上注于头面部，则面色滋润，没有皱纹，阴血不足，则面色苍白，阴液不足，面部干枯多皱纹，体内湿热太重，面部油垢，多生粉刺。

临诊时要根据患者的面色先别阴阳。如果患者面色红润、秀丽、有生气，皮肤色泽鲜亮润泽，肌肤弹性较好，饱满，头发乌黑有光泽，表明她（他）阴阳平衡，气血调和。如果面色晦暗则为阴气偏盛，阳气不足；面色潮红是阳气偏亢，阴气不足；面色苍白属阳气虚；面色萎黄属阴病；面色浮胖㿠白，眼睑浮肿，多为体内阴寒水湿太盛，脾肾阳气不足之貌，面部皮肤干燥脱屑，表明体内阴精不足，皮肤失于濡养。面色无华多为阴阳俱损。从疾病的性质来看，热象多为阳病，寒象多为阴病。从病机来看，病邪亢盛的实证为阳盛，正气虚弱的虚证为阴盛。因此，掌握阴阳五行的规律，就可以诊断明确，对症下药。

2. 阴阳理论指导美容治疗

阴阳属性不是绝对的，是相对的，在一定条件下阴阳之间可以相互转化，而且阴阳之中仍分阴阳，"阴阳各互为其根，阳根于阴，阴根于阳。无阳则阴无以生，无阴则阳无以化。"（《医贯·阴阳论》）美容的临床治疗原则，一定要根据阴阳互根及相互转化的理论，正确选择补阳还是滋阴，清热还是祛寒，阴阳在对立制约和消长中需要取得动态的平衡，阴平阳秘，精神乃治；阴阳离决，精气乃绝。阴胜则阳病，阳胜则阴病，如果阴阳平衡被破坏，就会导致疾病的发生。阴阳构成一个整体，相互联系，相互制约，共同协调，完成正常的生理功能。

药物和食物也有阴阳的属性，有寒、热、温、凉之分。如阳热过盛的，即可用寒凉药物或食物治其热，阴寒过盛的则可用温热药物和食物治其寒，这就叫作"寒者热之，热者寒之"。如果因阳气偏衰不能制阴而引起的阴盛，须助阳以散阴；若因阴虚不能制阳而形成的阳亢，须滋阴以抑阳，这就是"阳病治阴，阴病治阳"的原则。

从药味来说，可以分为酸、苦、甘、辛、咸。辛甘多有发散的作用，又属阳；酸苦咸多有收敛降泻的作用，又属阴。此外，凡是有升散作用的药属阳，具有沉降作用的药属阴。所以，阴阳概括了疾病性质诊断治疗及药物的特异属性，对于我们预防保健、指导疾病治疗有很大的帮助。

（二）五行学说在美容中的应用

古人用木、火、土、金、水五种物质的特性，来解释自然界各种物质之间相互关系与变化规律。任何事物都不是孤立存在的，他们与其他物质有密切的关系，世界上的万物，都是在这种物种之间相生、相克不断变化中，维持着事物的协调平衡。

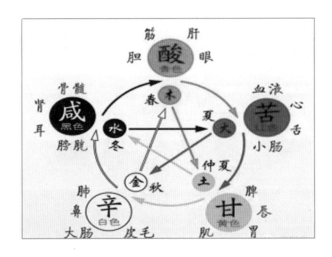

1.利用五行属性指导美容诊断

木曰曲直。木是形容具有生长、升发、条达舒畅等作用或具有该种性质的哲学符号。如同树木的生长形态，枝干的曲直。美容学中，病人面色泛青，或手足厥冷，焦虑紧张眉头紧锁等都属于肝气不疏，气机不畅，木不条达之象，我们称之为木郁（不足）。头晕目眩，面红目赤，急躁易怒，属于肝阳上亢、扰动清窍之象，我们称之为木亢（太过），临床可采用柔肝舒肝养肝的办法进行治疗。

火曰炎上。火焰具有温热、上升的特性，引申为具有温热、升腾作用的哲学符号。美容学中许多疾病的发生与火有关，最常见的面部痤疮，中医认为病人内有实火，火性炎上，发于面部肌肤，故而面起红色丘疹脓疮。还有口臭，咽喉红肿等都属于火型病变，中医临床还将火分类为胃火、心火、肝火等，临床分别采取不同的治疗手段和方法，抑制火之亢盛。

土爰稼穑。土是万物之源，土的特性是生化、承载、受纳。如大地孕育生命，承载万物，最后万物消融于土中，美容学非常重视土的作用。消瘦，肥胖，面色苍白，乳房发育不良、衰老等都与主管土的脏器——脾的功能失常有关系。如果病人五脏不调（如久咳），我们采取的治疗原则也是健脾和中。一般肥胖，体重过重的属于土雍（太过）；消瘦，乳房发育不良等属于土虚（不及）。

金曰从革。金是象征着抑制，清洁、肃降、收敛等作用。生命活动的特征就是代谢，有生就有死，有进必有出，我们通过饮食水谷，吸收营养，产生气血，完成生命活动，在身体中产生的废弃物，必须顺利地排出体外。美容学中，便秘、咳嗽、皮肤干燥脱屑等都与主管金的两个脏器——肺、大肠功能活动异常有关，特别是皮肤干燥瘙痒等疾病，中医认为肺金不足，采用滋补肺阴的办法多能取得显著疗效。大肠传导失常引起便秘，糟粕毒素内停，必然侵蚀五脏，最终引起各种疾病，有资料显示，有习惯性便秘的人，老年痴呆症的发病率高于常人。

水曰润下。水是万物之母，具有滋润和向下特性，引申为寒凉、滋润、向下运行的哲学符号。人体中与肾的功能特性吻合，肾主藏精，主人的生长发育，人体脏器的老化，都与肾的功能有密切关系。秃顶，皱纹，老年斑等美容常见问题，都可以从肾进行调整。肾精充足的人，皮肤老化现象延迟，弹性好，头发茂密。肾精不足，则皮肤苍老多皱，大量老年斑，或皮肤干燥角化、黏膜萎缩。

　　下面将自然界的物质进行五行归类，表的横列是不同属性的物质，表的纵列是同属性物质，之间特别的归属关系，如酸味的食物能入肝养肝，肝功能下降，则面色泛青，大怒伤肝。心火上炎能引起口舌生疮，久思伤脾等等。一些中医诊断和治疗的基础原理，都可以从这个表上找到依据。

五行	木	火	土	金	水
五味	酸	苦	甘	辛	咸
五色	青	赤	黄	白	黑
五气	风	暑	湿	燥	寒
五季	春	夏	长夏	秋	冬
五畜	鸡	羊	牛	马	猪
五谷	麦	黍	稷	稻	豆
星宿	岁星	荧惑星	镇星	太白星	辰星
五声	呼	笑	歌	哭	呻
五数	八	七	五	九	六
五脏	肝	心	脾	肺	肾
五腑	胆	小肠	胃	大肠	膀胱
五窍	目	舌	口	鼻	耳
五情	怒	喜	思	悲	恐
五体	筋	脉	肌	皮毛	骨

2.美容学中五行生克关系

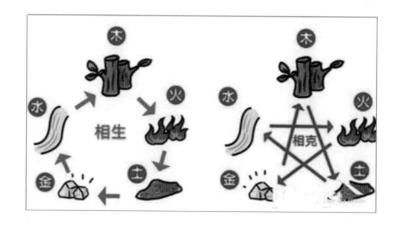

相生：是指这一事物对另一事物具有促进、助长和资助作用。

相克：是指这一事物对另一事物的生长和功能具有抑制和制约作用。

世界上的物质，都存在相生相克的关系，因为只有这样，才能保持物种之间的平衡。一般的规律是：木生火，火生土，土生金，金生水，水生木（相生）；木克土，土克水，水克火，火克金。金克木（相克）。如果一方太强，出现克得太过或反克其主，就会产生不平衡，出现混乱，在人体就会产生疾病。

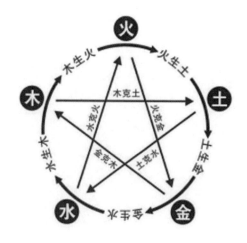

依据五脏的五行属性，肝木生心火，肝藏血以济心；心火生脾土，

补心阳以温脾；脾土生肺金，脾气输送精气归于肺；肺金生肾水，肺清肃下行以助肾水；肾水生肝木，肾生精气以滋养肝脏阴血。当人体脏腑失调，内脏功能的异常变化就会反映到体表相应的组织器官，出现色泽、声音、形态、脉象等方面的异常，依据各种异常表现之间的五行关系，可以判断疾病的轻重缓急。如脾虚病人，应见面色萎黄，若面见青色，属木来乘土；心脏病人，应见两颧面色艳红，若面见黑色，属水来克火，都属于病情较重，治疗难度加大，不容易恢复健康。如肝血虚亏之人（木弱）多面色晦暗无华，肝阳上升之人，面色多红赤；肝虚不足多面色萎黄无华，面黄肌瘦。滋水涵木法是滋养肾阴以养肝阳的方法，适用于肾阴亏损而肝阳不足者，如面部黧黑无光泽多用此法。培土生金法，是用补益脾气而补益肺气的方法，适用于脾胃虚弱，不能滋养肺脏而致肺虚脾弱者，如对面黄肌瘦、皱纹较多者常用。此外，面部两颧潮红、身体瘦弱者，多用金水相生法。面色青紫、口唇脱皮，多用抑木扶土法。对两睑浮肿、面部肿胀者，多用培土治水法。这些方法并不是一成不变的，临床美容要具体问题具体分析，辨证用药。如一个人因肝火旺发生面部黄褐斑，那么必然木旺乘犯脾土，侮及肺金，因此，常同时伴有饮食不香、胸闷、乏力、气短等症状。治疗时除清泻肝火外，还需适当加入补脾益肺的药物，这样才能提高疗效。

经络疗法也是如此，十四经脉及五腧穴各有不同的阴阳五行属性，在美容和保健治疗时，依据经络和疾病的阴阳五行属性，灵活地选用不同的经脉腧穴，进行阴阳五行的配穴，就可以大大提高治疗的效果。

3. 五行体质分类和健康管理

健康管理是近几年非常流行的一种医疗保健概念，是指用科学的手段，由医疗机构对身体的健康状态进行评估，及时纠正体质偏差，防微杜渐，达到保持身体健康稳定状态。任晓艳医生非常重视对病人健康的管理，根据中医的五行理论和五行体质学说，建立了一套科学的健康管理治疗方案，包括如何诊断和调整。下面逐一介绍：

（1）火型体质

偏阳，阳气偏盛，热情易激动，行走如飞，动作是暴发性的，思维是闪电般的。目光敏锐，富于创造性，有发明家素质。

性格：真诚、性急、敏捷能干、思维灵活。

缺点：不宜干重复的事情，暴怒生气，缺乏耐心。

1）易患疾病

此人，火气偏多，火通于心，心为火脏，心主血脉，故该型人易患心脑血管病，包括冠心病、高血压、动脉硬化，易出现胸闷、心悸、火气大、狂躁症等。

火生土，土湿易引起妇科炎症。

阳气旺盛，阳盛则热，易患多种热证。

热灼伤津，易患阴虚阳亢的疾病如糖尿病。

还易患失眠症，躁狂症，神经性痛症。

2）健康管理

保健：火型人阳气偏盛，阳气耗散过大，尤其火型人容易灼伤阴津，注意心态调养，避免情绪过激，尤其避免暴怒生气。

由于热盛阳盛，所以极易生热动火，灼伤阴液，所以少吃生热动火之品，多吃养阴清火之物。

多保养心脏，因火气通于心，最易伤害心脏，所以要多养心安神，常吃养心阴清心火的食品，如莲子、竹茹、竹叶、麦冬等。

春季——夏季是治疗阶段，"春夏养阳"。

秋季——冬季为养生阶段，"秋冬养阴"。

适合自己的为水型人，木型人加水型人或土型人。

运动：伸筋运动（动物爬行运动）（音乐疗法），或跑步爬山，下午3点以后到晚10点前。

饮食：春季以酸性为主，忌辣煎炸（酸入肝），夏季以清淡为主秋冬季以进补为主。

常备药品：舒肝健胃丸、逍遥丸、藿香正气水、六味地黄丸、妇炎片。

饮酒：红酒、葡萄酒为最佳。

性生活：春夏季可次数多 1 ~ 2 次 / 周，秋季 1 ~ 2 次 / 月，此型人体质下午及睡前为佳。

休息：每周关闭手机一天，到自然风光，最好有山水的地方小憩。

睡眠：每晚 12 时前上床休息，中午 11 ~ 1 点时休息睡眠 15 分钟。

3）健康干预

针灸埋线疗法：前 3 次每两周一次，以后一月一次，巩固 3 次。

自我按摩疗法：每天早上 7 ~ 9 点，按摩阴陵泉、关元、足三里各 3 ~ 5 分钟，以补气养血，气血充足，性情自然平和。每晚睡前按揉血海、行间、带脉各 3 分钟，可滋阴生水，祛热泻火，疏肝理气。夏季晚 7 ~ 9 点按摩内关穴、百会穴各 3 分钟，这两个穴位为养心大穴，预防心血管疾患。每遇情绪抑郁，肝气不舒、精神压力大、有性无趣，每晚 9 ~ 11 点按摩太冲穴（肝经气血旺的时辰）5 分钟，再双手搓擦肾俞穴 2 分钟。

药物：春秋冬常服舒肝健胃丸、六味地黄丸、逍遥丸，调节自主神经药物，夏季如遇其他情况随症调方，为治疗阶段。

（2）木型体质

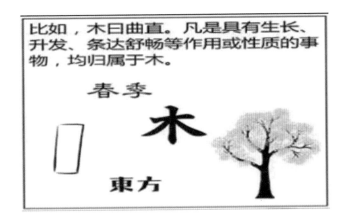

木型体质人偏阳，性格外向热情、真诚、好动、性急、敏捷能干、思维灵活、善于外交、面子比生命更重要。

缺点：多疑善虑、敏感、完美型，亲力亲为。

1）易患疾病

肝胆方面、高血压、中风及过敏疾患神经失调的疾患（肝郁症、神经官能症）、肾气不足，性欲低下，痛经，黄褐斑，妇科疾患及肥胖，易出现疲劳、精神衰弱、筋骨酸痛、口舌干燥等症状。

保健：大风天避免迎风受风（因木型人多风气），适合静养生及慢养生的调整心态，用好心情疏肝调肝避免肝郁（风性善变）。

春季——夏季为治疗阶段，"春夏养阳"。

秋季——冬季为养生阶段，"秋冬养阴"。

适合自己的为水型人。

2）健康管理

运动：伸筋运动（动物爬行运动或旱地划船运动）（颈、肩、肌）或跑步，晨起或下午3点以后到晚10点前。

饮食：春季以酸性为主，忌辣煎炸（酸入肝），夏季以清淡为主秋，冬季以进补为主。常备药品：山楂、逍遥丸、藿香正气水、六味地黄丸、血府逐瘀丸、鹿胎膏。

饮酒：夏季饮苦瓜 + 枸杞酒、秋冬春季饮鹿茸酒。

性生活：春夏季可次数多1～2次/周，秋季1～2次/月，本人体质晨起为佳。

休息：每周关闭手机一天，到自然风光，最好有水的地方小憩。

睡眠：每晚12时前上床休息，中午11～1点时休息睡眠15分钟。

3）健康干预

针灸埋线疗法：前3次每两周一次，以后一月一次，两月一次，巩固3次。

自我按摩疗法：每天早上7～9点，按摩气海、关元、足三里各3～5分钟，气血充足谐和，性情自然风生。每晚睡前按揉血海、行间、带脉各3分钟，再双手搓热揉擦双侧肾俞2分钟可滋阴生水，祛热泻火，疏肝理气。每遇情绪抑郁，肝气不舒、精神压力大、有性无趣，每晚9～11点按摩太冲穴（肝经气血旺的时辰）5分钟，再双手搓擦肾俞穴2分钟。

药物：春夏秋冬常服六味地黄丸、五子衍宗丸，如出现眼干可服杞菊地黄丸，如遇其他情况随症调方。

（3）金型体质

金型体质人性刚健坚正，自强不息。心胸宽广，富有远见稳重自持，组织力强，有领导者素质。有将相风度，阴阳偏于平衡，不外向，也不内向，不亢不卑，态度适中。

缺点：自尊心很强，有时唯我独尊、非我莫属的。金型人大多宽额面白，方脸，骨大体魁，个中等，脉大而劲。

1）易患疾病

此体质由于秉天地燥金之气，金气较浓，金气主燥，燥气适于肺，故易患肺方面的疾病。由于秉天阳之气，所以易患燥热性疾病，所以金型人易患阴亏燥热之病如咳嗽、慢性支气管炎、肺气肿等。由于燥热易伤阴津，易患消渴（糖尿病）。阳气偏盛，阳气主热、便秘等病。肺主皮毛，金型人易出现痤疮、黄褐斑等皮肤问题，紧张遇寒凉易腹泻。

2）保健

此体质人大多豁达大度，虚怀若谷，因此，寿命一般偏长，但燥阳之气易伤阴津，故寿命只属中等。由于该体质偏燥，燥易伤津，所以，要少吃温燥上火的食品，多吃润燥生津之品，尤其要多吃润燥的食物以保护肺，如藕、梨、百合、杏仁、枇杷、柚子、笋子、水稻、银耳等。因为此体质阳热偏重，所以要少吃易上火的食品，如辛辣煎炸之物、鹿肉、狗肉等，还要忌烟酒，以保护气管。此体质人偏燥、偏热，所以要多喝水，包括矿泉水、洁净的井水等。多吃养阴之品如水稻、蘑菇、深海鱼、木耳等。多到树林做深呼吸，以吸取阴气（负氧离子）。

春季——夏季为治疗阶段，"春夏养阳"。

秋季——冬季为养生阶段，"秋冬养阴"。

适合自己的为土型人，木型人。

3）健康管理

运动：伸筋运动（动物爬行运动或旱地划船运动）（颈、肩、肌）

或跑步，晨起或下午 3 点以后到晚 10 点前。

饮食：春季以酸性为主，忌辣煎炸（酸入肝），夏季以清淡为主，秋冬季以进补为主。早晚空腹 250 毫升果菜蔬汁（黄瓜、胡萝卜、芹菜等）

常备药品：山楂、逍遥丸、藿香正气水、六味地黄丸、养阴清肺丸。

饮酒：夏季饮苦瓜＋枸杞酒，秋冬春季饮鹿茸酒。

性生活：春夏季可次数多 1～2 次 / 周，秋季 1～2 次 / 月，本人体质晨起为佳。

休息：每周关闭手机一天，到自然风光，最好有山水的地方小憩。

睡眠：每晚 12 时前上床休息，中午 11～1 点时休息睡眠 15 分钟。

4）健康干预

针灸埋线疗法：前 3 次每月一次，以后两月一次，巩固 3 次。

自我按摩疗法：每天早上 7～9 点，按摩气海、关元、足三里各 3～5 分钟，以补养气血，气血充足，性情自然平和。每晚睡前按揉阴陵泉、关元各 3 分钟，再双手搓热揉擦双侧肾俞 2 分钟代替任何壮阳之药物以保肾。每遇情绪抑郁、肝气不舒、精神压力大、有性无趣，每晚 9～11 点按摩太冲穴（肝经气血旺的时辰）5 分钟，再双手搓擦肾俞穴 2 分钟。

药物：春秋冬常服六味地黄丸、如出现眼干可服杞菊地黄丸，如遇其他情况随症调方，夏季不宜服用。

（4）土型体质

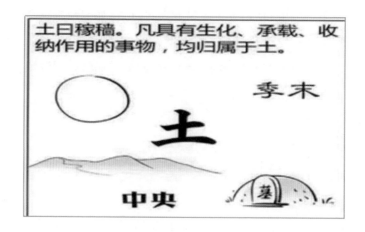

土型体质人偏阴，面黄头大，个矮敦实，脉缓，唇厚鼻大。性格：个性偏慢，气血运行缓慢，稳定如山。

缺点：对新鲜事物欠敏感。

1）易患疾病

此人属土，土气阴湿，湿气通于脾，所以易患脾胃疾患，如消化不良、腹痛、腹泻、水肿等病。由于湿性黏滞，易致气血运行缓慢而积湿生痰，所以多有痰饮、积聚、水肿等病。由于湿气通于脾，脾受损伤易致中气虚而引起内脏下垂等症。颈椎、肩周等关节不适之症，肢体麻木之感。

2）保健

土型体质土性湿，湿性黏滞而重浊，气血运行缓慢，阴阳虽趋于调和，所以一般来说，此型人少急性病而多长寿，土型人是最长寿。

此人体质湿气偏重，所以要防潮湿，尤其在长夏伏天、梅雨季节更应注意。

土型人气血运行偏缓慢，易形成血黏，所以要常吃一些理气活血的食物，以防血黏稠度高，如陈皮、萝卜、山楂、西红柿、黑木耳等。

土型人湿重，易出现水肿、食少，那就要常吃健脾利湿之品，如薏苡仁、绿豆煮粥或人参、白术炖肉。

春季——夏季为治疗阶段，"春夏养阳"（少食寒凉之品伤阳）。

秋季——冬季为养生阶段，"秋冬养阴"（少食辛辣之品伤阴）。

适合自己的为金型人，火型人。

3）健康管理

运动：伸筋运动（动物爬行运动或旱地划船运动）（颈、肩、肌）或跑步，晨起或下午3点以后到晚10点前。

饮食：春季夏季以清淡为主，以酸性为主，忌辣煎炸（少食肥甘厚味之品），秋冬季以进补为主。

常备药品：健脾丸、补中益气丸、藿香正气水、六味地黄丸。

饮酒：夏季饮苦瓜＋枸杞酒，秋冬春季少饮活血，米酒、黄酒均可。

性生活：春夏季可次数多1次/周，秋季1~2次/月，本人体质中午不适，下午晚上为佳。

休息：合理安排时间，适当休息。

睡眠：每晚 12 时前上床休息，中午 11 ～ 1 点时休息睡眠 15 分钟。

4）健康干预

针灸埋线疗法：前 3 次每月一次，以后两月一次，巩固 3 次。

自我按摩疗法：每天饭后半小时，按摩中脘穴、足三里各 3 ～ 5 分钟，天枢穴按摩 5 分钟，配合推腹，消除食积，减肥减腹，脾胃双好。每晚睡前按揉阴陵泉、关元各 3 分钟，再双手搓热揉擦双侧肾俞 2 分钟，为自己升起体内炼丹炉、保肾。每天坚持按摩双侧风府穴和手三里穴 5 分钟，可拦截颈椎病的困扰。

药物：春秋常服健脾丸，冬季常服六味地黄丸，夏常服季藿香正气水，如遇其他情况随症调方。

（5）水型体质

水型体质人秉天之水气，性阴柔。性格；内向，城府较深，且善保全，长于心计，有参谋素质。外形特点一般是面略黑、个中等，目深耳大（肾主耳）。

1）易患疾病

水性寒，寒气通于肾，易患肾方面的疾病，如水肿、腰痛、厥症、不孕症、五更泻等。水多阴寒，寒性凝滞，寒性收引，易气血不通而患经络痹阻的关节骨痛等症。此人多阴少阳，加之水性寒凉易伤阳气，因此，常常阳气不足，阴气偏盛，而易患肾阳虚衰，命火不足之疾患，此人个性内向，喜独处，易患抑郁症。水多阴，长于心计，易患糖尿病。

2）保健

水型人由于阴气重，喜伏藏，阳气耗损较少而寿命偏长。水型人阴寒气偏重，要避寒就温，多吃温热之物少吃寒凉之品。水型人多阴盛阳虚，尤其易肾阳虚衰，所以要吃温阳补肾之品，如果出现肾阳虚症状，如乏力神衰，腰酸膝软，腰以下发凉，手足冷，脉沉无力、苔白质淡，那就可服金匮肾气丸之类的药物，有水肿的可用济生肾气丸，有滑精、冷带下者可用右归饮之类。

水型人易患寒痹、骨节冷痛，就要吃一些温热散寒的食品，如狗肉、羊肉，必要时可服散寒去湿的中药。

水型人易患抑郁症，因此要多与人交谈，多参加社会活动。

春季——夏季为养生阶段，"春夏养阳"。

秋季——冬季为治疗阶段，"秋冬养阴"。

适合自己的为木型人，金型人。

3）健康管理

运动：伸筋运动（动物爬行运动）（音乐疗法）或跑步爬山，下午3点以后到晚10点前。

饮食：春季以酸性为主，舒肝解郁，养胃气只滋胃阴，常喝麦冬、山药、粳米粥，少食辛辣食物，夏季以利湿清淡为主，秋冬季以温热进补调肾主。

常备药品：木香顺气丸、金匮肾气丸、六味地黄丸。

饮酒：红酒、葡萄酒为最佳。

性生活：春夏季可次数多1次/周，秋季1～2次/月，本人体质下午及睡前为佳。

休息：每周关闭手机一天，到自然风光，最好有山水的地方小憩。

睡眠：每晚12时前上床休息，中午11～1点时休息睡眠15分钟。

4）健康干预

针灸埋线疗法：前3次每两周一次，以后一月一次，两月一次，巩固3次。

自我按摩疗法：每天早上7～9点，按摩内庭穴、太溪穴，胰俞穴各3～5分钟，气血充足，补足胃阴。每晚睡前9～11点先用热水泡脚，按揉太溪穴，行间各3分钟，再双手搓热揉擦双侧肾俞穴、胰俞穴各2分钟或拔火罐5分钟。可滋阴生水，祛热泻火，当遇情绪抑郁，肝气不舒，每晚9点按摩太冲穴（肝经气血旺的时辰）5分钟，揉按鱼际穴、太溪穴各穴2分钟。滋阴降火，滋养肺阴。

药物：春常服舒肝丸、金匮肾气丸；秋冬季服六味地黄丸，常喝山药粥，如遇其他情况随症调方。

二、藏象学说与美容

人体面部皮肤是五脏的镜子，五脏的功能、生理病理信号，通过其经络被输送、散布到面部和皮肤，如果脏腑功能正常，气血能正常到达皮毛面部，皮肤得到滋补润养又能抗御外邪，面部皮肤红润细腻，面容光泽红润。如果五脏气血不足，功能失常，面部皮肤失养，则可出现面无光泽，皮肤干燥粗糙，面容枯而不荣的现象。如果五脏有邪气内停，面部皮肤出现疱疹、红斑、脱屑、水肿等病理改变，因此，五脏功能盛衰直接关系到面部的荣枯。此外，五官九窍、形体百骸、声音情志等也是五脏系统的组成要素，因而作为人体形体美的各组成部分均与五脏直接相关。

脏腑乃内脏的总称，包括五脏、六腑和奇恒之腑。五脏指心、肝、脾、肺、肾，六腑指胆、胃、小肠、大肠、膀胱和三焦，奇恒之腑指脑、髓、骨、脉、胆、女子胞。五脏有贮藏和化生精微物质的功能。六腑有受纳和腐熟水谷、传化和排泄糟粕的功能。奇恒之腑，形似腑而功用似脏。在整体观念的指导下，中医脏腑理论是以五脏为中心，将五脏与六腑、五官、九窍、四肢百骸等分别与五脏在生理病理上联系在一起，构成了中医的五脏系统。张景岳在《类经·藏象类》中说："象，形象也。藏居于内，形见于外，故曰藏象。"朱丹溪也曾说过："欲知其内者，当以观乎外，诊于外者，斯以知其内，盖有诸内者，必形诸外。"可见，身体内部脏器的健康与体表及面容的美丽息息相关。

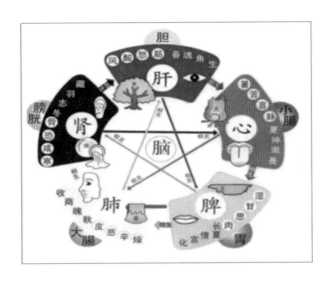

中医五脏概念，更偏重功能性质，并不关注其组织形态结构等。这点与以解剖为基础的现代医学有根本的差异。比如《内经》中指出："心者，生之本，神之变也；其华在面，其充在血脉，为阳中之太阳，通于夏气。"主要从心的功能角度论述心的特性，心能控制人的神志活动。现代医学认为心的位置在胸中，是维持体循环的主要脏器，没有参与人的神智活动，神智主要靠大脑皮层功能活动。还有肝脏、肾脏、脾脏等，都与现代医学的生理功能有很大差异。我们没有必要评判孰是孰非，两种医学是从不同角度描述他们对人体脏腑的认识，如同中国画与油画的差别一样，油画写实，中国画写意，都能表达出一种物质的本质特征，都符合美学特征。学习中医的学生，一定要学会从功能角度理解中医的脏腑理论。

（一）心与美容

心居于胸腔之内，两肺之间，膈膜之上，外有心包护卫。心为神之舍，血之主，脉之宗，在五行属火，为阳中之阳，起着主宰人体生命活动的作用，故《素问·灵兰秘典论》称其为"君主之官"。心的生理功能有二：一是主血脉，二是藏神。心开窍于舌，在体合脉，其华在面，在志为喜，在液为汗。手少阴心经与手太阳小肠经在心与小肠之间相互络属，故心与小肠相表里。

心与美容的关系首先表现在"心主血脉，其华在面"。心主血脉包括主血和主脉两个方面，全身的血液都在脉中运行，依赖于心脏的搏动而输送到全身，发挥其濡养的作用。心脏之所以能够推动血液的运行，又全赖于心气。由于面部的血脉特别丰富，故心气的盛衰可以从面部色泽的改变反映出来。如心气旺盛，血脉充盈通畅，则面色红润光泽；如心气不足，心血亏少，面部供血不足，皮肤得不到血液的濡养，则面色苍白而无华，皮肤干燥失润；如心血暴脱，则面色苍白，心血瘀阻则面色青紫。由于面色变化反映心主血脉的功能，故曰"其华在面"。

心与美容的关系还表现在心藏神。《素问·移精变气论》说："得神者昌，失神者亡。"得神的表现为两目灵活，明亮有神，面色荣润，表情丰富，体态正常，反应灵敏，语言清晰，神志清楚等。大家知道，神是人体美的另一重要内容，无论一个人的面容外形长得如何的美，若无上述神采，恐怕谁也不喜欢这种冷若冰霜、毫无生气的人体美。狭义的神是指人的神志活动，即人的精神、意识、思维活动，精神、意识、思维活动是大脑的功能，即大脑对外界客观事物的反映，中医藏象学说认为人的精神、意识、思维活动与五脏有关，而主要是属于心的生理活动，这是因为血液是神志活动的物质基础。因此心的气血充盈，生理功能正常，则精神充沛、神志清晰、思考敏捷、对外界信息的反应灵敏和正常。反之则会出现精神意识思维异常、失眠、多梦、神志不宁，从而影响美容。

心能推动气血运行、滋养面部皮肤，使面部皮肤红润、有光泽，心气盛衰又可直接影响到面部的色泽变化。心气旺盛，血脉充盈通畅，则面部皮肤得到充足的血液滋养而面部红润，富有光泽。如果心气不足，心血亏少，则面部血液供应不足，皮肤得不到足够的滋养，故面色枯槁，暗淡无华。如果心阳暴脱，则面部色泽的改变更为明显，面色苍白如纸，冷汗淋漓。如果各种原因引起的心血瘀阻，则常见到面色青紫、舌下静脉青紫曲张等变化。因此，血的盛衰以及心功能的协调与否，直接影响到面部色泽的变化。

（二）肺与美容

肺位于胸腔，左右各一，在人体脏腑中位置最高，故称肺为华盖。

如《灵枢·九针论》说："肺者，五藏六府之盖也。"《医贯·内经十二官·形景图说》说："喉下为肺，两叶白莹，谓之华盖，以复诸藏，虚如蜂窠，下无透窍，故吸之则满，呼之则虚。"肺的生理功能是：主气、司呼吸；通调水道；宣散卫气；朝百脉，主治节。肺在体合皮，其华在毛，开窍于鼻，在志为悲，在液为涕。手太阴肺经与手阳明大肠经相互络属，故肺与大肠互为表里。肺在五行中属金，在阴阳中属阳中之阴，在人体气和津液的代谢中是个十分重要的内脏。

肺与美容的关系在于肺的主气和宣发卫气功能，津液输布全身，可有温润肌腠皮肤和抵御外邪侵扰的作用。

肺主气司呼吸，由于肺与宗气的生成密切相关，宗气是水谷之精气与肺所吸入之清气相结合而成，积于胸中气海，上出喉咙以司呼吸，下贯心脉而布散全身，以温煦四肢百骸和维持人体的正常功能，故肺起到主持一身之气的作用。肺还有主宣发的功能，这种宣发功能使得卫气和津液得以输布全身，以温润肌腠皮肤。其中卫气具有温煦肌肉，充养皮肤，滋养腠理，调节汗孔开闭的作用；津液是人体正常体液的总称，亦是构成人体的主要基础物质之一，津液有滋润皮肤毛发、滑利关节、润养孔窍（眼、耳、鼻、口腔等）、充养骨髓和脑髓的作用，津液是人体皮肤润泽的物质基础之一。肺的生理功能正常，卫气津液得以正常宣发，肌肤得以濡养，则皮肤润泽，腠理肥实，抗御外邪的能力亦强；反之，肺的生理功能失常，肌肤失养，则皮肤粗糙，干燥无光、毛发憔悴枯槁。正如《灵枢·经脉》所说："肺气不营，则皮毛焦，皮毛焦则津液去，津液去……则爪枯毛折。"因为肺与皮毛的关系十分密切，故《素问·五藏生成》篇说："肺之合皮也，其荣毛也。"

鼻为五官之一，居人体面部中央，是面容美的重要组成部分，而肺开窍于鼻，鼻与喉直接相通连于肺，因此，鼻的嗅觉与喉部的发音都是肺气的作用。肺气和，呼吸利，则嗅觉灵敏，声音能彰。《灵枢·脉度》说："肺气通于鼻，肺和则鼻能知香臭矣。"可见，美容学中的美鼻、美声均与肺的生理功能密切相关。

（三）脾与美容

脾位于中焦，在膈之下。如《医贯·形景图》说："膈膜之下有胃，盛受饮食而腐熟之。其左有脾，与胃同膜而附其上。"说明脾与胃都位于腹腔。脾的主要生理功能是主运化、主升清和统摄血液。足太阴脾经与足阳明胃经，相互络属。脾和胃是机体对饮食进行消化、吸收并输布其水谷精微的主要脏器。脾胃是气血生化之源，是后天之本。脾在体合肉，主四肢；开窍于口，其华在唇，在液为涎，在志为思，在五行属土，在阴阳中属阴中之至阴，是人体最重要的脏器之一。

脾胃共同主饮食物的运化，同为后天之本，气血化生之源。其中胃主受纳腐熟水谷，脾主运化水谷精微，脾主升清，胃主降浊，共同完成水谷的消化吸收，化生气血，源源不断地营养五脏六腑、四肢百骸、皮毛筋肉等组织器官。脾胃的这种功能常概括为"胃气"。人体后天营养的补给，主要取决于"胃气"的盛衰。营养是美容的物质基础，只有脾胃的运化功能正常，生命才能维持。机体有足够的营养，会表现为肌肉丰满发达，四肢轻松，灵活有力，肌肤健美，精神抖擞，容光焕发。如脾胃功能失常，消化吸收障碍，则气血化生必受影响，气血化生乏源，营养物质不足，就可使人精神萎靡，面色萎黄、枯槁无华，皮肤粗糙，肌肉瘦削，四肢软弱无力。由于脾的运化与肌肉、四肢的关系密切，故肌肉、四肢为脾所主。又由于脾的运化功能正常，则口唇红润光泽，反之则唇色淡白无华，故脾其华在唇。在脾胃升降运动中，胃主通降，以降为和，若胃失和降，不仅影响食欲，而且因浊气上逆可出现口臭等损容性疾病。

脾主运化除了运化水谷精微以化生气血外，还主运化水湿，即脾对体内水液的吸收、转输和布散起着促进的作用。在肺、肾、三焦、膀胱等脏腑的配合下，共同维持人体水液的正常代谢。如果脾运化水湿的功能失常，则可出现水湿停滞、产生痰饮等病理产物，从而产生眼睑下垂、眼袋、额面浮肿、皮肤肿胀或者痰湿相合，出现肥胖。水湿停聚化热上冲，熏于颜面，又可导致痤疮、酒糟鼻等面部常见损容性疾病。

中医认为，脾主运化，主四肢肌肉，是说脾还能将水谷中的营养物质输送到全身肌肉中去，使肌肉发达丰满，轻快有力。如果脾运化失常，肌肉缺乏水分和营养物质的滋养，就会出现肌肉萎软、萎缩，失去弹性，四肢倦怠无力，从而影响美容。现代医学也认为，凡患有消化系统疾病的人，因为胃肠功能不好，维生素和蛋白质吸收障碍，无法保持肌肉的润滑，故面色晦暗，皮肤粗糙。又因脾开窍于唇，脾能健运，则气血充足，口唇红润光泽；脾不能健运，则气血虚少，口唇淡白无泽，甚至萎黄。

（四）肝与美容

肝位于腹腔，横膈之下，右胁之内。肝的主要功能是：主藏血和主疏泄。肝在体合筋，其华在爪，在窍为目，在志为怒，在液为泪。肝与胆的联系不仅是足厥阴肝经与足少阳胆经相互络属，互为表里，而且肝与胆本身也直接相连，肝在五行中属木，在阴阳中为阴中之阳。

中医认为，肝脏具有贮藏血液和调节血流量的作用。肝脏功能正常，则面部血液供养丰富而面色红润。但是，肝所藏之血，必须靠其疏泄气机，推动血气运行，才不至于瘀滞。若肝藏血不足，则面部肌肉缺少血液的滋养而表现为面色无华。若肝的疏泄功能不正常，则出现面目青黑，或黄褐斑，从而影响美容。所以肝藏血，主疏泄，是因为血液的运行，有赖于气的推动，而疏泄功能正常，则气机条达舒畅，血亦因之而流通无阻，所以肝的疏泄与藏血功能之间也有着密切的联系。

肝主疏泄的功能与美容的关系主要表现在调畅人体气机和调畅情志这两个方面。气机，即气的升降出入运动。机体的脏腑、经络等活动，全赖气的升降出入运动。在生理方面，肝有主升、主动的特点，这一特点对于气机的疏通、畅达、升发是一个重要的因素。在正常情况下，肝处在柔和舒适的状态之中，既不抑郁，也不亢奋，保持着人体气机的调畅，从而维持着人体气血和调、经络通利、脏腑器官等活动正常，此时人体能较好地协调自身的精神情志活动，表现为精神愉快，心情舒畅，气血和平。俗话说："笑一笑，十年少。"肝的疏泄功能正常，气血畅通，情志正常，对美容是十分有益的。若疏泄不及，则表现为抑郁不乐，愁眉苦脸，嗳气太息，甚至沉默寡言，久则出现面部皱纹丛生；疏泄太过，则表现为亢奋，可见烦躁易怒，面红目赤。肝失疏泄，血液瘀滞，还可出现面色晦暗，目眶发黑或面生黄褐斑之症。肝失疏泄和疏泄太过，往往与外界环境的精神刺激特别是大怒或过度抑郁有关，所以古人有"肝喜条达而恶抑郁"和"暴怒伤肝"的说法，受此启发，中医常通过调畅情志以延年益寿，驻颜美容，并出现了"舒情美容法"。

肝主筋，其华在爪。筋即筋膜，肝之所以主筋，是因为全身筋膜的营养依靠肝血的供给。只有肝血充盈，筋膜得以濡养，才能运动自如。如肝血不足，血不养筋，筋的活动功能便会减退，会出现动作迟钝，运动不灵活自如。爪甲乃筋之延续，故称"爪为筋之余"。肝血的盛衰，可影响爪甲的荣润。肝血充足，则爪甲坚韧明亮，红润光泽；若肝血不足，则爪甲软薄，枯而色夭，甚则变形脆裂，影响美容。

《灵枢·脉度》篇说："肝气通于目，肝和则目能辨五色矣。"这是因为肝的经脉上连于目，目的正常视觉功能依靠肝血的濡养，若肝有病变，往往表现于目，如肝血不足，目失所养，则两目干涩，视物不清或夜盲；肝火上炎，则目赤肿痛、睑弦赤烂等。临床上眼部美容多需从调肝入手。

（五）肾与美容

肾位于腰部，脊柱两侧，左右各一，故《素问·脉要精微论》中说："腰者，肾之府也。"肾的主要生理功能是藏精、主水和纳气。对于人体的生长发育与生殖有重要的作用，同时，肾是人体全身阴阳的根本。肾在体合骨，开窍于耳和二阴；其华在发，在志为恐，在液为唾，足少阴肾经与足太阳膀胱经相为表里。肾在阴阳中，属阴中之阴，五行属水，是人体重要的脏器之一。

肾与美容的关系十分密切，因为肾藏精、主发育与生殖，肾中精气的盛衰直接关系着人体生长发育与生殖的能力。肾藏精，它既可受之于父母的先天之精，又能"受五脏之精而藏之"。精与气、血、津液一样是构成人体的基本物质之一，精又是维持人体生命活动的基本物质，它能化生肾气。人从幼年开始，由于肾中精气逐渐充盛出现齿更发长的变化；发育到青春时期，肾的精气充盛，产生了一种叫作"天癸"的物质，它能促进性腺的发育成熟，使男女具有性征、曲线美和青春美。进入老年之后，肾中精气衰弱，"天癸"衰少，形体也逐渐衰老。此外，肾中寓有真阴、真阳。真阴为人体阴液的根本，对各脏腑组织起着濡润、滋养作用；真阳为人体阳气的根本，对各脏腑组织起着温煦、生化作用。因此，只有肾精肾阴充足，肾气肾阳旺盛，才能从根本上使人容貌美丽，青春长驻。如肾阳不足，可使肾之本色（黑色）上泛于面，而患黄褐斑；如肾水亏损不能制火，火邪郁结于面部皮肤，则可导致面生雀斑、黑变病；如肾阴肾阳俱不足，影响脏腑生化气血的功能，出现面色黧黑、未老先衰。

肾主骨生髓，其华在发。肾主藏精，精能生髓，髓又居于骨中，骨赖髓以充养。肾精充足，则骨髓的生化有源。"齿为骨之余"，也是肾精所充养，若肾精充足，则牙齿坚固而不易脱落。精与血是互为资生的，肾精足则血旺，血旺就能使毛发得到充分的润养，故有"发为血之余"的说法。发的营养虽来源于血，但其生机则根源于肾。肾中精气的盛衰可以从发的生长状态中反映出来，故为肾之外候。齿、发既然与肾精的关系密切，故可作为肾中精气盛衰的客观指标。《素问·上古天真论》在论述男、女的生长发育过程时就多次提到这一点，如"女子七岁，肾气盛，齿更发长……三七肾气平均，故真牙生而长极；四七，筋骨坚，发长极，身体盛壮；五七，阳明脉衰，面始焦，发始堕；六七，三阳脉衰于上，面皆焦，发始白""丈夫八岁，肾气实，发齿长更……三八，肾气平均，筋骨劲强，故真牙生而长极……五八，肾气衰、发堕齿槁；六八，阳气衰竭于上，面焦、发鬓斑白……八八，则齿发去"。可见，齿与发是人类生长壮老的晴雨表，也是葆春美容的重要内容之一。

肾开窍于耳。耳为五官之一，耳聪目明也是葆春美容的内容。《灵枢·脉度》说："肾气通于耳，肾和则耳能闻五音矣。"故聪耳多从补肾入手。

三、气血津液与美容

（一）皮肤与内脏气血津液的关系

气血津液是构成人体的基本物质，也是维持人体生命活动的基本物质。对人体基本物质的生成，输布及其生理功能具有重要的意义。皮肤是人体内外环境交通的屏障，是人体内环境在体表的一面镜子。因此，人体脏腑功能的正常与否、气血津液循行通达与否可以直接在皮肤上显现出来。当人体脏腑功能，气血津液循行均正常时，皮肤就会反射出健康的光泽；反之，皮肤就会出现病态，或晦暗无泽，或皱纹丛生，或色斑迭起。下面就对气血津液对皮肤的影响做一个具体的介绍：

1. 气

气是存在于人体内的至精至微的生命物质，是生命活动的物质基础。构成人体和维持人体生命活动的气，其主要来源有二：一是先天之精，二是后天之精。所谓先天之精，就是来源于父母的生殖之精，是构成胚胎的原始物质，具有遗传特性。例如父母体质均好，胎儿体质一般也不会太差，假如父母皮肤润泽，肤质白皙，胎儿通常会继承父母的一些特性，也很有可能皮肤润泽，肤质白皙。所以现在好多人说的皮肤底子不错，实质就是说先天禀赋不错。所谓后天之精，就是构成人体和维持人体生命活动的气，主要包括饮食中的营养物质和存在于自然界的清气。这类清气不是人体先天就有的，而是从后天获得的。饮食中的营养物质，也即水谷精气，是人体赖以生存的基本要素。胃为水谷之海，人体摄入饮食物后，经胃的腐熟，脾的运化，将饮食物中的营养成分化生为能被人体利用的水谷精微，输布于全身，滋养脏腑，化生气血，成为人体生命活动的主要物质基础，在外达于肌肤，所以皮肤的荣润度，光泽度就有赖于水谷精气。中国人的正常肤色应该为"红黄隐隐，明润含蓄"，假如一个人面色无华，苍白，说明脾胃功能差，水谷精微吸收不足，气血生化无源；自然界的清气，又称"天气"，它依赖肺的呼吸功能和体内浊气进行交换，实行吐故纳新，参与人体气的生成。肺在气的生成过程中主要生成宗气，宗气走息道以行呼吸，贯心脉而行气血，通达内外，周流一身，以维持脏腑组织的正常生理功能，从而促进全身之气的形成，又肺主皮毛，肺气功能正常，气血循环通畅，则外出腠理，润泽皮毛。

人体的气是不断地运动着的，具有很强的活力，它流行于全身各脏腑，经络等组织器官，无处不在，无处不有，时刻推动和激发着人体的各项生理活动。气的运动形式不外乎升、降、出、入，而气的升降出入过程是通过脏腑的功能活动实现的。脏腑的生理功能无非就是升其清阳，降其浊阴，摄其所需，排其所弃。心肺在上，在上者宜降，肝肾在下，在下者宜升；脾胃居中，通联上下，为升降的枢纽。六腑，虽传化物而不藏，以通为用，宜降，但其也有吸收水谷精微的作用，所以六腑的气机运动降中寓升。脏腑气机升降运动的这种动态平衡是维持正常生命活动的关键。但当这种平衡出现失调时，如：肺气失宣，脾气下陷，胃气上逆，肾不纳气，肝气郁结等等，人体将出现如咳嗽气喘、脘腹胀满、呃逆不舒、喜深吸气、烦躁易怒的病症。这时，反映于外皮肤，则会出现"五脏本色面色"，肝病见青色，心病见红色，肺病见白色，脾病见黄色，肾色见黑色，种种颜色都晦暗，凝重，没有光泽。

气，是构成人体和维持人体生命活动的最基本的物质，它对于人体具有十分重要的多种生理功能。主要有以下几个方面：

推动功能

气的推动功能主要是指气具有激发和推动作用，气是活力很强的精微物质，能激发和促进人体的生长和发育及各脏腑经络组织器官的生理功能，能推动气血的生成、运行以及津液的生成、输布和排泄等。如元气能促进人体的生长发育，激发和推动各脏腑的生理活动，元气盛者，机体体质较强。气行则血行，气行则水行，所以人体的气血津液的循行代谢都有赖于气的推动。反之，如果气的推动功能减弱，人体的生长、发育都会受到影响，甚至会出现早衰现象，反映于皮肤上，就会过早地出现衰老征象，比如肤色凝重，不明朗，眼角皱纹，皮肤松弛无光泽等；反映于肢体上，就会出现肢体关节灵活度减弱，柔韧性变差，身体协调能力受到影响等。

温煦功能

温煦功能主要是指阳气气化生热，温煦人体的作用。气的这一功能对人体具有重要的生理意义，例如人体的体温，需要气的温煦作用来维持，人体内部的血、津液以及各种精微物质都只有在温煦的条件下，才能以液态的形式出现，才会促进机体对精微物质的运行和吸收利用。反映于机体上，温煦功能良好的人体，四肢温和，面色红润有光泽，反之，会出现人体四肢不温，面色青紫或黧黑或苍白，不耐寒热，遇寒症状加重。

防御功能

气的防御功能主要是指气有固护肌肤，抵御邪气的功能。气的防御功能，一方面可以抵御外邪的入侵，另一方面还可以驱邪外出。"正气存内，邪不可干"，说的就是这个道理。好多刮过痧，拔过罐的人都深有体会，当身体没有其他不适时，刮痧或拔罐仅仅是在皮肤上出现暂时的红印，瞬间就会消失，但是当体内有邪气时，会有大量的痧印或留有罐印，而且颜色发紫或黑或绛红，这是邪气外达的表现。所以，不管是刮痧还是拔罐，其实都是在排毒、驱邪，不过这都依赖于气的鼓动作用。

固摄作用

气的固摄作用主要是指气对体内液态物质的固摄和控制作用。气的固摄主要包括固摄血液，防止血液溢于脉外，保证血液在脉中正常运行；固摄汗液、尿液、唾液、胃液、肠液等，控制其分泌量、排泄量，防止体液丢失；固摄精液，防止妄泄。如果气的固摄作用减弱了，那么，人体的体液就会减少，没有了体液对人体的滋润，人体就会变得干瘪，反映于皮肤，皮肤就会松弛，就会出现皱纹，皮肤的弹性就会减弱，这时早衰现象就会出现于人体。

气化作用

气化作用主要是指人体通过气的运动产生的各种变化,即精、气、血、津液的各自新陈代谢及其相互转化。气是维持人体生命活动的物质基础,经常处于不断自我更新和自我修复的新陈代谢过程中。只有存在正常的气化功能,人体脏腑功能才会正常,人体才能不断地从外环境摄取能量和营养,人的生命活动才会继续。反之,如果人体的气化功能不正常,或者减弱,人体将会出现各种各样的疾病。俗话说"皮之不存,毛将焉附"?同理,人体脏腑功能都已经减弱了,人体的皮肤能完整,能健康吗?

营养作用

营养作用主要是指由脾胃运化食物而化生的水谷精微的作用。此气凝聚了人体脏腑经络,各种器官等形体所需要的,亦被消耗的,人体生命活动的动力。营养作用减弱,人体将变得虚弱,皮肤亦不再润泽。这样皮肤就会出现老化现象,变得苍白、松弛。

2. 血

血是流动于脉管中的红色液体,是生命不可缺少的营养物质。血液由脾胃吸收水谷精微所化生,是营气与津液相结合、经过气化作用而生成。血液营运周身,内注五脏六腑,外达皮肉筋骨,对全身组织器官起着营养和滋润作用。如"肝受血而能视,足受血而能步、掌受血而能握、指受血而能摄",说明各脏腑组织器官得到血液的滋润营养。而发挥其各自的作用、于是肌肉丰满,皮肤红润光泽,四肢活动敏捷有力,而且视物清楚等。

血的另一个功能还可表现在神志方面,血液供给充足,则人的精神充沛,神志清晰,感觉敏捷,活动自如。若血液不足,脏腑组织失养,可以引起全身或局部血虚的病理变化,出现面色萎黄不华、毛发干枯无泽、肌肤干燥脱屑、两目干涩、视力减迟、面肌𥈭动、关节活动不利等表现,严重影响容貌,另外人体还可出现精神萎靡、反应迟钝等病理表现。

3. 津液

津液是体内各种正常水液的总称,对肌体各部起着滋养润泽的作用,包括各脏腑组织器官的内在体液及其正常的分泌物，如胃液、肠液和涕、泪等。津液同气血一样，是构成人体和维持人体生命活动的基本物质。津液的生成和输布，主要关系到脾（胃）、肺、肾、三焦、膀胱等脏腑的功能。水谷入胃以后，经过消化，分为精微和糟粕两部分，其精微部分由脾上输于肺，通过肺的气化作用，输布到五脏六腑、四肢、皮毛，以营养全身。

津液主要有滋养、润泽的作用，其具体表现为以下几方面：一是布散体表，能滋润皮毛，充养肌肤，使皮肤润泽，肌肉丰满，毛发光亮；二是进入体内，濡养脏腑；三是输入孔窍，能滋润眼、口、鼻，使眼睛明亮有神，口唇湿润光泽；四是渗入关节、骨腔之中，能滑利关节，充养骨髓、脑髓，滋润骨骼；五是渗入脉中，组成血液，补充血中水分。因此，如果津液不足，可表现形体消瘦，皮肤干燥，面部皱纹，两目干涩，咽干口唇焦燥，毛发稀疏干枯。若津液停留又可表现形体浮肿，肥胖症，眼胞肿胀。所以，津液调和在保持形体和美容方面起着重要作用。

四、六淫七情与美容

六淫属于中医理论中的致病因素，即风、寒、暑、湿、燥、火六种外感病邪的总称。在正常情况下，称为"六气"，是自然界不同的气候变化。正常的六气对人体无害，不易导致疾病发生，只有气候异常变化，如果发生太快和不及，或非其时而有其气，如春天当温反寒，冬季当寒反热，以及气候变化过于急骤，如暴寒暴暖等，超过了一定限度，使机体不能与之相适应的时候，才会导致疾病的发生。当人体的正气不足、抵抗力下降等情况时，六气也可成为致病因素，侵犯人体而发生疾病，这种情况下的六气，也叫"六淫"。

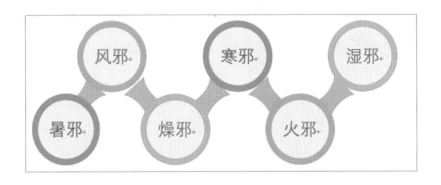

1. 风邪

风为春季主气，四季皆有风，风邪于美容危害较大。

风邪性善行而数变，具有升发、向上、向外的特性，常为外邪致病的先导，而称之为"风为百病之长"。并且风邪属阳邪，风邪侵袭常伤及人体的头面，头面为阳部，《内经》认为："风为阳邪，轻扬开泄，易袭阳位；伤于风者，上先受之。"因此，风邪又是六淫中最易伤及人体颜面的邪气，风邪侵犯人体头面，使人体肌肤营卫失调，营血和卫气不能营养和保护皮肤，使面部皮肤干涩失调，甚至生疮、粉刺或发生酒糟鼻。

此外，风邪易夹杂寒湿、火邪致病，引百邪入里而为病。因此，在美容方剂中，不管内服外用方，多配祛风药，如白芷、川芎、藁本、僵蚕等为常用之品。

2. 寒邪

寒为冬季主气，寒为阴邪，面部为"诸阳之会"，寒邪侵袭则伤及头面阳气，失去温煦功能。寒性凝滞，寒主收引，寒邪致病可使面色苍白、青紫，发生冻疮，或面部肌肉痉挛、变形，或是面部皮肤粗糙、干燥失润。如果寒邪入于腠理皮毛，毛窍收缩，阳气闭阻，毫毛失于温煦，则出现皮毛焦枯之象。若寒之凝滞，使血管凝结，还会发生血管瘤等。寒邪凝滞皮肤，还可形成猫眼疮（寒疮）。因此，冬季皮肤保养关键在于防寒保温，可经常蒸洗或常用面膜等防护性美容方法。

3. 暑邪

暑为夏季之气，乃火热所化，暑性炎热，主升散，且多夹湿，主要发生在夏至以后，立秋之前，暑邪独见于夏令。暑性属阳，而阳气生发，故暑伤于人体，多直入气分，导致腠理开泄、大汗淋漓、口干舌燥、暑热袭面，则面赤潮热，暑邪伤于皮肤，可致"汗斑"（紫白癜风）。暑季面部长久日晒，易得日晒疮等。由于暑性炎热，耗气伤津，而致皮肤失水，皮肤干涩粗糙。暑性多夹湿，多见湿热内困，易引起汗斑、痱、头面部皮肤病，影响美容。

4. 湿邪

湿为长夏主气，长夏是夏秋之交，一年中湿气最盛大的季节，故一年之中长夏多湿病。湿为阴邪，阻碍气机，易伤阳气，其气重浊，趋下为其特点，外受风湿，留邪郁滞毛窍，复感汗出沾衣，淹渍体肤，使肌肤腠理闭塞，而成汗斑。汗斑有紫、白两种，紫因血滞，总有热邪夹风邪、湿气侵入毛孔，与气血凝滞，毛窍闭塞而成，多生面颊，斑点游走，延蔓成片，初无痛痒，久之微痒。若湿热内蕴，外发体肤，复受风邪侵袭，搏于肌肤又成火蛛疮。再者，湿疥之症也由湿热污垢蕴蒸体肤而成。脾胃湿热内蕴上蒸，而可致"面疱"。湿邪化痰，腠理受风，致血气不合，不能荣于皮肤，则生成黄褐斑。湿邪内蕴，腠理当风，还可生面部白屑风等。湿邪留滞肌肤而致皮炎、湿疹、扁平苔藓、红斑狼疮等影响美容的疾病，湿热郁蒸还可致腋臭、汗臭等。湿邪重浊趋下，还可引起阴疮、阴痒等难言之隐。

5. 燥邪

燥为秋季主气，秋季天气收敛，其气清肃，气候干燥，水分亏乏，故多燥病。

燥邪为病有温燥、凉燥之分。燥与热相结合侵犯人体，则病多温燥；燥与寒相结合而侵犯人体，则病多凉燥。燥邪的性质为干涩伤津，易伤肺腑。燥与湿相对而言，湿气去而燥气来，燥为秋季敛肃之气，所以，其性干涩枯涸，故经云"燥到而干"。燥邪危害易耗伤人体的津液，形成阴津亏损的病变，表现出各种干涩的症状和体征，诸如皮肤干涩皲裂，口唇燥裂，毛发干枯不荣等症。再如面部白屑风症，亦多由燥邪袭表、肌热当风所致。

6. 火邪

火为热之极，为阳邪，其性炎上，具有耗气伤津、生风动血、易致疮疖等特性。由于火为热之源，热为火之性，故往往火热并称，但二者还有一定区别，热纯属邪气，没有正气之所，而火一是指人体的正气，称之为"少火"，二是指病邪，称之为"壮火"，这是火与热的主要区别。

一般说，热多属外感，如风热、暑热、湿热之类病邪，而火常自内生，多由脏腑阴阳失调所致，如心火上炎，肝火炽盛等。由于火热之邪具有炎上的特点，故其致病部位多在头面部，且常外受热邪，内蕴火热合而为病。可以这样说，面部所患的疾病，大多与火热之邪有关。如肺胃积热，上熏于面，复受风寒，血行不畅，瘀结凝滞，可发生酒糟鼻。若肺部积热，外受风邪之寒，或用冷水洗面，以致热血凝滞，结于颜面，则可诱生粉刺。如肝胆经有血热，又外感风热之邪，二邪相合，热极化毒，蕴阻于皮肤，则可导致扁平疣的发生，如肝肾阴精亏虚，水不制火，血虚不能外荣于皮肤，火燥结成黑斑，色枯不泽，可以引起面部黧黑斑，如情志过激，气血不畅，可导致雀斑。如外感风热毒气，而生面疮，疮愈而热毒滞留，郁于血脉之中，则可导致面部瘢痕。

由上可知，六淫之邪既可单独侵犯人体，也可相互夹杂侵袭人体面部皮肤，使气血失和，津液不行，血液凝滞，而导致各种影响美容疾病的发生，从而影响面容的美化。古代养生家讲究"虚邪贼风，避之有时"，做到季节、气候变化时，及时添减衣服，不在或少在酷暑、严寒、大风下工作，从而预防面部疾病的发生，保持面部皮肤的健美。

（二）七情

七情即喜、怒、忧、思、悲、惊、恐七种情态的变化，通常称作心情或情绪，是机体的精神状态。七情是人体对客观事物的不同反映，在正常情况下，一般不会使人致病。只有突然强烈或长期持久的情志刺激，超过了人体本身的正常生理活动范围，使人体气机紊乱，脏腑阴阳气血失调，才会导致疾病的发生，而情志疾病的产生往往损伤容貌，因此，七情与美容有着密切的关系。

人的情绪常常通过表情、声音、行为表现出来，高兴时满面笑容，悲哀时愁眉苦脸，无精打采，忧思时皱眉蹙额，满面阴沉。可见，七情能够改变人的容颜，如愁肠满肚，情绪低沉；或整天诚惶诚恐，坐卧不安；或喜乐无极，悲哀太过，久则造成脏腑功能紊乱，气血失和，使容貌早衰，再漂亮的人也会黯淡失色。

《黄帝内经》指出，惊恐思虑太过则伤心神，忧愁思虑太过则伤脾意，悲哀太过则伤肝魂，五脏受损，神、魂、意、魄、志等意识思维活动障碍，则易致皮毛憔悴，使面部枯槁无华。现代研究也证实，皱纹可因长期肌肉痉挛造成，人的神经、内脏、血管、肌肉、皮肤以及内分泌功能都随着情绪的改变而变化，不良的情绪不仅容易使人的新陈代谢降低，而且可使人发生各种心身疾病，从而导致早衰。另外，现代医学也认为，白癜风等损容性疾病的发生与精神刺激有密切关系。可见，乐观的情绪，豁达的胸怀是保证面容华美的重要因素之一。

1. 喜

中医认为"笑为心之声，喜为心之志"，喜笑与心情关系密切，并且直接影响脏腑功能。由于心主神明，又主血液，"其华在面"，喜笑则心气平和调达，营卫通利，气血流行，充盈于面，使面色红润，神采奕奕。现代医学也认为，笑能使面部表情肌活动舒展，肌肉和皮肤血液循环加快，促进新陈代谢，有助于增强皮肤的弹性，可使面色红润。

2. 怒

恼怒可以使肝脏损伤，《素问·阴阳应象大论》说："怒，伤肝。"怒则肝脏损伤，肝气横逆又常犯脾胃，出现肝脾不调，肝胃不和，从而使后天生化不足，使肝血亏损，血不养肤，而使面部出现黑斑或萎黄。肝主疏泄，怒伤肝可致气血郁结，化火生风，产生很多皮肤病，如白屑风、牛皮癣。怒还可使气血逆行，出现面红目赤，或呕血，甚则昏厥卒倒。

3. 忧

忧伤可直接损伤肺脏，而肺主宣发、肃降，主皮毛，因此，忧伤也可影响毛发及皮肤的正常生长。悲哀时人往往愁眉苦脸，无精打采；忧伤时皱眉蹙额，阴沉着脸，日久也影响美容。中医古代名著《红炉点雪》指出："颜色憔悴，良由心思过度。"忧伤还可导致少白头等发生。

4. 思

思虑过度，劳伤心脾，可使气机郁结。古人认为"思"发于脾，而成于心，故思虑过度常损伤心、脾两脏，出现心血亏虚，茶饭不香，气血生化无源。气血不足，不能营养面部肌肤，则见面色萎黄，口淡唇白，毛发枯槁。据《医录》记载："宋兴国时有女任氏，色美，聘进士王公辅，不遂意，郁久面色渐黑。"

5. 悲

悲伤常导致肺脏损伤，常与忧并见，因此，古人合二为一。深究其奥义，悲伤与忧有一定的区别。悲是对已出现的一系列事物的思虑和想念，而忧是对未出现的一系列事物的思虑和担心。悲可使营卫不散，热气在中，可伴见牛皮癣、神经性皮炎等症。

现代医学认为，很多皮肤病多属"心身疾病"，其发病与情志变化有密切联系。因为情绪变化可使自主神经功能紊乱，血管收缩或扩张，皮肤营养代谢障碍。皱纹可因长期肌肉痉挛造成。情绪不仅影响皮肤，还可导致早衰。因此，心病还须心药医，首先要去除不良精神刺激因素，使情志正常，必要时求助于心理医生，对已造成的严重情志疾病可采取多种方法综合治疗。但最好的方法是保持乐观的情绪，豁达的胸怀，只有笑口常开，青春才能常在。

6. 惊、恐

惊是突然受惊，以致心无所倚，神无所归，虑无所定，惊慌失措；恐是恐惧过度，肾气不固，气泄以下。突受惊恐，使精气内损，精神错乱，以致伤心肾，则表现为面色晦暗，内心惶恐不安，惊慌失措，可以诱发其他的心身疾病，也可加重心脏病、高血压等心身疾病的病情。

五、河图洛书学说与美容

河图与洛书被称为"无字之易，先天之学"，在中国传统文化和中国传统医学理论中占有重要而玄妙的地位。

河图、洛书是由圈、点符号表示的两个图形，从数字分析，一为九数图，一为十数图，若将其中的圈点转达换成阳爻、阴爻，便成为八卦，因此有研究认为，河图、洛书是《周易》的先源，而《黄帝内经》的重点理论——藏象学说也援用了河图、洛书之理类比脏腑功能方位、时间和人身格局，使其被视为藏象理论的发端，进而有了"医易同源"之说。

由河图、洛书暗示的阴阳之术对传统中医理论有很深的影响，并因此而派生了一些医学技术流派。受河图洛书医易之法的启发而创制的河图洛书按摩美容法，在临床实践中显示了很好的疗效，特总结如下。

（一）河图洛书之说考释

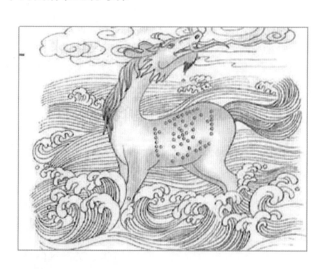

河图、洛书的记载，最早见于《尚书·顾命》篇，南宋学者蔡沈注之云："河图，伏羲时，龙马负图出于河，一六位北，二七位南，三八位东，四九位西，五十居中者。""孔氏曰：天之禹神龟，负文而出，列于背，有数至九，禹遂因而第之，以成九类。世传载九履一，左三右七，二四为肩，六八为足，即洛书也。"传说伏羲氏由"河图"推演出八卦，称"先天伏羲八卦"；商末周初的周文王由"洛书"推演出另一种八卦顺序，及六十四卦，称"后天文王八卦"和六十四卦。

一般认为，河图、洛书是古人观察天象、总结宇宙规律得出的成果。"河图""洛书"是中国古代传统文化的精髓所在，其中暗含深刻的阴阳五行之理。

古人认为，天人相应，宇宙天地为一大阴阳，人身为一小阴阳，人禀天地阴阳五行，脏腑、腧穴从之，亦有阴阳五行之别，上与天地宇宙相应，互相影响，而人体的疾病也与脏腑、腧穴的阴阳五行之性相关，以应九星，配九宫，对奇门，依河、洛之数调整脏腑、经络、腧穴的阴阳五行之数，即可借助调和阴阳五行之力，达到祛邪扶正、治病延年的效果。

河图为先天宇宙图。河图中共有55个黑白点，代表"天地之数"。其中白点为单数1、3、5、7、9，代表阳，又代表天，称为"天数"；黑点为双数2、4、6、8、10，代表阴，又代表地，称为"地数"。天数相加起来，是25；地数相加起来，是30。天地之数相加共得55，因此称"凡天地之数五十有五"。

河图中还将1至5这五个数，称为"生数"；将6至10这五个数，称为"成数"，两者间有着相生相成的关系。而图中的东西南北中五个方位，都有一奇、一偶两组数字搭配着，表示世间万物皆由阴阳化合而生成。或者是天生，地成之；或者是地生，天成之。

1. 河图

河图之数与五方五行相配：天一地六为北方属水，天三地八为东方属木，天七地二为南方属火，天九地四为西方属金，天五地十为中方属土。

洛书是后天宇宙图，洛书用1至9九个数。其中单数（奇数）1、3、5、7、9为阳，象征天道；双数（偶数）2、4、6、8为阴，象征地道。

洛书天道运行规律：阳气由北方始发，按顺时针向左旋转，经过东方渐增，到达南方后极盛，然后继续旋转到西方则逐渐减弱了。因此奇数"1"在北方，表示"一阳初生"，"3"在东方，表示"三阳开泰"；

"9"在南方，表示"九阳极盛"；"7"在西方，表示"夕阳渐衰"。

洛书地道运行规律：阴气由西南角上发生，以偶数"2"表示，然后逆时针向东南方旋转；东南角上的偶数"4"，表示阴气至此逐渐增长；到了东北角上，阴气达到极盛，以偶数"8"表示；而地数"6"在西北角上，表示至此阴气逐渐消失。

"五"则居中央，是三天与二地之和的象征。

2. 洛书

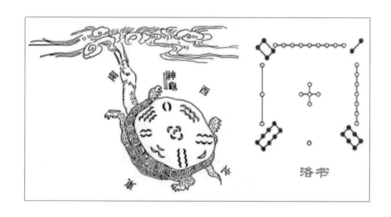

洛书与五方五行相配：1、3、9、7为"四正"，表北、东、南、西四方之位，2、4、8、6为"四维"，表四角之位。

河图洛书中暗含阴阳五行之理，五居中央为核心，其余分列周围，合成一幅完整的图画，表示阴阳五行所生成的物质与物象居于一个统一体中，互相制约，互相依存，相生相克，和谐发展。单数为白，双数为黑，与古代奇数为阳、偶数为阴的认识一致。

河图、洛书的数字排列也暗藏玄机，反映了中华文化的相关成就。河图中1至10的排列，洛书中1至9的排列，按照自然数的顺序，无重复数字，也未缺少数列中的某一基本数字，秩序井然，这表现了古代中国人对于客观世界和人类社会的有序性的认识。

河图洛书数字排列的位置，上下左右交叉安排，错综分布，大数小数调配适当，隐含着一种内在的规律。洛书的数字排列，也是古代的幻方或称纵横图，即横、竖、斜行的数字之和均为 15。这种特异现象十分典型地表现了中国古代文化中的均衡思想。《易经》中认为"一阴一阳合而为十五谓之道"。

在近代数学界，幻方理论是数论的组成部分，即在边为 n 单位的正方形方格中填充适当的数字，使横行、竖行及对角线的各组数字相加之和都相等。而中国古代，东汉时出现了每边为 3 的幻方，称为九宫，即八卦的八宫加上中央合为九宫，八卦的推演存在很深的渊源。南宋时的杨辉在所著《续古摘奇算法》中列出了边为 3、4、5……10 的纵横图，也是受到洛书的影响。

总之，河图、洛书反映了古代中华文化对天地生成、宇宙存在和物质运动规律的根本认识，在此思想基础之上，不仅演化出了古人治理国家的根本方略（如箕子向周武王宣讲的《洪范九畴》治国之法），而且演化出古人的治身之法，即以河图、洛书之理说明人体的功能、结构关系，以河图、洛书之理指导临床治疗。所谓修身、齐家、平天下其理一也。

（二）河图、洛书的医学指导原则

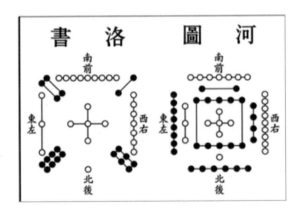

人，本秉天地之中和之气而生，万物感阴阳之气而生生不息。人在万物之中，也需天地阴阳适中、人体阴阳和谐才能生生不息、健康长寿。故《素问》曰："谨察阴阳所在而调之，以平为期。"即调和阴阳，以中和为机要，"阴平阳秘，精神乃治，阴阳离决，精气乃绝。"疾病的发生与传变与阴阳之气的逆乱相关，而临床治疗（包括药物治疗，针灸，按摩等）就是利用一切手段协调人体的阴阳之气，使之重复和谐之境。因此，人体功能、疾病及治疗都与阴阳相系，而河图、洛书正是记述阴阳之数的，所以二者形成了紧密的联系。

在《灵枢·九针论》中，专门有文字阐述"九"与人体肢体、身形相应的人天相应之数理。"岐伯曰：九针者，天地之大数也，始于一而终于九。故曰：一以法天，二以法地，三以法人，四以法时，五以法音，六以法律，七以法星，八以法风，九以法野。"

中医学有体与用、本与标之区别，体现在河图洛书中，首先是先天、后天的本体与功用关系。一般认为，河图为先天之卦图，反映了本体；洛书是后天之卦图，反映了功用。因此，由于医疗的目的是机体的功能调节，所以，在医疗上所采用的更多是洛书之数。

自古以来，依据洛书的数字排列而有"二四为肩，六八为足，左三右七，戴九履一，五居中央"的九宫之说。此九宫之说依据医家对医学与易数的不同理解，而进行了不同的发挥，指导着临床实践。就我们对此的理解，可以从以下几方面进行理解和应用。

1. 将九宫之数与人体的机体部位相联系

从全身而论，"2""4"为双肩，还应该包括左右手；"6""8"为双足，还包括两下肢；肝气升于左，肺气降于右，故"3"为肝经脉所属，"5"为肺经脉所属；头阳如戴，故头、喉、颈、脊椎及与神经精神功能相关的脏器都为"9"；下为履，即人体阴部功能属"1"；"5"居其中，属人体躯干中部的位置，包括脾胃、肝肾及丹田等。人体相对独立的功能部位，如面部、手部、足部、躯干部等，也存在着同样的九宫部位联系，其原理是身体的全息理论。以面部而论，额应于"9"，颏应于"1"，两颐应于"6""8"，两腮应于"3""5"，两颧应于"2""4"，鼻准应于"5"。

2. 将九宫之数与人体的特定穴位相联系

即将九宫之数应于天上九星，对应于头之九穴，风府穴应北极星，右头维穴应虎贲星，左承灵穴应河北星，左头维穴应四结星，百会穴应五帝座星，右风池穴应天渊星，右承灵穴应七公星，左风池穴应华盖星，神庭穴应天纪星。针灸埋线疗法从临床经验总结出自己特殊的九宫穴位，采用此九宫穴位治疗可以提高治疗的疗效。

3. 将九宫之数与四时阴阳相联系

1、3、9、7 "四正"，代表"二至二分"，冬至，夏至，春分，秋分；2、4、8、6 "四维"，代表"四立"，立春，立秋，立夏，立冬。在不同的季节，阴阳气交条件不同，"阳病发于冬，阴病发于夏"，人体的脏腑功能与疾病改变也不相同，表现出不同的特点，因此，需对应于不同的数来进行治疗。而且"春夏养阳，秋冬养阴"，四时不同的季节保健治疗的目的有所差别，春天宜升阳固脱，夏季宜清暑祛湿，秋季宜润燥通肠，冬季宜温肾藏精。

4. 将九宫之数与脏腑、经络相联系

即五脏六腑及其相应的经脉与九宫之数相应，不同脏腑与经络的疾病，可以选用不同的穴位数、治疗数来治疗，如女子埋线美容用奇数穴（3、5、7），男子埋线保健用偶数穴（4，6）等。

表脏腑、经脉的河图、洛书之数

五行	经脉	脏腑	河图	洛书
木	足厥阴肝经	肝，胆	3、8	3
火	手厥阴心经	心，心包	2、7	9
土	足太阴脾经	脾，胃	5、10	5
金	手太阴肺经	肺，大肠	4、9	7
水	足少阴肾经	肾，膀胱	1、6	1

5. 将九宫之数与针型、运针数相联系

《灵枢·九针论》说："夫圣人之起天地之数也，一而九之，故以立九野，九而九之，九九八十一，以起黄钟数焉，以针应数。"即依据不同的阴阳五行和疾病规律，运用洛书之数，选择不同的长短、粗细、形状的针具，选择与九宫之数相同的穴位数量进行针刺，并且依法行针、运针。

6. 将九宫之数与按摩手法相联系

针刺与按摩有异曲同工之妙，在运用九宫之数方面，也有相近之处。对不同的病证选用不同的按摩部位，在不同的按摩部位依据九宫之数选择不同的按摩手法，如按摩圈数与九宫之数相合等。

以上所述是洛书中的九宫之数在临床针灸按摩医疗中的一般应用原则，将阴阳五行、脏腑、经络、治疗手法及河图洛书之数有机地结合在一起灵活掌握与运用，并非一时之力即可完成，需要更深入地进行医学探索与实践。

（三）河图洛书针灸按摩美容法的具体实例

1. 保健美容瘦身按摩法

依河图洛书之数理，在人体面、手、足、胸腹、腰背等部位的经脉穴位上施以按摩指压的治疗。

功用：调节全身经络脏腑以及气血之流动，协调阴阳五行之数，达到美容、瘦身、保健的目的，舒解身心疲劳，增强机体免疫力。

具体手法：在身体各个部位的全息九宫对应部位，以九宫之数进行推按操作。

2. 任氏针灸埋线保健针灸法

依河图洛书之数理，选用9个穴位，不同的埋线穴位，进行埋线治疗。

功用：调节全身气血，协调阴阳五行之数，达到保健强身的目的。

具体操作：

选穴：依受术者的不同体质特点，确定9宫穴位。

选线：依据受术者进行保健治疗的不同季节和疾病特征，确定相应的线体。

确定术式：依据不同脏腑、经络的特点，在不同的穴位确定不同的进针方位（九宫之位），以及埋线的线体数量（九宫之数）。

第三节　经络腧穴在任氏任针治疗中的重要作用

一、经络、腧穴在治疗中的重要性

经络是人体内运行气血的通道，是构成人体的重要组织结构，对人体生命活动发挥着信息传递等重要作用，将人体体表部位及体表与内脏、内脏与内脏的各个组成部分有机地结合起来，使其各司其职，协调有序地共同完成整体的生命活动。经络具有联系脏腑、沟通内外，运行气血、营养全身，抗御病邪、保卫机体的作用。《黄帝内经》云："夫十二经脉者，人之所以生，病之所以成，人之所以治，病之所以起，学之所始，工之所止也，粗之所易，上之所难也。""经脉者，所以能决死生，处百病，调虚实，不可不通。"说明了经络在人体中的重要作用。腧穴是经络的外属部分，即可反映经络所内连的脏腑的生理、病理活动，又可将其接受到的外来刺激传至脏腑以调节其功能。通过刺激经络、腧穴，达到美容、调体、抗衰老的作用。

依据经络腧穴理论，任氏经过多年临床实践总结归纳出更为有效的美容抗衰老疗法及敏感反应点。提倡离穴不离经，以经统穴，使单个、分散的穴位联结成一个有机的整体，形成经络系统。在治疗方式上，任氏灵活运用局部取穴、辨证取穴、循经取穴、经验取穴的方法，充分发挥了经络、腧穴对皮肤、内脏的调节作用，扩大了针灸美容抗衰老的适用范围，取得了良好的临床效果。

从局部来看，皱纹、色斑、松弛的形成多是由于经络不通，气血循行受阻不能上荣于面，体内邪气毒邪沉积于体表，面部肌肤得不到濡养加速衰老而形成。经络是气血的通道，将气血疏布全身，为人体生命活动提供物质补给。通过对面部局部穴位刺激，可以起到通经活络，疏通面部气血的功效，使气血能够通畅地运行至面部，肌肤得气血之濡养，变得光滑、红润、细腻、柔软、饱满，面部肤色因为精血的充盈而变得均匀富有光泽。血运丰富，面部因衰老而致的松弛下垂部位开始上提收紧，使面部整体呈现出一种自然年轻的状态。皮肤状态改善，对外界有害物质的抵抗力相应提高，使肌肤更能够耐受外界不良环境的影响。

从整体来讲，经络与体内外相连，是体内外信息运行的双向通道，即可进行信息输入，又可进行信息输出；人体的组织器官通过经络实现了内脏与肌表的多重系统联系。面部衰老看似是局部症状，但却很可能是身体发出的求救信号。因此针灸治疗不能仅停留在局部，应当从整体考虑，采取多种方法，对经络脏腑进行调节。通过全身治疗，起到协调脏腑平衡阴阳、疏通经络调和气血、补虚泻实扶正祛邪的功效，达到由内而外的自然美。

二、任氏任针美容抗衰老常用腧穴

（一）手太阴肺经

1. 尺泽

［定位］在肘横纹中，肱二头肌腱桡侧凹陷处。

［功用］清泄肺热，和胃理气，舒筋止痛。

［主治］皮肤色素沉着、老年斑、肘关节痛。

［刺灸法］直刺 0.8 ～ 1.2 寸或点刺出血。可灸。

2. 鱼际

［定位］在手拇指末节（第 1 掌指关节）后凹陷处，约在第 1 掌骨

中点桡侧赤白肉际处。

［功用］清肺热。

［主治］酒渣鼻、痤疮、乳痈。

［刺灸法］直刺 0.5 ～ 0.8 寸，可灸。

（二）手阳明大肠经

1. 合谷

［定位］在手背第 1、2 掌骨间，当第 2 掌骨桡侧中点处。

［功用］通经活络，清热解表，镇静止痛。

［主治］面部皱纹、口眼歪斜、酒渣鼻、痤疮、眼睑下垂、目赤肿痛、近视、斜视、面肌痉挛、颞下颌关节功能紊乱综合征、面部色素沉着、手癣、口臭。

［刺灸法］直刺 0.5 ～ 0.8 寸，也可透劳宫，透后溪穴，孕妇禁针。可灸。

2. 阳溪

［定位］在腕背横纹桡侧，手拇指向上翘起时当拇短伸肌腱与拇长伸肌腱之间的凹陷中。

［功用］清热散风。

［主治］手癣、冻疮、目赤肿痛、迎风流泪。

［刺灸法］直刺 0.3 ～ 0.5 寸，可灸。

3. 曲池

［定位］在肘横纹外侧端，屈肘当尺泽与肱骨外上髁连线中点。

［功用］调和气血，祛风解表，清热利湿。

［主治］面部色素沉着、痤疮、酒渣鼻、口眼歪斜、目赤肿痛、头癣、手足癣、神经性皮炎、脱发。

［刺灸法］直刺 0.8 ～ 1.2 寸，可灸。

4. 迎香

［定位］在鼻翼外缘中点旁，当鼻唇沟中。

［功用］祛风通络，宣通鼻窍。

［主治］面瘫、酒渣鼻、面肌痉挛、面肿。

［刺灸法］直刺 0.2 ~ 0.3 寸，也可透向四白穴，不宜灸。

（三）足阳明胃经

1. 四白

［定位］在面部，瞳孔直下，在眶下孔凹陷处。

［功用］疏经活络，养颜明目。

［主治］目赤肿痛、眼睑跳动、面瘫、面部色素沉着、眼生白翳。

［刺灸法］直刺 0.2 ~ 0.3 寸，禁灸。

2. 地仓

［定位］在面部，口角外侧，平视时，瞳孔直下。

［功用］消皱美颜，通经活络。

［主治］口周皱纹、面瘫、面肌痉挛、流涎、颊肿。

［刺灸法］斜刺或平刺 0.5 ~ 0.8 寸，可灸。

3. 颊车

［定位］在面颊部，下颌角前上方约一横指（中指），咀嚼时咬肌隆起，按之凹陷处。

［功用］消皱，活络，止痛。

［主治］面颊部皱纹、面瘫、咬肌痉挛、颊肿、下颌关节功能紊乱、齿痛。

［刺灸法］直刺或平刺 0.5 ~ 1.2 寸，可灸。

4. 下关

［定位］在面颊部，颧弓下缘，下颌骨髁状突之前方，切迹之间凹陷中。合口有孔，张口即闭。

［功用］止痛，消皱，聪耳活络。

［主治］面颊部皱纹、面瘫、下颌关节紊乱综合征、牙痛。

［刺灸法］可直刺、斜刺、平刺 0.5 ~ 1.2 寸，可灸。

5. 气舍

［定位］在颈部，锁骨内侧端的上缘，胸锁乳突肌的胸骨头与锁骨

头之间。

［功用］消瘿美颈，降逆平喘。

［主治］瘿瘤、颈淋巴结核、咽喉肿痛、呃逆、气喘，还可用于颈部除皱。

［刺灸法］直刺 0.3 ～ 0.5 寸，可灸。

6. 膺窗

［定位］在胸部，第 3 肋间隙，距前正中线 4 寸处。

［功用］理气隆胸。

［主治］咳喘、平胸、乳痈。

［刺灸法］斜刺或平刺 0.5 ～ 0.8 寸，可灸。

7. 乳根

［定位］在胸部，乳头直下，乳房根部，第 5 肋间隙，距前正中线 4 寸处。

［功用］隆胸丰乳，理气止痛。

［主治］乳痈、乳汁少、咳喘、胸痛，还可用于丰乳。

［刺灸法］斜刺或平刺 0.5 ～ 0.8 寸，可灸。

8. 梁门

［定位］在上腹部，脐上 4 寸，距前正中线 2 寸处。

［功用］和胃降逆，消积化滞。

［主治］食欲不振、腹胀、腹泻、肥胖、面色无华。

［刺灸法］直刺 0.8 ～ 1.2 寸，可灸。

9. 天枢

［定位］在腹中部，距脐中旁开 2 寸。

［功用］升降气机，理肠瘦身。

［主治］腹部脂肪沉积、便秘、泄泻、腹痛。

［刺灸法］直刺 1 ～ 1.5 寸，可灸。

10. 梁丘

［定位］屈膝，在大腿前面，髂前上棘与髌底外侧端连线上，髌底

上 2 寸。

　　［功用］和胃消肿，宁神定痛。

　　［主治］肥胖症、乳腺炎、胃痛。

　　［刺灸法］直刺 0.5 ～ 1 寸，可灸。

　　11. 足三里

　　［定位］在小腿前外侧，犊鼻下 3 寸，距胫骨前缘一横指（中指）。

　　［功用］健脾和胃，通腑化痰，瘦身美颜。

　　［主治］胃肠疾患、消瘦、肥胖症、面部色素沉着、面肌痉挛、浮肿、早衰、皮肤过敏、脱发，还可用于面部除皱。

　　［刺灸法］直刺 1 ～ 2 寸，可灸。

　　12. 丰隆

　　［定位］在小腿前外侧，外踝尖上 8 寸，条口穴外，距胫骨前缘两横指（中指）。

　　［功用］化痰定喘，瘦身美颜。

　　［主治］肥胖症、面部肿胀。

　　［刺灸法］直刺 1 ～ 1.5 寸，可灸。

　　（四）足太阴脾经

　　1. 公孙

　　［定位］在足内侧缘，第 1 跖骨基底的前下方。

　　［功用］健脾化湿，和胃理中。

　　［主治］肥胖症、胃痛、呕吐、腹泻。

　　［刺灸法］直刺 0.5 ～ 0.7，可灸。

　　2. 三阴交

　　［定位］在小腿内侧，足内踝尖上 3 寸，胫骨内侧缘后方。

　　［功用］健脾化湿，兼调肝脾。

　　［主治］面部色素沉着、眼睑下垂、面肌痉挛、目赤肿痛、浮肿、脱发、荨麻疹、神经性皮炎、偏瘫。

　　［刺灸法］直刺或斜刺 1 ～ 1.5 寸，孕妇禁针，可灸。

3. 地机

［定位］在小腿内侧，内踝尖与阴陵泉的连线上，阴陵泉下 3 寸。

［功用］健脾胃，调经带。

［主治］腹胀、食欲不振、月经不调。

［刺灸法］直刺 0.5 ~ 1 寸，可灸。

4. 血海

［定位］屈膝，在大腿内侧，髌底内侧端上 2 寸，股四头肌内侧头的隆起处。

［功用］活血化瘀，调经统血。

［主治］面部色素沉着、痤疮、神经性皮炎、皮肤瘙痒症、脱发、多毛症。

［刺灸法］直刺 1 ~ 1.5 寸，可灸。

5. 大横

［定位］在腹中部，距脐中 4 寸。

［功用］调理肠腑，减肥瘦身。

［主治］便秘、腹泻、腹部脂肪沉积、肥胖症。

［刺灸法］直刺 1 ~ 2 寸，可灸。

（五）手少阴心经

1. 极泉

［定位］在腋窝顶点，腋动脉搏动处。

［功用］通经活络。

［主治］腋臭、淋巴结核、咽干、烦渴。

［刺灸法］避开动脉，直刺或斜刺 0.3 ~ 0.5 寸，可灸。

（六）手太阳小肠经

1. 后溪

［定位］在手掌尺侧，微握拳，小指末节（第 5 掌指关节）后的远侧掌横纹头赤白肉际。

［功用］镇静安神，清热解毒。

［主治］面肌痉挛、头项强痛、咽喉肿痛。

［刺灸法］直刺 0.5 ~ 1 寸，可透刺劳宫穴，可灸。

2. 腕骨

［定位］在手掌尺侧，第 5 掌骨基底与钩骨之间的凹陷处，赤白肉际。

［功用］养阴，清热，明目。

［主治］糖尿病、目翳、耳鸣。

［刺灸法］直刺 0.3 ~ 0.5 寸，可灸。

3. 颧髎

［定位］在面部，目外眦直下，颧骨下缘凹陷处。

［功用］疏经活络，美颜消皱。

［主治］口眼歪斜、眼睑跳动、颊肿，还可用于面部除皱。

［刺条法］直刺 0.3 ~ 0.5 寸，斜刺或平刺 0.5 ~ 1 寸，可灸。

（七）足太阳膀胱经

1. 攒竹

［定位］在面部，眉头陷中，眶上切迹处。

［功用］散风镇痉，清热明目。

［主治］头痛、口眼歪斜、眉棱骨痛、眼睑下垂、呃逆，亦用于眼部除皱。

［刺灸法］斜刺或平刺 0.5 ~ 0.8 寸，禁灸。

2. 玉枕

［定位］在后头部，后发际正中直上 2.5 寸，旁开 1.3 寸，平枕外隆凸上缘的凹陷处。

［功用］清头目，通鼻窍，祛风止痒。

［主治］目痛、鼻塞、足癣。

［刺灸法］平刺 0.3 ~ 0.5 寸，可灸。

3. 肺俞

［定位］在背部，第 3 胸椎棘突下，旁开 1.5 寸。

［功用］解表宣肺，润肤美颜。

［主治］皮毛憔悴枯槁、皮肤干燥、皮肤皲裂、痤疮、酒渣鼻、颜面色素沉着、咳嗽、气喘。

［刺灸法］斜刺 0.5 ~ 0.8 寸，可灸（此穴及背部俞穴均不宜深刺，以免伤及内部重要脏器）。

4. 心俞

［定位］在背部，第 5 胸椎棘突下，旁开 1.5 寸。

［功用］宽胸降气，安神宁心。

［主治］面色晦暗、面色㿠白、面部黑变病、失眠、心痛。

［刺灸法］斜刺 0.5 ~ 0.8 寸，不宜深刺，可灸。

5. 膈俞

［定位］在背部，第 7 胸椎棘突下，旁开 1.5 寸。

［功用］活血止血，宽胸降逆。

［主治］皮肤粗糙、黄褐斑、毛发枯黄、面色不华、神经性皮炎、痤疮、酒渣鼻、皮肤瘙痒症。

［刺灸法］斜刺 0.5 ~ 0.8 寸，不宜深刺，可灸。

6. 肝俞

［定位］在背部，第 9 胸椎棘突下，旁开 1.5 寸。

［功用］疏肝利胆，安神明目。

［主治］面部色素沉着、眼睑下垂、近视、斜视、视物不清、爪甲软、爪甲无华、脱发及多毛症。

［刺灸法］斜刺 0.5 ~ 0.8 寸，不宜深刺，可灸。

7. 脾俞

［定位］在背部，第 11 胸椎棘突下，旁开 1.5 寸。

［功用］健脾利湿，升清止泻。

［主治］颜面浮肿、面色无华、眼睑下垂、肥胖、肌肉松弛、脱发。亦可用于面部除皱。

［刺灸法］斜刺 0.5 ~ 0.8 寸，不宜深刺，可灸。

8. 胃俞

［定位］在背部，第 12 胸椎棘突下，旁开 1.5 寸。

［功用］和胃健脾，理中降逆。

［主治］肥胖、消瘦、消化不良、面色不华。　.

［刺灸法］斜刺 0.5 ~ 0.8 寸，不宜深刺，可灸。

9. 肾俞

［定位］在腰部，第 2 腰椎棘突下，旁开 1.5 寸。

［功用］益肾助阳，纳气利水。

［主治］脱发、少白头、头发稀少、浮肿、面部色素沉着。

［刺灸法］直刺 0.5 ~ 1 寸，可灸。

10. 膏肓俞

［定位］在背部，第 4 胸椎棘突下，旁开 3 寸。

［功用］益阴清心，止咳定喘。

［主治］身体虚弱、消瘦、神疲乏力、梦遗失精、月经不调。

［刺灸法］斜刺 0.5 ~ 0.8 寸，不宜深刺，可灸。

11. 志室

［定位］在腰部，第 2 腰椎棘突下，旁开 3 寸。

［功用］益肾固精，清热利湿。

［主治］腰痛、近视。

［刺灸法］直刺 0.5 ~ 1 寸，可灸。

12. 承山

［定位］在小腿后面正中，委中与昆仑之间，伸直小腿或足跟上提时腓肠肌肌腹下出现尖角凹陷处。

［功用］清热理肠疗痔。

［主治］口臭、肥胖症、便秘、痔疮。

［刺灸法］直刺 1 ~ 2 寸，可灸。

（八）足少阴肾经

1. **涌泉**

［定位］在足底，第 2、3 趾缝纹头端与足跟连线的前 1/3 与后 2/3 交点处。

［功用］补肾宁心。

［主治］失眠、口疮、足冻疮、足皲裂。

［刺灸法］直刺 0.5 ~ 0.8 寸，可灸。

2. **太溪**

［定位］在足内侧，内踝后方，内踝尖与跟腱之间的凹陷处。

［功用］益肾强身。

［主治］面黑、水肿、脚气、冻疮、视物昏花、手足心热，亦可用于抗衰老和面部除皱。

［刺灸法］直刺 0.5 ~ 0.8 寸，可灸。

3. **复溜**

［定位］在小腿内侧，太溪穴直上 2 寸，跟腱的前方。

［功用］补肾益阴，通调水道。

［主治］盗汗、手足多汗、四肢肿胀、腰脊强痛。

［刺灸法］直刺 0.8 ~ 1 寸，可灸。

4. **阴谷**

［定位］在腘窝内侧，屈膝时，半腱肌肌腱与半膜肌肌腱之间。

［功用］益肾强筋。

［主治］月经不调、阳痿、疝痛、阴中痛、小便困难、膝股内侧痛、腰膝酸软。

［刺灸法］直刺 0.8 ~ 1.2 寸，可灸。

5. **肓俞**

［定位］在腹中部，脐中旁开 0.5 寸。

［功用］理气止痛，润燥通便。

［主治］腹痛、腹胀、身体浮肿、腰脊痛、便秘。

［刺灸法］直刺 0.8 ~ 1.0 寸，可灸。

（九）手厥阴心包经

1. 曲泽

［定位］在肘横纹中，肱二头肌肌腱的尺侧缘。

［功用］清心泄热，和胃降逆。

［主治］疮疡、口疮、目赤肿痛、疥癣、风疹、疔疮、面紫暗。

［刺灸法］直刺 0.8 ~ 1 寸，或用三棱针刺血，可灸。

2. 内关

［定位］在前臂掌侧，曲泽与大陵穴的连线上，腕横纹上 2 寸，掌长肌腱与桡侧腕屈肌腱之间。

［功用］宁心镇痛，疏肝和中。

［主治］带状疱疹、胸胁痛、心悸、面紫暗、冻疮。

［刺灸法］直刺 0.5 ~ 1 寸，可灸。

（十）手少阳三焦经

1. 中渚

［定位］在手背部，掌指关节的后方，第 4、5 掌骨间凹陷处。

［功用］清热利咽，明目聪耳。

［主治］落枕、甲状腺肿大、耳鸣、耳聋、目赤肿痛、面瘫、面红身热、手部冻疮。

［刺灸法］直刺 0.3 ~ 0.5 寸，可灸。

2. 外关

［定位］在前臂背侧，阳池与肘尖连线上，腕背横纹上 2 寸，尺骨与桡骨之间。

［功用］解表清热，聪耳明目。

［主治］面瘫、面肌痉挛、目赤肿痛、冻疮、手癣、神经性皮炎。

［刺灸法］直刺 0.5 ~ 1 寸，可灸。

3. 支沟

［定位］在前臂背侧，阳池与肘尖的连线上，腕背横纹上 3 寸，尺

骨与桡骨之间。

［功用］清热聪耳，降逆润肠。

［主治］便秘、腮腺炎、带状疱疹、胸胁痛、疥癣、疥疮。

［刺灸法］直刺 0.5 ~ 1 寸，可灸。

4. 天牖

［定位］在颈侧部，乳突的后方直下，平下颌角，胸锁乳突肌的后缘。

［功用］清热解表，宽胸理气。

［主治］湿疹、头癣、风疹、暴聋、面肿。

［刺灸法］直刺 0.5 ~ 1 寸，可灸。

5. 翳风

［定位］在耳垂后方，乳突与下颌角之间的凹陷处。

［功用］牵正口僻，聪耳消肿。

［主治］面瘫、面肌痉挛、面疮、面颊肿痛、疳腮、耳鸣、耳聋、脱发、头面疥癣、风疹、神经性皮炎。

［刺灸法］直刺 0.8 ~ 1.2 寸，可灸。

6. 角孙

［定位］在头部，折耳廓向前，耳尖直上入发际处。

［功用］疏风通络，明目退翳。

［主治］疳腮、脱发、耳部红肿。

［刺灸法］平刺 0.3 ~ 0.5 寸，可灸。

（十一）足少阳胆经

1. 瞳子髎

［定位］在面部，目外眦旁，眶外侧缘处。

［功用］明目通络。

［主治］目赤肿痛、斜视、眼角皱纹、口眼歪斜、面肌痉挛。

［刺灸法］向后平刺或斜刺 0.3 ~ 0.5 寸，或用三棱针点刺出血。

2. 听会

［定位］在面部，耳屏间切迹的前方，下颌骨髁状突的后缘，张口

有凹陷处。

[功用] 开窍聪耳，舒筋活络。

[主治] 聍耳、耳聋、耳鸣、面瘫、齿痛、颞颌关节功能紊乱综合征。

[刺灸法] 直刺 0.5 寸，可灸。

3. 率谷

[定位] 在头部，耳尖直上入发际 1.5 寸，角孙直上方。

[功用] 平肝息风。

[主治] 脱发、斑秃、头癣。

[刺灸法] 平刺 0.5 ~ 1 寸，可灸。

4. 完骨

[定位] 在头部，耳后乳突的后下方凹陷处。

[功用] 祛风清热，宁神镇痫。

[主治] 脱发、斑秃、头面肿痛、头屑、瘙痒症、齿痛、口眼歪斜。

[刺灸法] 斜刺 0.5 ~ 0.8 寸，可灸。

5. 风池

[定位] 在颈部，枕骨之下，与风府相平，胸锁乳突肌与斜方肌上端之间的凹陷中。

[功用] 平肝熄风，清热解表。

[主治] 脱发、斑秃、近视、发际疮、面瘫、面肌痉挛、瘙痒症、风疹、疥癣、痤疮、神经性皮炎。

[刺灸法] 向对侧眼睛方向斜刺 0.5 ~ 0.8 寸，可灸。

6. 阳白

[定位] 在前额部，瞳孔直上，眉上 1 寸。

[功用] 祛风通络，清肝明目。

[主治] 面瘫、面肌痉挛、眼睑下垂、面部皱纹、迎风流泪、目眩。

[刺灸法] 平刺，向左、右、下方进针 1 ~ 1.2 寸，可灸。

7. 风市

[定位] 在大腿外侧部的中线上，腘横纹上 7 寸。或直立垂手时，

中指尖处。

[功用] 祛风除湿，疏通经络。

[主治] 荨麻疹、风疹、湿疹、遍身瘙痒、脚气。

[刺灸法] 直刺 1 ~ 1.5 寸，可灸。

8. 阳陵泉

[定位] 在小腿外侧，腓骨小头前下方凹陷处。

[功用] 舒筋活络，疏肝利胆。

[主治] 口苦、胸胁痛、带状疱疹、下肢静脉炎、脚气。

[刺灸法] 直刺或斜向下刺 1 ~ 1.5 寸，可灸。

9. 光明

[定位] 在小腿外侧，外踝尖上 5 寸，腓骨前缘。

[功用] 清肝明目，消胀止痛。

[主治] 各种眼疾。

[刺灸法] 直刺 0.5 ~ 0.8 寸，可灸。

10. 悬钟

[定位] 在小腿外侧，外踝尖上 3 寸，腓骨前缘。

[功用] 平肝息风，疏肝益肾。

[主治] 斜颈、落枕、雀斑。

[刺灸法] 直刺 1 ~ 1.2 寸，可灸。

（十二）足厥阴肝经

1. 行间

[定位] 在足背侧，第 1、2 趾间，趾蹼缘的后方赤白肉际处。

[功用] 平肝熄风，宁心安神。

[主治] 目赤肿痛、口苦、口眼歪斜、半身不遂、前阴瘙痒疼痛、面黑、头晕。

[刺灸法] 直刺 0.5 ~ 0.8 寸，可灸。

2. 太冲

[定位] 在足背侧，第 1、2 跖骨间隙的后方凹陷中。

［功用］平肝熄风，健脾化湿。

［主治］各种眼疾，面部黄褐斑，面瘫，唇肿，头痛、眩晕、慢性湿疹，前阴瘙痒、疼痛。

［刺灸法］直刺 0.5 ~ 0.8 寸，可灸。

3. **蠡沟**

［定位］在小腿内侧，足内踝尖上 5 寸，胫骨内侧面的中央。

［功用］益肝调经，清热消肿。

［主治］阴部瘙痒疼痛、湿疹、丹毒、臁疮。

［刺灸法］平刺 0.5 ~ 0.8 寸，可灸。

4. **期门**

［定位］在胸部，乳头直下，第 6 肋间隙，前正中线旁开 4 寸。

［功用］疏肝理气，和胃降逆。

［主治］面部黄褐斑、消瘦、湿疹、胸胁胀满、呃逆。

［刺灸法］斜刺 0.5 ~ 0.8 寸，可灸。

（十三）督脉

1. **长强**

［定位］在尾骨端下，尾骨端与肛门连线的中点处。

［功用］宁神镇痉，通便消痔。

［主治］痔疮、便秘、阴部湿疹、便血。

［刺灸法］直刺 0.5 ~ 1 寸，或斜刺，针尖向上与骶骨平等刺入 0.5 ~ 1 寸。不得刺穿直肠，以防感染，不灸。

2. **腰俞**

［定位］在骶部，后正中线上，正对骶管裂孔。

［功用］调经清热，散寒除湿。

［主治］腰痛、腰背强直不能转侧、下肢痿痹。

［刺灸法］向上直刺 0.5 ~ 1 寸，可灸。

3. **命门**

［定位］在腰部，后正中线上，第 2 腰椎棘突下凹陷中。

［功用］益肾壮阳，舒筋镇痉。

［主治］形寒肢冷、面色无华、毛发枯槁、硬皮病、身肿、荨麻疹、月经不调、阴部湿疹。

［刺灸法］直刺 0.5 ~ 1 寸，可灸。

4. 筋缩

［定位］在背部，后正中线上，第 9 胸椎棘突下凹陷中。

［功用］平肝息风，宁神镇痉。

［主治］黄疸、带状疱疹、胸背痛。

［刺灸法］斜刺，向上斜刺 0.5 ~ 1 寸，可灸。

5. 至阳

［定位］在背部，后正中线上，第 7 胸椎棘突下凹陷中。

［功用］利胆退黄，宽胸利膈。

［主治］银屑病、疔疮、黄疸、胸背痛。

［刺灸法］斜刺，向上斜刺 0.5 ~ 1 寸，可灸。

6. 神道

［定位］在背部，后正中线上，第 5 胸椎棘突下凹陷中。

［功用］宁心安神，清热平喘。

［主治］银屑病、痤疮、酒渣鼻、面部黄褐斑、心痛。

［刺灸法］斜刺，向上斜刺 0.5 ~ 1 寸，可灸。

7. 身柱

［定位］在背部，后正中线上，第 3 胸椎棘突下凹陷中。

［功用］宣肺清热，宁神镇痉。

［主治］疔疮痈疽、黄褐斑、银屑病、痫证、咳喘。

［刺灸法］斜刺，向上斜刺 0.5 ~ 1 寸，可灸。

8. 大椎

［定位］在后正中线上，第 7 颈椎棘突下凹陷中。

［功用］清热解表，截疟止痛。

［主治］痤疮、面部黄褐斑、荨麻疹、湿疹、银屑病、红斑狼疮、疔疮、

发热性疾病。

［刺灸法］直刺或斜刺 0.5 ~ 1 寸，或三棱针点刺放血，可灸。

9. 风府

［定位］在项部，后发际正中直上 1 寸，枕外隆凸直下，两侧斜方肌之间凹陷中。

［功用］散风息风，通关开窍。

［主治］脱发、风疹、失音、瘙痒症、头痛眩晕、中风不语、癫狂。

［刺灸法］伏案正坐位，使头微前倾，项肌放松，向下颌方向缓慢刺入 0.5 ~ 1 寸。针尖不可向上，以免刺入枕骨大孔，误伤延髓，不灸。

10. 百会

［定位］在头部，前发际正中直上 5 寸，或两耳尖连线的中点处。

［功用］安神升阳，熄风醒脑。

［主治］脱发、头发早白、脱眉、头痛、心神不宁、脏器下垂、耳鸣。

［刺灸法］平刺 0.5 ~ 0.8 寸，可灸。

11. 上星

［定位］在头部，前发际正中直上 1 寸。

［功用］熄风清热，宁神通鼻。

［主治］脱发、酒渣鼻、面部肿痛、头发早白、头痛。

［刺灸法］平刺 0.5 ~ 0.8 寸，可灸。

（十四）任脉

1. 膻中

［定位］两乳之间，胸骨正中线，平第四肋间。

［功用］调气降逆，宽胸利膈，健美乳房。

［主治］女子乳房萎缩，男子乳腺增生、乳痛等。

［刺灸法］平刺 0.5 ~ 1 寸，可灸。

2. 气海

［定位］在前正中线，脐下 1.5 寸。

［功用］益气助阳，调经固精。

［主治］体瘦乏力，面黑欠泽。

［刺灸法］直刺 1 ~ 1.5 寸，可灸。

3. 关元

［定位］在前正中线，脐下 3 寸。

［功用］培元健体，增肌减肥。

［主治］虚劳体瘦，肥胖症，面无光泽，面部皱纹。

［刺灸法］直刺 1 ~ 1.5 寸，可灸。

4. 中脘

［定位］在前正中线上，脐上 4 寸。

［功用］健中除湿，润肤益颜。

［主治］面色萎黄，肥胖症，酒渣鼻。

［刺灸法］直刺 1 ~ 1.5 寸，可灸。

5. 鸠尾

［定位］在前正中线上，剑奕下方，脐上 7 寸。

［功用］祛风除湿，湿润止痒。

［主治］痤疮、荨麻疹、头痒、白屑等一切皮肤病之痒痛之症。

［刺灸法］直刺 1 ~ 1.5 寸，可灸。

6. 中极

［定位］在前正中线上，脐上 4 寸，耻骨联合上缘 1 寸。

［功用］益气助阳，悦泽容颜。

［主治］体瘦，面无光华。

［刺灸法］直刺 1 ~ 1.5 寸，可灸。

三、任氏任针美容抗衰老取穴原则

（一）局部取穴

局部取穴，是根据"腧穴所在，主治所在"的治疗规律在病变局部取穴的方法，是针灸临床基本选穴方法之一。在患者局部部位进行取穴治疗,充分发挥针灸的近治作用,同时有效促进患者施针部位的血液循环,从而使局部组织吸收营养,恢复细胞活力。例如眼周问题,常选用四白、承泣、球后、太阳;口鼻处,常选取迎香、地仓。在局部取穴中除经穴外,还十分重视阿是穴的使用。

（二）辨证取穴

辨证取穴主要是根据患者疾病的临床症候表现,运用脏腑辨证、经络辨证等,针对病因、病机取穴,抓住疾病本质进行治疗。也可根据疾病治疗经验选取主穴后,再依据病证的证候特点,选用相应证候的治疗穴位。依据患者不同病情进行辨证论治与取穴是中医的重要治疗原则。辨证取穴方法属于治本范畴,临床取穴可根据病情的标本缓急,适当采取本法。

（三）循经取穴

循经取穴,"经脉所过,主治所及"某一经脉部位发生病变,就在病变所属的经络上取穴治疗。循经取穴,临床上可分为两类,一是选取经过病变部位经脉的穴位,即"经脉所过,主治所及";二是根据辨证明确病变脏腑所属何经,选取其所属脏腑的经脉。其前者为狭义的循经取穴,后者为广义的循经取穴。这是针灸治病选穴的疾病规律,也是穴位埋线疗法取穴的一个主要方法。

（四）经验取穴

经验取穴是选取根据长期临床实践摸索出来的对某些疾病有特殊疗效的穴位,凡临床遇到此病、此症,即可取此穴。

第四节 任针专用工具

任氏任针工具主要包括：毫针、毫金针、毫银针、任针（美容针）、任氏针线一体埋线针、微针等。

任氏任针临床常用来解决损美性、损容性及损形性疾病。损美性疾病主要包括：面部的皱纹、松弛、下垂、凹陷等以面部老化为主要表现的疾患。损容性疾病主要包括：痤疮、黄褐斑、激素性皮炎、疤痕等以损坏容貌为主的疾患。损形性疾病是指身体形态方面出现异常，如身体肥胖、消瘦、产后恢复不佳等问题。任氏任针根据疾病特点及部位不同，选取不同针具进行操作。毫针、毫金针、毫银针主要用于经络穴位针刺治疗，任针（也称美容针），主要用于浅筋膜层的修复性美容治疗，微针主要用于中胚层美容治疗，任氏针灸埋线针根据需要可将线体埋放在皮下不同层次，如浅筋膜层、脂肪层、脂肪层与肌层之间，起到美容、抗衰老的作用。

一、毫针（毫金针、毫银针）

（一）毫针疗法起源

针灸疗法源起于远古时代，早在新石器时代，勤劳的祖先们不断在劳动中实践，他们利用砭石和草木刺等小工具叩击身体，刺激皮肤，减轻病痛。砭石是经过磨制而成的原始工具，可以看作是最初的针。有关使用砭石治病的记载很多，砭石治病在殷商甲骨卜辞中就像一个人手持尖锐器具，治疗病人腹病疾病。《山海经》云："有石如玉，可以为针。"是关于石针的早期记载。说文解字说："砭，以石刺病也。"唐·王冰注："砭石，谓以石为针也。"可以说，砭石是后世针具的基础和前身。夏商周时代，随着冶金术的发明，进入了青铜器时代。由于青铜器的广泛应用，为针具的改进和提高提供了物质条件，于是就出现了金属针具。《黄帝内经》中记述的九针就是萌芽于这个时期。"九针"为九种针具的总称，相传为伏羲氏所创，《帝王世纪》中就有关于"伏羲制九针"的记载。到了春秋时代，铁器冶炼术又有了进一步的发展和提高，自战国到秦汉，砭石逐渐被九针取代。针具由砭石到九针，标志着针具的形成。随着材料、技术的不断发展，人们逐步改善了针具，由原始的石针、骨针、竹针、陶针，最后发展成为铜针、铁针、银针、金针、不锈钢针等。

（二）针具介绍

现代的针灸针一般由针体、针尖和针柄组成，针体的前端为针尖，后端设针柄，针体跟针尖都是光滑的，而针柄是有螺纹的，这是为了使用的时候方便持握及施以手法。针灸针的规格一般是以针体直径和针的长度来横衡量的，针的长度一般不包括针柄的长度。规格参数为直径 × 长度 mm。其中长度 15mm 为半寸针，25mm 为 1 寸针，40mm 为 1.5 寸，50mm 为 2 寸，60mm 为 2.5 寸，75mm 为 3 寸；面部临床操作主要应用以上规格。

1. 毫针

针体采用进口医用不锈钢丝，针尖圆润锋利、无毛刺弯钩，使进针快、痛感小；针柄用彩色塑柄便于医师区分不同规格。

主要规格型号：0.12×15mm、0.12×25mm、0.12×40mm、0.14×15mm、0.14×25mm、0.14×40mm、0.16×13mm、0.16×25mm、0.16×40mm、0.18×13mm、0.18×25mm、0.18×40mm、0.20×13mm、0.20×30mm、0.22×15mm、0.22×30mm、0.25×13mm、0.25×25mm、0.25×40mm、

0.30×13mm、0.30×25mm、0.30×40mm、0.35×25mm、0.35×40mm。

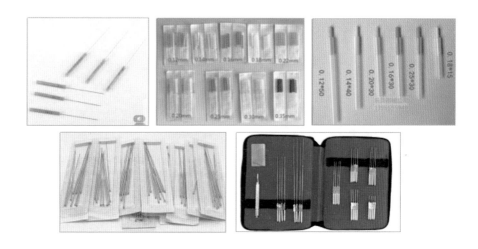

毫　针

2.毫金针

据中国医学记载，黄金是一种固有配方，自古就有安神、通利五脏、养颜之功效，黄金是一种惰性金属，具有很强的抗氧化特性。人体由于各种因素产生了大量的过氧化物和自由基，黄金可降低外部环境与体内所产生的过氧化物自由基，并可以增加细胞内的 SOD 含量，降低体内有害物质，且金的韧性好，延展性好，稳定性高，抗腐蚀，寿命长，品质稳定。任晓艳教授再次把他运用到人类最宝贵的生命科学领域，由原来的黄金针体改进为 24K 镀金金针，金针灸针的工艺制造过程：不锈钢丝→拔直→断料→磨尖→砂抛→抛光→敲铆→拣剔→绕柄→剪塌→镀金（24K）→正直→热封包装→装盒→装箱→ E0 灭菌→楼验→入库，最后临床应用。

金针的疗效毋庸置疑，优点很多，是不锈钢针无法比拟的，用于面部美容，无过敏、无痕迹、无疼痛、无感染等。对于养护皮肤，美化容颜，延缓衰老，除皱祛斑，健脑开窍，安神定志，养心安神功效显著，凡是针灸的适应证都可以广泛应用。

主要规格型号：0.18×13mm、0.18×25mm 两种。

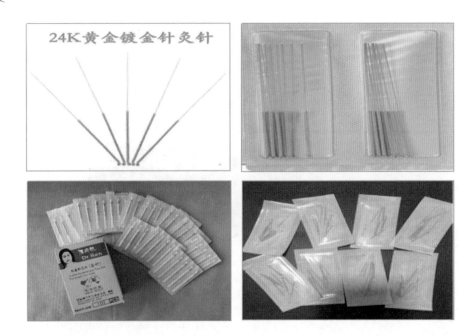

3. 毫银针

据《本草纲目》相关记载，银有安五脏、出邪气等保健功效。古代医家扁鹊、孙思邈、李时珍外出常戴银戒指，可护身、消灾解难，必要时当银使用治病救人。银可以消灭650种病菌，具有卓越的消炎及灭菌作用，银能且能祛风湿、除湿热，对于防感染、加速伤口愈合，防止细菌滋生等方面在银针在临床应用上有其独到之处。再者，银的热传导性在贵金属中最为突出，它能迅速散发血管、血液及体内热量；对于消炎、抗感染、镇静安神、改善失眠效果显著。毫银针为纯银针体，质软，与不锈钢针相比，针体较粗，循经得气感快、强、持久。

主要规格型号如下：0.5×13mm、0.5×25mm、0.5×40mm、0.5×60mm、0.5×75mm、0.25×13mm、0.25×25mm、0.25×40mm、0.25×60mm、0.25×75mm。

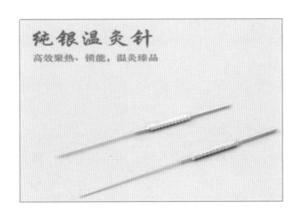

毫银针

（三）操作方法

1. 准备好治疗所用的针具与消毒用品，携至床旁，取得患者配合。

2. 根据病患情况选择针刺部位，并取合理体位。

3. 消毒进针部位，按腧穴深浅及患者胖瘦，选取合适的毫针，同时检查针柄是否松动，针身和针尖是否弯曲或带钩，术者消毒手指。

4. 根据针刺部位，选择相应进针方法，正确进针；患者局部产生酸、麻、胀、重等感觉或向远处传导，即为"得气"，一般留针 20 ~ 30 分钟。

5. 在针刺及留针过程中，密切观察有无晕针、滞针等情况。如出现意外，紧急处理。

6. 起针：一般用无菌棉签压住，右手持针柄慢慢捻动将针尖退至皮下，迅速拔出，随即用无菌棉签轻压针孔片刻，防止出血。检查针数，以防遗漏。

（四）注意事项

1. 针刺前后严格消毒，以防感染，面部皮肤对酒精过敏时，用碘伏消毒，生理盐水擦拭；正确运用进针方法、进针方向和深度，切忌针身全部刺入，以防折针。

2. 患者处疲劳、饥饿或精神高度紧张时不宜施刺。

3. 瘢痕体质或肿瘤部位不宜施刺。

4. 有出血倾向、凝血机制障碍者不宜施刺。

5. 生理期或孕期不宜施刺。

二、任针

（一）任针疗法起源

任针是一种尖端只有 0.35 ~ 0.4mm 带刃的针具，源于古九针铍针和圆利针，以中医理论为基础，凸显微创理念，并与现代医学接轨的中医原创针具，又是介于铍针和毫针之间的一种改良针具。

任针疗法是以中医经筋学说和现代解剖学、现代生物力学、软组织外科学、周围神经受卡压及肌肉所固有的外周机制等理论为基础，以软组织损伤为主要病理改变，以任针松解和牵拉为主要治疗手段，调节患处的生理环境，恢复病变纤维组织的力平衡状态和改善局部微循环的一种治疗手段，具有安全高效、操作轻柔、创伤小，痛感轻，易于接受的特性。

（二）任针功能应用

任针能精确松解到各个层次的病灶，并能安全避开神经、血管，解除病变软组织对局部神经、血管的压迫或粘连，解除肌纤维"紧带"，产生肌蛋白的快速组装、合成，使紧缩的肌肉复原，解除间隙内高压对神经、血管等内容物的挤压，解除关节腔内高压对关节囊滑膜层和纤维层的挤压。在面部美容的应用上任针可刺入需治疗部分深部真皮层，直接松解挛缩紧张的肌肉、破坏脂肪颗粒并刺激皱纹局部胶原蛋白再生，使皮肤恢复弹力，从而达到祛皱的治疗效果。任针不仅能收紧松弛的皮肤，改善鼻唇纹、法令纹、额纹、川字纹，还能紧致 V 脸、祛痘、平痘坑，局部减肥及治疗痛症等。

（三）任针针具介绍

现代临床常用任针由针柄、针体、针尖组成，为一次性无菌包装。针体采用进口医用不锈钢丝，强度高、韧性好、锋利、痛感小；针柄铝制末端压扁或铜柄，便于操作者掌握，精准进针。规格参数为直径 × 长度（mm）。其中长度 13mm 为半寸针，25mm 为 1 寸针，40mm 为 1.5 寸，50mm 为 2 寸，60mm 为 2.5 寸，75mm 为 3 寸；面部操作的临床应用主要应用此规格。

主要规格如下：0.35 × 15mm、0.35 × 25mm、0.35 × 40mm、0.35 × 50mm、0.35 × 75mm、0.40 × 15mm、0.40 × 25mm、0.40 × 40mm、0.40 × 50mm、0.40 × 75mm、0.5 × 30mm、0.5 × 40mm、0.5 × 50mm、0.5 × 60mm、0.5 × 75mm、0.6 × 40mm、0.6 × 50mm、0.6 × 60mm、0.6 × 75mm。

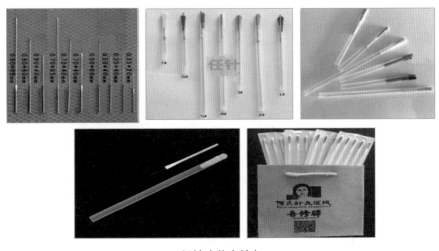

任针（美容针）

（四）任针操作方法

1.临床使用任针疗法时，必须明确诊断确定适应证。操作时根据治疗需求要以体表标志或体表投影为依据，确定治疗点，并精准进针点和针刃方向。

2.治疗室环境需无菌，治疗点局部常规消毒，面部操作宜碘伏消毒后再用生理盐水擦拭。

3.一手撑开皮肤或者指压固定进针点，另一只手持针快速刺进皮肤进入皮下组织层,降低针刺的疼痛感。医生感觉针下较正常的软组织硬、厚，难以穿过，而患者有较强的酸、麻、沉、胀、重感，微痛。

4.操作手法可以一点多向剥离，以一点为中心，改变方向切割成"十"或"米"字形，将皮下软组织硬结、硬块松解开，改善局部微循环。

（五）任针注意事项

以下情况不适宜做任针治疗：

1.全身发热或感染，严重内脏疾患的发作期。

2.血友病、血小板减少症及其他凝血机能不全者，急性局部软组织损伤有出血可能者。

3.施术部位有红肿热或深部脓肿坏死者，施术部位有重要神经、动脉、静脉或主要脏器而又无法避开有可能造成损伤者。

4.神经源性疾患者，脑源性疾患所致的运动系统症状者，精神病患者或精神过度紧张无法配合者。

5.严重的高血压病、冠心病、心肌梗死、溃疡病、肝肾功能不全及传染病患者，结核病患者，恶性贫血、恶性肿瘤患者，严重糖尿病、血糖未控制在正常范围者。

6.严重类风湿关节炎、强直性脊柱炎、膝关节畸形，要求超过预期效果者，椎管内骨性狭窄、椎体2度以上滑脱、脊髓出现软化灶及大小便明显障碍者，严重全身骨质疏松，出现广泛疼痛或多处压缩性骨折者。

7.诊断不清或病变部位暂不能确定者。

三、微针

（一）微针疗法起源

微针由中医传统九刺之一的毛刺针演变而来。据《黄帝内经·灵枢·官针》记载："毛刺者，刺浮痹皮肤也。"因其邪在浅表的皮毛部，所以用浮浅的刺法来治疗，如拔毛状，故称毛刺。现代多用皮肤针，如梅花针、七星针、罗汉针等在病变局部叩刺，来治疗头面五官疾病。微针是由皮肤针改良而来的，滚轮富含540根超细微针，针尖直径约80微米。它是借着一支布满幼细钢针的按摩棒，根据皮肤需要定量、定层、定位给与刺激，它可在五分钟内将表皮刺出超过 20 万个穿透细胞的微细管道，从而在表皮与皮下组织之间形成一个优质的养分输送系统，局部配合功能性营养液，使营养液的活性成分有效地渗透到皮肤中去。细小的微针在皮肤表面不断的滚动，令皮肤产生微创面，再借助皮肤的自愈能力，刺激表皮层的皮肤再生。微针通过超微渗透技术突破皮肤吸收屏障，快速穿透表皮作用于中胚层，加速皮肤新陈代谢效果尤为显著，且多年临床观察安全、微创、无毒副作用。

（二）微针疗法的特点

1. 安全自然，轻松简便，瞬间见到肌肤的变化；

2. 无副作用，功效显著，安全可靠，操作简单，无创伤，也称"午休式美容"；

3. 不破坏皮肤结构的完整性；

4. 逐步清除皮肤深层毒素和废物；

5. 建立大量的皮肤微细管道，输送基底美容产品；

6. 直接输送所需活性成分到皮肤最佳吸收位置；

7. 刺激皮肤自愈能力，促进皮肤新陈代谢，保持皮肤弹性和姣美；

8. 激活细胞、修复受损组织，直接参与细胞代谢，达到去皱、提升、美白、抗衰老的功效；

9. 特有的生物活性成分促进细胞免疫力增强，减缓肌肤衰老，可长期保持年轻态；

10. 利用伤口的自然愈合能力，诱导皮肤自身的营养和胶原生长。

（三）任氏微针针具介绍

任氏微针有 540 根超细微针，通过在皮肤上的不断滚动来完成工作。纯度极高且非常坚硬，它用瑞典生产的优质医用不锈钢制造，手柄为耐高温高级树脂，舒适易握。微针型号按针长度毫米来分。

常用规格参数：针长 0.25mm、0.5mm、0.75mm、1.0mm、1.5mm、2.0mm。

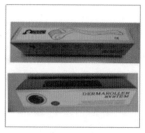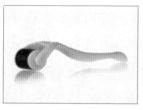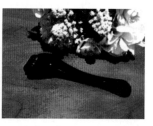

任氏微针

（四）任氏微针操作方法

1.清洁面部，擦干多余水分，局部皮肤常规消毒；

2.将冻干粉混合好的专用美容液均匀涂抹在局部皮肤上；

3.微针在病灶处呈"米"字状滚动，微针每次滚动的路径呈单向直线，手法要轻、柔、匀，以局部皮肤微红发热为度；

4.滚轮微针治疗结束后可外敷医用专用修复面膜贴，也可涂抹专用修复原液。

（五）任氏微针注意事项

1.微针使用前后都要用75%酒精浸泡30分钟消毒，再用生理盐水冲洗干净；

2.使用微针时皮肤会微微发红，力度宜轻柔不可过重；

3.使用微针前要注意面部的清洁，防止可能的肌肤感染；

4.微针操作后面部要涂抹相关原液，且12～24小时操作部位不能沾水；

5.操作后注意防晒，忌食辛辣刺激食物。

四、任氏针灸埋线针

（一）任氏针灸埋线疗法起源

古代医家通过长期的诊疗实践发现，单纯地采用一般针刺方法来治疗一些顽固性的慢性疾病,效果往往不尽人意,或者有疗效但不能巩固和持久,而延长穴位刺激的时间,可以提高疗效,于是出现了"留针"的方法。将针留置于穴位之内,谓之"留针"。这一方法早在《内经》中就有记载,《灵枢·终始》说:"久病者,邪气入深,刺此病者,深内而久留之,间日而复刺之。"《素问·离合真邪论》说:"静以久留,以气至为故,如待所贵,不知日暮,其气以至,适而自护。"

《灵枢·逆顺肥瘦》指出:"年质壮大,血气充盈,肤革坚固,因加以邪,刺此者,深而留之。""刺壮士真骨者,宜深而留针,多益其数也。"留针治疗保持并加强了针灸的持续作用,静中有动,动静互涵,留针同针刺手法一样能起到补泻的作用。此外,留针尚有行补泻和催气、候气的作用,临床上许多患者都是通过留针而使针感加强的。留针正是穴位埋线诞生的重要基础。

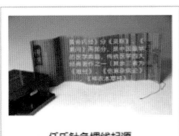

任氏针灸埋线起源

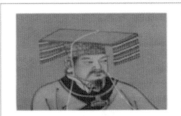

《内经》

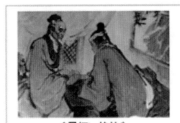

《灵枢·终始》

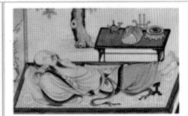

《灵枢·逆顺肥瘦》

由于针具及消毒手段的落后,穴位埋线方法在后2000多年的医学文献中鲜有记录。

近200年来,由于现代医学的兴起,无菌概念逐渐渗透到医学领域,消毒的方法有了明显进步，加上针灸器械制造工艺的改进，使人们有可能将穴位埋线这一技术回归临床。在 20 世纪 60 年代，最先出现的穴位埋藏法，是将一定的物品埋入特定的穴位，埋入的物品为动物组织、钢圈、磁块等，其目的是利用异物起到对穴位刺激的持效作用，用以弥补一般针灸辅助治疗刺激的时间短、疗效不持久、疾病愈后不易巩固的缺点。70 年代初，我国针灸工作者在治疗小儿脊髓灰质炎的过程中摸索出的一种安全有效的穴位埋藏方法，其特点是将羊肠线埋入穴位，每次埋线维持时间可持续一个月以上，治疗次数大大缩减。至 70 年代末，各类中西医刊物上发表的这类关于埋线治疗小儿脊髓灰质炎的报道已有十余篇。穴位埋线在临床上除传统运用于治疗慢性病外，还扩大到治疗急症，如高热、痉挛等，涉及传染、内、外、妇、儿、皮肤、五官等各科。在安徽、河北、江苏、重庆、河南等省市还成立了埋线专科和医院，20 世纪80 年代埋线疗法被正式收录编写进入各类专业针灸书籍。任晓艳教授以八项国家专利发明针线分离型埋线针和针线一体型埋线针，使埋线操作变得像针灸一样简单，改变了传统埋线针的历史，并向全世界举办大型任氏针灸埋线培训班一百多期，培养了大批任氏针灸埋线的专业技术人才。任氏针灸埋线在新的历史时期以其独有的治疗特色焕发出勃勃生机。

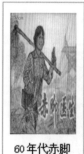 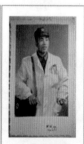 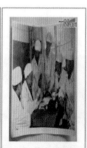 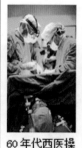 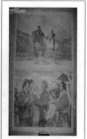

| 60年代赤脚医生学针灸 | 60年代解放军医生 | 60年代埋藏疗法 | 60年代西医操作埋线 | 70年代穴位埋线慢性疾病 |

现代任氏针灸埋线针具备了留针所具有的治疗作用，它是用特殊的埋线针具刺入皮肤，植入的可降解的线体（能在一定的时间内被人体吸收）替代钢针，达到长期刺激穴位，调整经络气血的运行，平衡

脏腑阴阳，治疗疾病的目的。这种方法比留针更安全，与传统埋线法（穿线法、切埋法、扎埋法、割埋法等）比较，传统埋线由于创面较大、较深，易引起剧烈疼痛，患者往往不易接受。工欲善其事必先利其器，任氏针灸埋线疗法，针具和手法的改制，使埋线疗法变得像针灸一样操作简单，易于接受及推广。

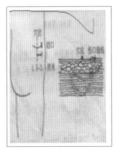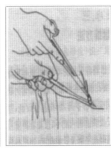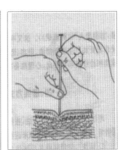

传统埋线工具

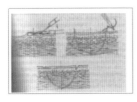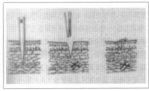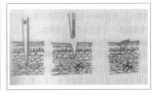

传统埋线腰穿针工具　　　　　　　　　　　　　　传统埋线工具

（二）任氏针灸埋线针针具介绍

任氏针线一体型埋线针，是一种专门埋线工具，由埋线空针管和可吸收线体组成，线体已经部分穿在针管内，针管的前端有约 2cm 长的线反折后由小海绵圈套在针体前端的外壁，针线合为一体。使用时，取下针管套，直接刺入穴位，将线体留在穴位里即可。针线一体埋线针规格按线体长度来分，常用规格如下：线长 3cm、4cm、5cm、6cm。

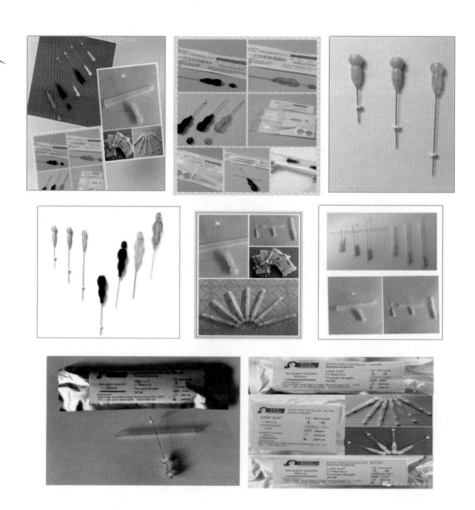

任氏针灸埋线针

（三）任氏一次性针线一体型埋线针优势及操作方法

任氏针线一体型埋线针与针线分离型埋线针的差别及优势在于：任氏针线一体型埋线针管内自带 PGA 可吸收合成线，操作过程中不需操作者穿线，只需将针体刺入穴位（如同普通针灸刺法），出针后线体自动留于穴位内，减少了人为操作中可能出现的污染风险，操作更加方便、安全；且针身更细，针刺时疼痛感小。另外，任氏一体型埋线针中使用的 PGA 可吸收合成线维持时间稳定，无排异及热源反应，更方便安全、并减少患者就诊次数。

1. 行针前的告之：

向病人详细介绍本疗法的治疗特色和疗效特点，向病人交代埋线手术过程，局部感觉及后期反应，消除病人的紧张和怀疑心理，积极配合治疗的开展。

2. 物品准备：针线一体埋线针、消毒棉签、敷料、碘酒、酒精等。

3. 术者双手消毒。

4. 所选穴位消毒。

5. 进针：左手拇、食指绷紧或提起进针部位皮肤，右手持埋线微针直接刺入选定好的穴位内，行针得气后微微旋转针体，使线体留在体内，小海棉圈仍留在针体上。

6. 出针：将针管从体内退出，同时用消毒棉球按压针孔数秒后贴敷医用胶贴。

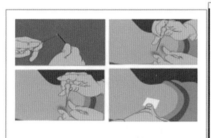

任氏针灸埋线针线分离型操作

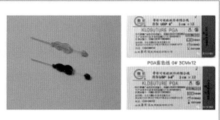

任氏针灸埋线针线分离型针具7、9号

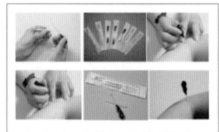

任氏针灸埋线针线一体针7号操作

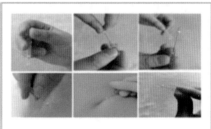

任氏针灸埋线针线一体356（cm）操作

（四）任氏针灸埋线注意事项

1. 严格无菌操作，防止感染；

2. 根据不同部位，掌握埋线进针的角度与深度；不要伤及血管神经；

3. 若埋线不当，刺伤皮下血管，造成皮下血肿或瘀斑，可用无菌纱布压迫局部止血，严重者可 24 小时内冷敷，24 小时后热敷，促进血肿的吸收；

4. 注意观察埋线过程中及术后反应，及时处理，注意线体不能外露；

5. 埋线后 7 天内局部不能沾水，可以用生理盐水擦拭，涂抹相关专业原液或软膏；

6. 操作后注意防晒，忌食辛辣刺激等发性食物。

五、拨筋棒、刮痧板

拨筋棒、刮痧板是以玉石为主要原材料的治疗工具，玉石为自然生长之物，含有人体所需的硒、锌、镍、钴、锰、镁、钙等 30 多种对人体有益的微量元素，这些元素散发的启动波和人体细胞的启动波是同一种波动状态，人体细胞随着从玉石散发出来的波动产生共鸣和共振，使人体细胞组织更具活力。任氏刮痧板、拨筋棒经手工打磨，光滑温润，不伤皮肤。玉石刮痧板、拨筋棒具有清热解毒、润肤生肌、活血通络、明目醒脑之功效。现代科学测试又发现，玉石具有特殊的电光效应，在摩擦过程中，可以聚热蓄能，形成一个电磁场，使人体产生共振，促进各部位、各器官更协调，更精确的运转，从而达到稳定情绪、平衡生理机能的作用。

（一）刮痧板

1. 刮痧板功能及应用

刮痧是中国传统的自然疗法之一，它是以中医皮部理论为基础，用牛角、玉石等工具在皮肤相关部位刮拭，以达到疏通经络、活血化瘀的目的。刮痧可以扩张毛细血管，增加汗腺分泌，促进血液循环。经常刮痧，可起到调整经气、解除疲劳、提高免疫功能的作用。

其治病原理如下：

（1）调整阴阳：刮痧可调节脏腑阴阳平衡，例如肠蠕动亢进者，在腹部和背部等处进行刮痧，可使蠕动亢进的肠道受到抑制而恢复正常；反之，肠蠕动功能减退者，则可促进其蠕动恢复正常。这说明刮痧可以改善和调整脏腑功能，使脏腑阴阳得到平衡。

（2）活血祛瘀：刮痧可调节肌肉的收缩和舒张，使组织间压力得到调节，以促进刮拭组织周围的血液循环，增加组织血流量，从而起到活血化瘀、祛瘀生新的作用。

（3）舒筋通络：刮痧疗法主要是增强局部血液循环，使局部组织温度升高。另外，在刮痧板直接刺激下，提高局部组织的痛阈，并且通过刮痧板使局部紧张或痉挛的肌肉得以舒展，从而消除疼痛。

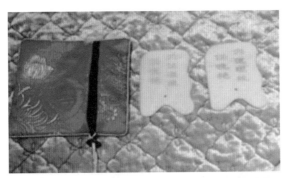
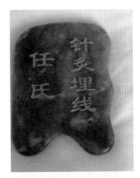
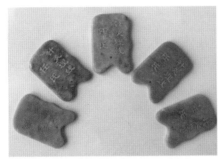
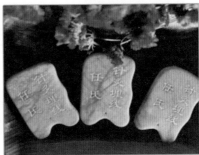

任氏刮痧板

2. 刮痧板常用操作方法

（1）平刮法：以刮痧板整个长边接触皮肤，刮痧板向刮拭的方向倾斜15度角刮拭。

（2）揉刮法：刮痧板短边接触皮肤，向刮拭方向倾斜，角度小于

10 度，多用于面部阳性反应点、结节的治疗。

（3）摩刮法：两手各持一块刮痧板，板的平面置于掌心且握板四指不接触皮肤，边按压边缓慢向前旋转移动，多用于刮痧即将结束时。

（4）推拉法：两手各持一块刮痧板，放在面部同一侧，用刮痧板整个长边接触皮肤，刮痧板向刮拭的方向倾斜 20 ~ 30 角度，边提升边刮拭，多用于提升面部使用。

3. 面部刮痧的补泻手法

（1）补刮法：补法刮拭按压力小，速度慢，短时间施以补法刮拭激发人体正气。多用于老、体弱、久病、重病、身体皮下脂肪和肌肉比较薄弱的部位。

（2）泻刮法：刮拭按压力大，速度快，清热解毒，活血化瘀。多用于年轻力壮，皮肤油腻、毛孔粗大、气血瘀滞、皮下脂肪和肌肉丰厚的部位。

（3）平补泻法：亦称平刮法，有 3 种刮拭手法，第一种为按压力大，速度慢；第二种为按压力小速度快；第三种为按压力中等，速度适中。平刮法广泛适用于除体质虚弱者外的所有人群，介于补法和泻法之间，常用于正常人保健或虚实兼见证的治疗。

面部刮痧顺序：从上向下，从里往外，按肌肉纹理刮拭。

（二）拨筋棒

1. 拨筋棒功能及应用

面部拨筋是以中医全息经络学为理论基础，通过疏通面部经络，刺激脏腑在面部的反射点，活化气血，散瘀化结，增强血管内毒素及废物代谢，从而还原皮肤本色。拨筋驻颜术源远流长，相传三国魏国时名医华佗受农夫除杂草之启示，首次尝试用动物骨关节圆头在病人面部做力道运动——"内病外治，清除体表筋结"，疗效颇佳。经长期实践研究，此技术于 20 世纪六七十年代运用于美容行业，并定名为"拨筋驻颜术"。因拨经棒尖细圆滑的独特设计，其着力点可有效点对点精准作用于体表真皮层及皮下组织细小的筋结，故拨经美容有刮痧美容不可替代的独到地位，临床常将二者完美结合，效果更为显著。此外，据应激学原理，应激包括：激源刺激—反应—适应—效应的全过程，拨筋自然疗法给予人体良性刺激，可引起活化细胞作用：一是刺激交感神经，扩张支气管，增加摄氧量；二是促进血液循环，增大携氧量使细胞活化，从而增强人体对外界环境的适应，以维护体内环境的相对稳定和平衡。我们的皮肤也是一样，面部拨筋就相当于给皮肤松土，只有把经络疏通了，这些营养物质才能被真正完全吸收，达到理想效果。

面部拨筋原理如下：

（1）敏弱性皮肤：通过拨筋刺激血液流速加快，可排出血管内毒素，减轻皮肤的负担，增强抵抗力。

（2）红血丝皮肤：通过疏通面部经络刺激毛细血管壁收缩，改善红血丝症状。

（3）晦暗无光泽性皮肤：通过疏通面部经络，活化气血，代谢毒素，改善肤色。

（4）皱纹松弛性皮肤：刺激弹力纤维的活性，促进肌肤胶原蛋白的合成能力，达到紧肤，祛皱效果。

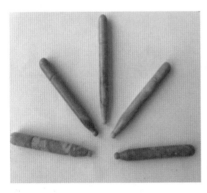 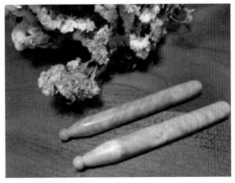

任氏拨筋棒

2. 拨筋棒于面部的操作方法

拨筋疗法主要用于疏通面部的经络，在治疗时一定要把握先左后右的原则，左行气右行血，气为血之帅、血为气之母，先疏气，再行血，只有气通畅了才能推动血的运行。

具体操作为左手拇指、食指固定皮肤，右手拇指、食指、中指三指合力握拨筋棒，与皮肤呈 30 度角，用拨筋棒尖端由下向上逆时针旋转拨散皮下成串或散在的结块，下轻上重；力度在皮肤之下、骨头之上、肌肉之中。

3. 刮痧拨筋注意事项

（1）面部的拨筋刮痧操作前要注意面部的清洁；

（2）接触性皮肤传染病者禁用拨筋刮痧疗法；

（3）有出血倾向者，操作需多注意，产生的皮下出血不易吸收；

（4）局部皮肤有破溃者、严重心脑血管疾病者、有浮肿者、过饱过饥者不宜进行此操作；

（5）操作治疗室内温度宜适宜，避免风吹。

附：罐疗工具

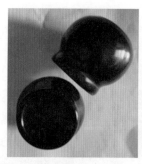 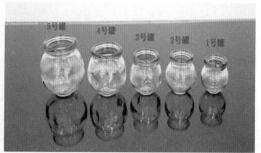

砭石罐工具　　　　　　　　　　玻璃罐工具

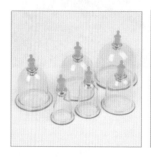 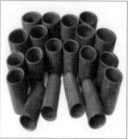 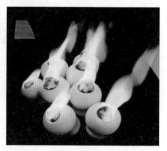

气罐工具　　　　　竹罐工具　　　　陶瓷火罐疗工具

灸疗工具

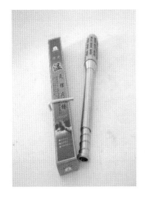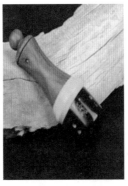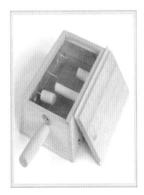

任氏大灸

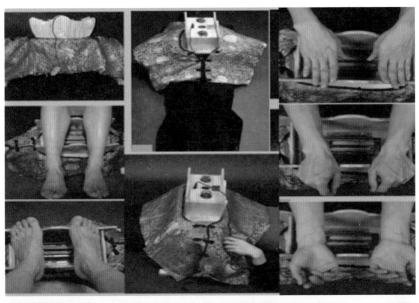

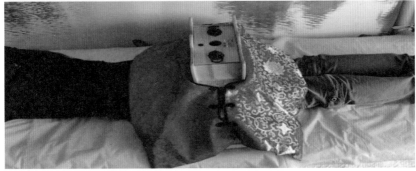

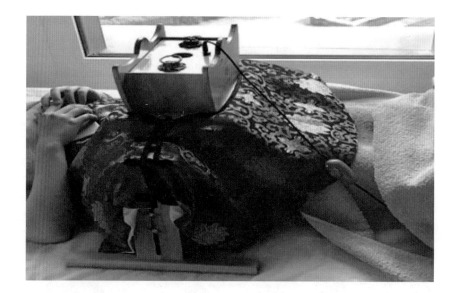

第二章

任氏任针面部解剖结构基础

一、皮肤

皮肤是覆盖在人体体表，直接与外界环境接触的部分，是人体面积最大的器官，由表皮和真皮构成。皮肤具有屏障保护、调节体温、分泌排泄、呼吸及感受外界刺激等作用。

（一）表皮

表皮位于皮肤最外层，平均厚度为 0.2mm，其中眼睑部位最薄，只有 0.05mm，足底部位最厚，约 0.8 ~ 1.5mm。表皮决定皮肤的质地和滋润度，也决定着皮肤颜色。表皮细胞根据不同发展阶段和形态特点可分为 5 层，由外至内依次为：角质层、透明层、颗粒层、棘细胞层和基底层。

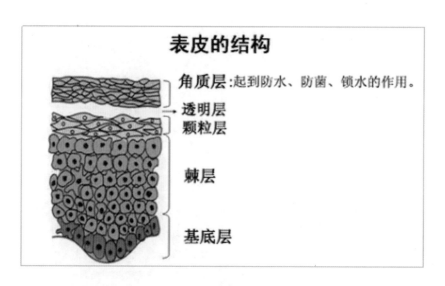

1. 角质层：角质层是表皮的最外一层，由多层扁平的角质细胞构成，含水量在 15% 至 20% 左右，当含水量低于 10% 时，会出现皮肤干燥、脱屑或皲裂。角质层是皮肤最重要的保护屏障，能够抵抗摩擦，防止体液外渗和化学物质内侵。健康的皮肤角质层不能过薄也不能过厚，角质层过薄，则皮肤敏感，皮肤水分易于流失，且难以抵御外界刺激，角质层过厚则肌肤通透性变差，代谢产物排除不畅，皮肤变得粗糙晦暗。

2. 透明层：透明层由 2 ～ 3 层无核老化的扁平透明细胞组成，含有角母蛋白及丰富的磷脂类物质，能有效防止水分、电解质、化学物质的通过，故又称屏障带。具有控制皮肤水分，防止水分流失和过量进入，保持酸碱平衡的作用，但面部表皮没有透明层。

3. 颗粒层：颗粒层由 2 ～ 4 层排列紧密的梭形细胞组成，含有大量嗜碱性透明角质颗粒。颗粒层决定了皮肤的光泽度和通透感，亦可防止有害物质入侵，减少皮肤水分流失。另外，该层中含有一种晶状颗粒，可折射阳光中的紫外线，在一定程度上抵御紫外线照射，但在阳光暴晒的情况下可因损伤而失去功能。

4. 棘细胞层：棘细胞层由 4 ～ 8 层多角形棘突细胞组成，由下向上渐趋扁平，细胞间借由桥粒互相连接，称为细胞间桥。细胞间隙中有淋巴液流通，供给皮肤营养和水分。棘细胞层富含大量水分及营养成分，且具有细胞分裂生殖能力，起到维持表皮层皮肤弹性的作用。

5. 基底层：基底层又称生发层，由一层排列呈栅状的圆柱细胞组成。基底细胞不断分裂并逐渐向上推移，转化为表皮其他各层，直到最后角化、脱落。基底细胞间夹杂一种来源于神经嵴的黑色素细胞，可产生黑色素颗粒，黑色素颗粒的多少决定着皮肤颜色的深浅，因此基底层与面色、色斑、肤色不均密切相关。基底细胞为表皮干细胞，可进行有丝分裂，具有分裂、再生、增殖、修复的功能，在皮肤创伤愈合中起到重要作用。

（二）真皮

真皮层位于表皮层与皮下组织之间，主要由纤维、基质及细胞构成，分为乳头层和网状层。真皮层内富含胶原蛋白、弹力纤维及玻尿酸等啫喱状基质，与皮肤的张力、弹性息息相关。

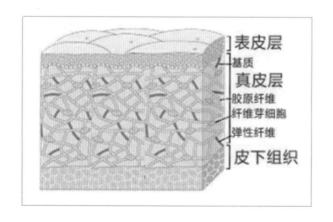

真皮层主要含有胶原纤维、弹力纤维、网状纤维三种纤维成分。胶原纤维为真皮的主要成分，约占95%，并集合组成束状。弹力纤维在网状层下部分布较多，盘绕在胶原纤维束下及皮肤附属器官周围。弹力纤维赋予皮肤弹性，并起到支撑皮肤及其附属器的作用。网状纤维是未成熟的胶原纤维，环绕于皮肤附属器及血管周围，其纤维束较粗，呈螺旋状疏松排列，具有一定伸缩性。

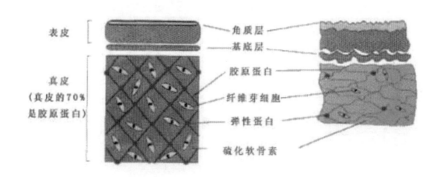

基质是一种无定形的、均匀的胶状物质，充满于纤维束及细胞间。基质内主要含有非硫酸盐酸性黏多糖，如透明质酸等。虽然含量较少，但由于其强大的吸水能力，在皮肤抗皱、抗老化方面具有重要意义。

真皮层分布的细胞主要有成纤维细胞、组织细胞、肥大细胞、淋巴细胞及少量真皮树突状细胞、噬黑素细胞、朗格汉斯细胞。成纤维细胞具有产生胶原纤维、弹力纤维、网状纤维和基质的作用，为皮肤深层组织受损后的主要修复细胞。组织细胞是网状内皮系统的组成部分，具有吞噬微生物、代谢产物、色素颗粒和异物的能力，起着清除的作用。肥大细胞存在于真皮和皮下组织中，以真皮乳头层最多，其胞浆内的颗粒能贮存和释放组织胺及肝素。

二、浅筋膜

浅筋膜层是指皮肤以下的纤维韧带和脂肪组织，连接皮肤与肌肉，常称为皮下组织。浅筋膜介于皮肤与深部组织之间，使皮肤具有一定的可动性。浅筋膜的厚度与年龄、性别、部位及营养状态有关。脂肪组织多分布在浅筋膜的浅层，纤维韧带成分起到了固定脂肪及联系真皮和深筋膜的作用。浅筋膜的深层是一层薄厚不等的膜性结构，因此，浅筋膜可以进一步分为浅层的脂质层和深层的膜层。

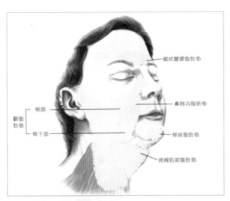

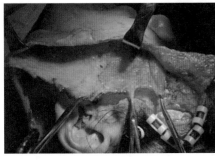
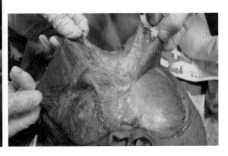

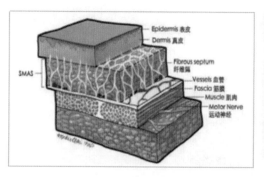

三、表浅肌肉腱膜系统

表浅肌肉腱膜系统（SMAS）分布在面部皮下脂肪层深面，由肌肉、筋膜、腱膜组织排列构成。SMAS 向上沿颧弓和颞浅筋膜延续，进而通过颞浅筋膜向上和帽状腱膜连续，向前上接眼轮匝肌、额肌，向后上接耳上肌、耳后肌和帽状腱膜，向下延续为颈阔肌。颈阔肌向前连接颧肌和口周肌。耳前 SMAS 向后渐薄融入耳面移行处的皮下和耳廓、外耳道的软骨膜。随着年龄的增加，SMAS 会逐渐弱化、失去张力。

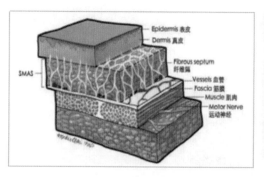
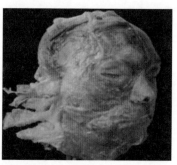

面部表情肌围绕面部裂孔环绕，放射状分布，大体可分为三组：眼周围肌、鼻周围肌和口周围肌，可完成面部裂孔的开大和关闭。口周围肌的运动幅度较大，肌间有丰富的疏松结缔组织。

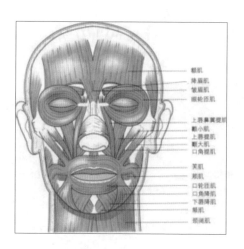

四、面部神经

支配面部感觉以三叉神经为主，支配面部肌肉活动的是面神经的分支。

（一）三叉神经

三叉神经由眼支、上颌支、下颌支会合而成，分别支配眼裂以上、眼裂和口裂之间、口裂以下的感觉。

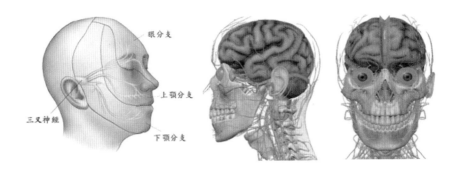

1.眼神经：从三叉神经节发出后，通过蝶骨眶上裂进入眼眶，发出额神经、泪腺神经及鼻睫神经等分支，传导眼裂以上头面部皮肤、结膜、眼球、部分鼻旁窦黏膜等部位的一般躯体感觉信息。

2.上颌神经：通过蝶骨内圆孔出颅，发出眶下神经、上牙槽神经，颧神经及翼腭神经等，分布于上颌牙、牙龈，鼻腔黏膜等。

3.下颌神经：通过蝶骨卵圆孔出颅，发出耳颞神经、颊神经、舌神经、下牙槽神经及咀嚼肌神经。其中感觉纤维管理颞部、口裂以下的皮肤、舌前2/3黏膜及下颌牙和牙龈的一般感觉。

（二）面神经

面神经是以运动神经为主的混合神经，其运动神经主要支配面部表情肌。面神经出颅后先在腮腺内分为上、下主干，后呈扇形分为五个分支支配面肌，分别为颞支、颧支、颊支、下颌缘支和颈支。

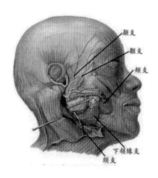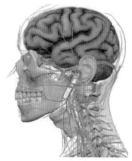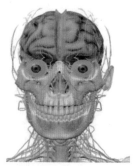

1. 颞支：经腮腺上缘，斜行越过颧弓，支配额肌和眼轮匝肌上部。

2. 颧支：由腮腺前端穿出，支配颧肌、眼轮匝肌下部及上唇诸肌，与颞支共同管理眼睑闭合。

3. 颊支：出腮腺前缘，行于腮腺导管上方及下方，支配颊肌和口裂周围诸肌。

4. 下颌缘支：从腮腺下端穿出后，行于颈阔肌深面，越过面动脉、面静脉的浅面，沿下颌骨下缘前行，支配下唇诸肌及颏肌。

5. 颈支：由腮腺下端穿出，在下颌角附近至颈部，行于颈阔肌深面，支配颈阔肌。

五、面部血管

面部血管有面动脉及其分支和面静脉及其属支，二者于口角外侧进

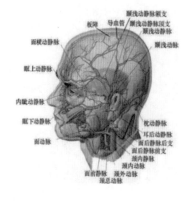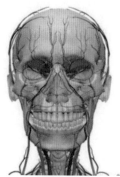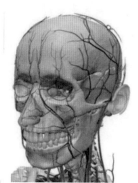

入颊间隙，并迂曲向内上走行于鼻的外侧，又通过眶下间隙到达内侧，沿途发出较大的上下唇动脉，并与对侧相互吻合形成口周围血管环。面前静脉较表浅，定位于内眦至下颌角之间，一般无瓣膜，通过内眦静脉和翼丛与颅内海绵窦相通，故两侧面静脉区域称为面部的"危险三角"区。

第三章
任氏任针的临床应用

第一节　损美性疾患

一、皱纹

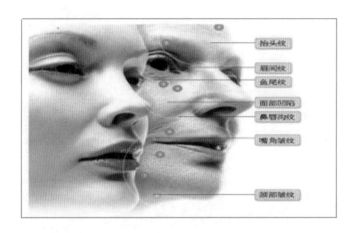

面部衰老最早出现及主要的特征表现就是皱纹，面部皱纹按照部位又可分为额纹、川字纹、鱼尾纹、眼睑细纹、鼻背纹、法令纹、木偶纹、口周细纹、颈纹等，根据其形成原因分为动力性皱纹和静态性皱纹。动力性皱纹主因面部表情肌反复收缩，及长期的不良表情引起，静态性皱纹主要因皮肤老化、松弛引起。

现代医学认为皱纹主要是皮肤自然老化和光老化的结果。所谓自然老化是指人体随着年龄增加，新陈代谢逐渐减慢，血管通透性下降，微循环减弱，表皮角质层中的自然保湿因子不断减少，皮肤的水合能力下降，真皮成纤维细胞数量，胶原纤维和弹性纤维减少、退化、排列紊乱，从而导致皮肤弹性及光泽逐渐下降，细小皱纹出现。光老化则指皮肤的露出部位受到外在环境因素影响，如紫外线、日光、灯光、温度、环境湿度等造成的皮肤老化；其中紫外线长期反复照射是光老化的主要因素。光老化常表现为皮肤松弛、毛孔粗大，皱纹深粗，并可见局部色素沉着或脱失、毛细血管扩张等。

中医学理论认为，人体五脏六腑、全身十二经脉皆"上诸于面"，面部是身体五脏六腑的对应区，是精气神的表现所在，是人的健康状况的直接反应，面部皱纹的产生及分布直接反应人体内部的问题。脏腑失调、外感六淫、经络失养、情志内伤均会导致皱纹的生成。

皱纹与脏腑失调：肾为先天之根本，为生命之源，人体气血盛衰与肾精的盈亏关系密切。肾精亏虚，则气血生化不足，脏腑失养、精亏血虚不能上荣于面，故见皮肤松弛多皱，面色无华等。脾为后天之根本，为气血生化之源，脾胃健运，水谷精微化生有源，方可布散精微于周身。肌肉皮肤得到充分濡养，才能容光焕发，面润如玉。相反，若脾胃功能虚弱，气血精微生化不足，不能上达于面，肌肤失其濡养，枯槁无华，久而久之则皮肤干燥、粗糙，皱纹形成。

皱纹与外感六淫：人的头面部长时间显露在外，当外界的风、寒、暑、湿、燥、火六淫之邪侵袭，面部首当其冲。如面部受风邪侵袭，风胜则燥，肌肤失其滋养，久而久之则皮肤干燥易皱；火为阳邪，易伤阴津，火邪侵袭则易导致阴亏血虚，面色不荣；寒性凝滞，阻血脉运行，皮肤失荣，亦可导致皱纹的产生。

皱纹与经络失调：经络为人体气血运行的通道，贯通上下，协调内外，联络脏腑肢节，遍行全身。经络功能的异常直接导致全身气血运行障碍，内而影响脏腑功能，外而影响卫气防御固护功能。经络失调，肌肉、关节皮肤失养，故经脉功能的异常是产生皱纹的重要因素之一。

皱纹与情志内伤：情志失调可引起气机失调，出现气逆、气滞、气虚等情况，气机不畅继而出现气血、津液代谢失常，脏腑功能失调。且情绪由内而外在面部表现为各种表情，表情幅度过大或长期心情不快使得面部的某些肌肉皮肤反复收缩，皱纹由此产生。

除皱抗衰应将局部治疗与全身调理相结合。任氏任针疗法根据具体问题采用多种方法配合治疗，局部通经络、调气血，促气血运行，增加皮肤弹性及支撑力；全身调五脏、调阴阳、养气血、畅情志，由内而外顺气理肌，从而达到由内至外调体除皱美容的效果。

1. 额纹

【定义】额纹，也叫抬头纹，位于眉与眉间的上方到邻近额前发际处，由额肌动态收缩所致，呈横向排列，与额肌纤维走行方向垂直。一般额纹有 3 ~ 5 条不等，早期只在额部抬眉等表情时出现，随着表情的消失，皱纹也会消失；但后期随着年龄的增加，皮肤弹性下降，额纹可由动态性变成静态性，皱纹越变越深，就算表情消失皱纹还会存在于额部，变成我们所说的真性皱纹。

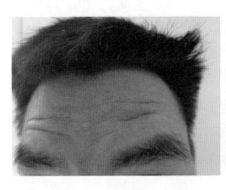 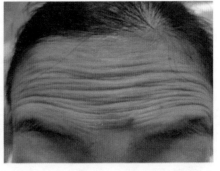

【相关解剖结构】位于额部的肌肉是枕额肌的额腹部分。额枕肌又称颅顶肌，有额肌和枕肌两块肌腹，两部分通过帽状腱膜相连，是面部表情浅表肌肉，属于头皮肌肉。枕额肌分左右两块，宽阔而菲薄，其中覆盖额部的部分又称额肌，是前部头皮的薄平肌带。两侧共同作用时，向前牵拉帽状腱膜，使头皮向前，并使额部皮肤产生横纹，上提眉部及眼睑，使眼睁开，所以额肌是眼轮匝肌的拮抗肌。帽状腱膜在该肌起点处分两层，包绕额肌。额部分布有滑车上动脉、滑车上静脉、眶上动脉、眶上静脉、滑车上神经、眶上神经。

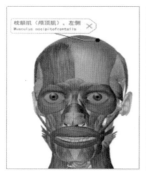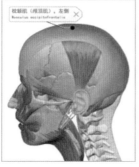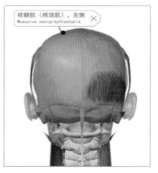

【额纹产生的原因】额纹的形成是包含肌肉收缩、皮肤松弛、皮肤老化、重力作用的共同结果。额纹的产生与面部表情有着很大的关系，额肌的动态收缩是形成额纹的重要因素。额肌中央纤维与降眉间肌相连，其边缘与皱眉肌、眼轮匝肌相连，抬眉等表情出现时，这些肌肉纤维牵拉均会使额肌收缩。久而久之，皮下纤维组织的弹性降低，在纤维的垂直方向，就会出现额部组织的褶皱和皱纹，称为动态抬头纹。随年龄增长，皮肤弹性下降，额纹的形成由动态性变成静态性。皮下脂肪肌肉、骨骼肌萎缩老化，使得局部形成相对多余的皮肤，这些皮肤的下陷亦加深了额纹。光化学损伤、外在生活工作环境恶劣和营养缺乏等客观因素均会加速皮肤老化，弹性下降，出现松弛现象，且受重力作用愈加明显，额纹随之加深。

【中医认识】前额中医称额颅，足阳明胃经循发际至额颅，足太阳膀胱经过额部，督脉行于额部正中。阳明经是多气多血之经，为阳气生化之海，运行之通衢，对人体的健康十分重要。督脉为阳脉之海，足太阳膀胱经行于背部，协调五脏六腑。脏腑失调、脾胃失和、阳气不足均会在额部有所表现。临床经验：额纹多的人往往心理压力大，大便秘结者多。

【治疗方案】

（1）毫针疗法

使用材料：面针选取 0.3 寸毫针、体针选取 1 ~ 1.5 寸毫针。

取穴：印堂、阳白、攒竹、丝竹空、头维、神庭，局部平刺。

体针取穴：脾俞、肺俞、胃俞、大肠俞、天枢、足三里、上巨虚，加临床辨证取穴。

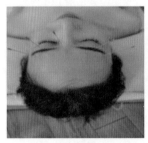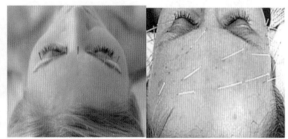

额纹 毫针

（2）金针疗法

使用材料：选取任氏 1 寸金针。

取穴：印堂、攒竹、阳白、鱼腰、丝竹空，局部皱纹明显处。

经验取穴：从帽状腱膜向额肌进针，以 5 ~ 7 针为宜。

操作：局部穴位酒精消毒，选用任氏一次性金针在穴位上斜刺；针尖指向眉毛，与额纹方向垂直进针，亦可顺着额纹凹陷进针，平刺 0.5 ~ 0.8 寸。

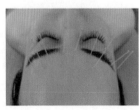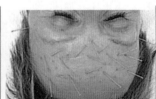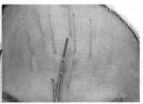

额纹 金针

（3）任氏针灸埋线疗法

使用材料：任氏 3cm 针线一体型埋线针。

取穴：印堂、阳白，额纹明显处。

操作：清洁面部后外敷利多卡因软膏表皮麻醉。碘伏消毒 3 遍后用生理盐水擦拭脱碘；任氏一次性埋线针可在额纹凹陷明显处进行横向埋线填充，局部可根据皱纹深浅埋进 1 至 3 根线体；再将埋线针垂直额纹方向依次纵行排列针刺，根据额纹严重程度可针刺 2 ~ 4 横排不等。对于下垂型皱纹，将线体埋进下垂部位肌肉，增强支撑功能。

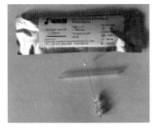 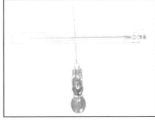 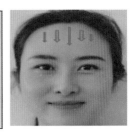

额纹埋线材料　　　　　　额纹埋线针　　　　　　额纹埋线设计

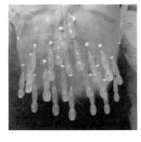 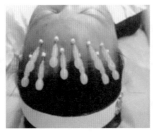 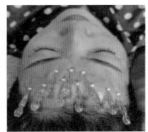

额纹 埋线

（4）任针疗法

使用材料：选取任氏一次性 1 寸任针。

取穴：局部凹陷皱纹明显处。

操作方法：局部碘伏消毒 3 遍后，用生理盐水擦拭脱碘，使用任针对额纹下组织行平行松解术——由深筋膜层到浅筋膜层再到皮下逐层松解。

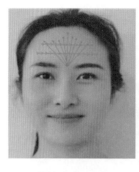
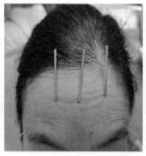
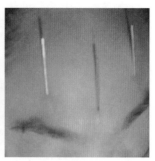

额纹 任针设计　　　　　　额纹 任针　　　　　　　额纹 任针

（5）拨筋、刮痧疗法

使用材料：任氏玉石拨筋棒、任氏玉石刮痧板。

取穴：印堂、攒竹、阳白、鱼腰、丝竹空、局部额纹明显处。

操作方法：清洁面部，均匀涂抹面部专用润滑油，用拨筋棒在额肌上自上而下逆时针旋转以打散筋结、气结，对局部穴位印堂、攒竹、阳白、鱼腰、丝竹空进行点揉刺激；用刮痧板对额肌进行平抚刮拭，力度要有渗透力。

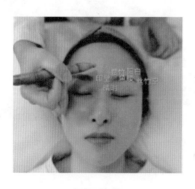
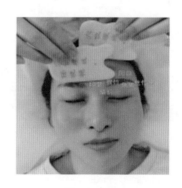

额纹 拨筋　　　　　　　　额纹 刮痧

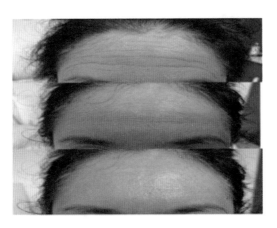

额纹治疗前后对比

【特别提示】

额纹的产生与不良的生活习惯、日常护理不当有关:

(1)水分摄入不足。大量、长期缺水,皮肤张力失去弹性,前额会出现皱纹。

(2)营养不良。营养不良也是造成额纹的原因之一,当人们缺乏营养,身体过于消瘦时,皮下脂肪大量减少,前额容易出现皱纹。

(3)不良习惯。经常用手摸额前部,久之皮肤松弛、拉长,还有些人爱皱眉,日久额纹也会增多。

(4)强烈日光刺激。在阳光下曝晒,皮肤水分大量蒸发,皮肤干燥;另外长期日晒,光老化,使得胶原纤维、弹力纤维变性和破坏,也会加重皱纹。

2. 川字纹

【定义】川字纹,是在眉间形成的纵向皱纹。随年龄的增长、皱眉动作挤压而加深,多呈现为"川"字而称为川字纹,也称眉间纹。川字纹一旦形成,会使人看起来总是愁眉不展。

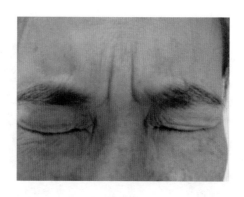

川字纹

川字纹根据形状、长短不同又分为：天柱纹、悬针纹、八字纹、玉岭横纹。

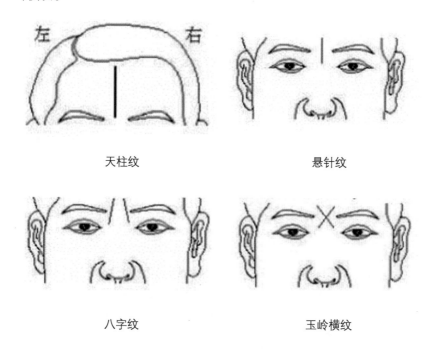

天柱纹

悬针纹

八字纹

玉岭横纹

【相关解剖结构】川字纹的产生与皱眉肌、降眉肌、降眉间肌密切相关。皱眉肌是面部表情肌中的一块深部肌肉，起于眉弓内侧端，当皱眉肌收缩时向下和向中间牵拉眉毛；降眉肌、降眉间肌均在皱眉肌浅层及鼻背筋膜浅层，肌纤维方向大致相同，无明显分界。降眉肌和降眉间肌作用一致，即导致眉头下垂和参与川字纹、鼻横纹的形成。皱眉肌中有面神经颞支分布；降眉间肌中，浅层有滑车上神经分布，深层有面神经颞支分布。

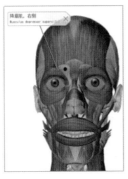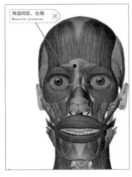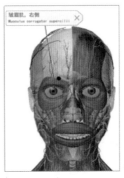

【川字纹产生的原因】川字纹的产生多由于皱眉肌、降眉肌长期反复收缩，牵动与其表面连接的皮肤、皮下组织，使其反复折叠，从而导致眉间皮下组织凹陷，形成川字形纹路。亦常见于衰老导致水分丢失增多，角质层锁水因子含量减少，皮肤水合能力下降等原因。

【中医认识】中医认为，川字纹的产生多与心肾不交有关。心阳在上，肾阴在下，正常情况下，心阳依赖肾阴的上济，受到肾阴的制约，而肾阴又必须依赖心阳的下降，才使得阴精得化而上济于心。心肾阴阳相互协调，相互制约，达到心肾相交，保持动态平衡，但如果两者失去协调则出现心火亢盛、肾水不足，心肾失调。心肾不交的患者常伴有精神紧张、情绪不舒、脾气大，易患中风、高血压、失眠等疾患，其在面部的反应部位便是眉心。川字纹的位置在两眉头之间，眉间部位为心、脑的反射区，其中重要的一个穴位为经外奇穴——印堂，并与督脉、膀胱经密切相关。印堂穴位于两眉头中间，具有调神安神的功效，针刺印堂穴可起到疏通局部气血，醒脑、通心络之效。眉间为督脉、膀胱经所过，督脉为阳脉之海，主一身阳气；膀胱经行于背部督脉两侧，脏腑背俞穴分布于膀胱经。针刺督脉可益气通阳、行气通络；而针刺膀胱经可有效疏通脏腑气血，起到交通心肾的作用。故治疗川字纹不仅可以起到美观的效果，更能交通心肾、调畅情志、理气通络，调节情绪，改善心脑供血、供氧不足，提高记忆力，治疗失眠等。

【治疗方案】

（1）毫针疗法

使用材料：面针选取 0.3 寸毫针、体针选取 1 ~ 1.5 寸毫针。

取穴：印堂、攒竹，皱纹凹陷局部。

体针取穴：心俞、肾俞、肝俞、内关、神门、太溪，加临床辨证取穴。

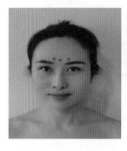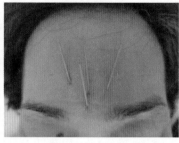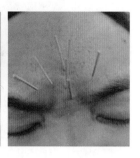

川字纹毫针设计 　　　　　　　　　　 川字纹 毫针

（2）金针疗法

使用材料：选取任氏 1 寸金针。

取穴：印堂、攒竹，局部凹陷明显处。

经验取穴方：在降眉肌、降眉间肌上缘，呈扇形平刺进针 5 ~ 7 针，亦可以皱眉肌上缘为进针点，分层次进针 3 ~ 5 针。

操作：局部穴位酒精消毒，针尖朝鼻尖方向，平刺 0.5 ~ 0.8 寸；亦可在皱纹凹陷明显处进行金针排刺。

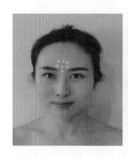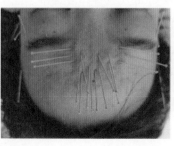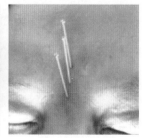

川字纹金针设计 　　　　　　　　　　 川字纹 金针

（3）任氏针灸埋线疗法

使用材料：任氏 3cm 针线一体型埋线针。

取穴：印堂、攒竹，局部凹陷处。

经验取穴：以降眉肌上缘为进针点，由深筋膜层到浅筋膜层分层次逐层埋线。

操作：清洁面部后外敷利多卡因软膏表皮麻醉。碘伏消毒 3 遍后用生理盐水擦拭脱碘；任氏一次性埋线针选取整条皱纹上部为进针点，沿皱纹走行垂直平刺埋线，一个针孔可以根据皱纹深浅同时埋进多根线体；对于下垂型皱纹，可以把线体直接埋进相关肌肉，增强支撑功能。

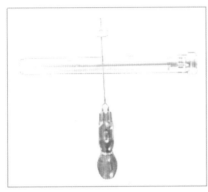 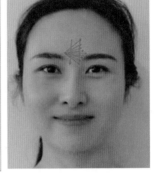

针灸埋线针具　　　　　　川字纹针灸埋线设计

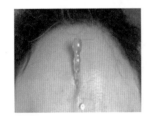 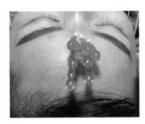 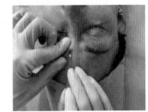

川字纹 埋线

（4）任针疗法

使用材料：选取任氏一次性 1 寸任针。

取穴：局部凹陷皱纹明显处。

操作方法：局部碘伏消毒 3 遍后，用生理盐水擦拭脱碘，选取一次性任针对川字纹明显处皮下组织行平行松解术，顺序由深筋膜层到浅筋膜层再到皮下进行分层次治疗，以松解皮下缠绕的筋膜组织。

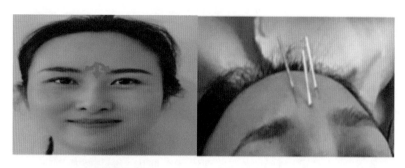

川字纹 任针设计　　　　　　　川字纹 任针

（5）拨筋、刮痧疗法

使用材料：任氏玉石拨筋棒、任氏玉石刮痧板。

取穴：印堂、攒竹、睛明、阳白、鱼腰等。

操作方法：清洁面部，均匀涂抹面部专用润滑油，手持拨筋棒在皱眉肌处逆时针旋转来打散筋结、气结，对局部穴位印堂、攒竹、睛明、四白穴进行点揉刺激；使用刮痧板对局部进行平抚刮拭,力度要有渗透力。

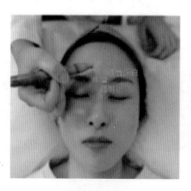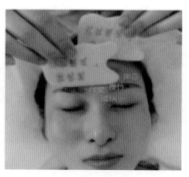

川字纹 刮痧　　　　　　　　　川字纹 拨筋

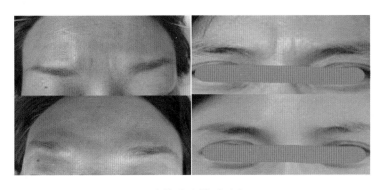

川字纹治疗前后对比

【特别提示】

（1）面部皮肤娇嫩，使用毫针治疗，起针后针孔处易留黑色金属印记，有损美观，对于面部针刺治疗任晓艳教授常选取金针针刺。金材质有更好的稳定性，且金针相较于普通不锈钢针具有更好的镇静、消炎作用。

（2）针对面部皱纹的治疗并非选用单一的治疗手段，常常多种方法并用，如往往先选取任氏任针松解皮下缠绕的筋膜组织，再配合针灸埋线疗法填平皱纹沟壑；对于平时保养治疗，或不合适埋线的患者，可选用金针、拨筋、刮痧的方法，往往可以取得良好的疗效。

（3）由于面部娇嫩，毛细血管丰富，偶有出现青紫疼痛等情况，属正常反应。若有淤青24小时内可使用冷敷，超过24小时后使用热敷方法，一般情况3～5天即可吸收。

3. 鱼尾纹

【定义】鱼尾纹是指出现在人眼角和鬓角之间的纹路，在目外眦部放射状排列，与眼轮匝肌的方向垂直，因为长得像鱼的尾巴故称为鱼尾纹。鱼尾纹是人们面部皮肤老化过程中较常见且较早出现的皱纹，早期做微笑、

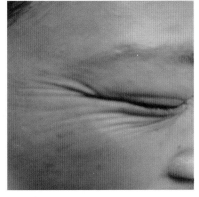

眯眼等表情时出现，随着年龄的增长逐渐发展成静态性皱纹，面部表情静止时亦会出现。

【相关解剖结构】参与鱼尾纹形成的肌肉主要是眼轮匝肌。眼轮匝肌是面部表情的浅表肌肉之一，发自额骨、上颌骨和睑内侧韧带，由面神经支配，作用为关闭眼睑。人微笑时以颧肌、提上唇肌为主的肌肉组织使嘴巴微咧，双唇后扯，露出牙齿，面颊提升，而眼轮匝肌可以通过收缩眼部周围的肌肉，使眼睛变小，眼角出现皱褶，即"鱼尾纹"。

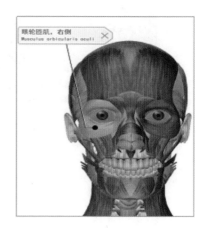

鱼尾纹多数为动力性皱纹，和眼轮匝肌的松弛有关。

【鱼尾纹产生的原因】鱼尾纹的产生与眼轮匝肌的松弛有关。微笑时，眼轮匝肌收缩，眼角出现褶皱，动态性鱼尾纹的深浅与微笑状态时外眦部眼轮匝肌的收缩量有关。随着年龄的增长，皮肤生理结构出现老化，眼部皮肤的表皮变薄，角质层的屏障修复功能和皮肤的弹性降低，蛋白质合成下降，真皮层内的成纤维细胞活性减退、丧失，使得真皮层胶原纤维和弹力纤维减少、断裂，导致眼尾部皱纹加重。此外日晒、干燥、寒冷等外界因素及不良生活习惯均会导致皮肤弹性减退，也是加速眼角出现皱纹的重要原因。

【中医认识】中医认为鱼尾纹多与肝肾相关，女子以肝为先天，男子以肾为先天，在调理上女子以养肝补阴血、男子以固肾护肾为原则。颞部主要循行经络为足少阳胆经，全身调理可重点选取肝经、胆经、肾经腧穴，通达全身阴阳之气，理气疏肝，益精养血。临床经验：鱼尾纹严重的患者常有肝功能异常的表现，眼角鱼尾纹细密，常有听力下降、偏头痛的症状。

【治疗方案】

（1）毫针治疗

使用材料：面针选取 0.3 寸毫针、体针选取 1 ~ 1.5 寸毫针。

取穴：太阳、丝竹空、瞳子髎、球后、承泣、四白及眼轮匝肌外缘围刺，平刺。

体针取穴：肝俞、肾俞、胆俞、脾俞、命门、中脘、关元、足三里，加临床辨证取穴。

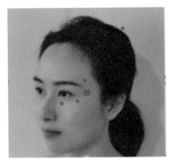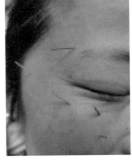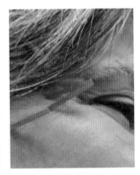

鱼尾纹毫针设计　　　　　　　鱼尾纹 毫针　　　　　　　鱼尾纹 毫针

（2）金针治疗

使用材料：选取任氏 1 寸金针。

取穴：瞳子髎、太阳、球后、承泣、丝竹空及局部皱纹明显处。

经验取穴：以眼轮匝肌外缘为定点，呈扇形平刺，以 3 ~ 7 针为宜。

操作方法：局部穴位酒精消毒，进针常采用透穴法，瞳子髎透太阳、球后透太阳；亦可在局部凹陷皱纹明显进行金针排刺；金针进针层次在浅筋膜层。

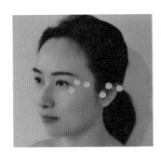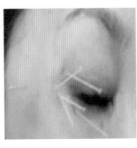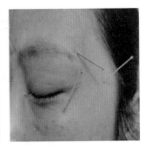

鱼尾纹金针设计　　　　　　　鱼尾纹 金针　　　　　　　鱼尾纹 金针

（3）任氏针灸埋线疗法

使用材料：任氏 3cm 针线一体型埋线针。

取穴：太阳、瞳子髎、球后、丝竹空，局部凹陷明显处。

操作：清洁面部后外敷利多卡因软膏表皮麻醉。碘伏消毒 3 遍后用生理盐水擦拭；选取埋线部位由瞳子髎为进针点分别向丝竹空、太阳、听宫方向平刺，呈鸡爪样分布；在局部凹陷明显处进行任氏针灸埋线填充；埋线进针层次在筋膜层。

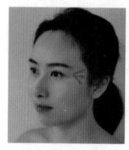 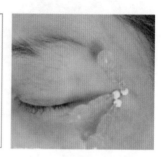

鱼尾纹针灸埋线设计　　　鱼尾纹针灸埋线针　　　鱼尾纹 针灸埋线

（4）任针疗法

使用材料：选取任氏一次性 1 寸任针。

取穴：局部凹陷皱纹明显处。

操作方法：局部碘伏消毒 3 遍后，用生理盐水擦拭脱碘，鱼尾纹处下布有眼轮匝肌，采用任针在眼角处皮下浅筋膜层成扇形行平行松解术，重点松解局部皱纹凹陷明显处。

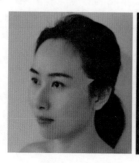 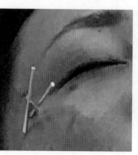

鱼尾纹任针设计　　　鱼尾纹 任针

（5）拨筋、刮痧疗法

使用材料：任氏玉石拨筋棒、任氏玉石刮痧板。

取穴：印堂、攒竹、丝竹空、瞳子髎、太阳、球后、四白穴。

操作方法：清洁面部，均匀涂抹面部专用润滑油，手持拨筋棒于眼眶周围顺时针方向旋转（右眼，左眼逆时针方向旋转），力度均匀，对局部筋结、气结处重点拨揉；对眼周穴位进行点揉刺激。采用刮痧板对眼眶周围组织进行平抚刮拭，力度要有渗透力。

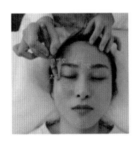 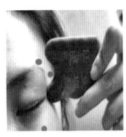

鱼尾纹 拨筋　　　　　　　鱼尾纹 刮痧

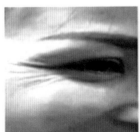 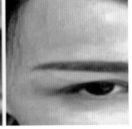

鱼尾纹治疗前后对比

【特别提示】

鱼尾纹尽管被认为是中老年人的标志，却在年轻时就开始悄悄埋伏在脸上。在鱼尾纹出现之前提早预防是很重要的：

（1）避免过于夸张的表情。为防止鱼尾纹的出现，日常生活中应避免大笑、习惯性挤眉弄眼。不良表情过于频繁，日久易导致眼角皱纹的出现。

（2）眼部护理要做好。眼周皮肤薄弱，对于经常化妆的女性，眼部卸妆时尽量选择眼部专用的卸妆液，卸妆时手法要轻柔，避免过强刺激眼周肌肤。坚持使用眼霜，30岁之前可选用补水、滋润型眼霜，缓解眼周干纹，延缓鱼尾纹生成；30岁之后可选用有抗衰除皱成分的眼霜。涂抹时结合轻柔的按摩手法，促进眼霜吸收，效果会更好。

（3）尽量避免长时间盯看手机或电脑。长时间接受电子产品辐射会加速皮肤老化；另外，长时间看电脑、手机会造成用眼过度，眼周肌肉疲劳，瞬目增多，加深眼部皱纹。

（4）保持充足睡眠、健康饮食、饮水等都有利于预防鱼尾纹的出现。

4. 眼睑细纹

【定义】眼睑细纹是指眼周皮肤出现的干纹及细小皱纹，尤以下眼睑周围为主。眼睑细纹分为假性干纹和真性皱纹。假性干纹是眼睑部细细密密的小纹路，由角质层缺水引起的，多因皮肤过干、熬夜、表情过多产生，不做表情时纹路轻浅，多见于25岁以下女性；真性皱纹相比假性干纹要深，在面部无表情且不缺水的情况下依然存在的皱纹。

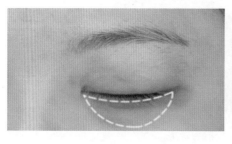
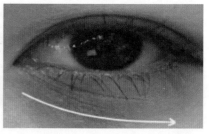

【相关解剖结构】眼睑分上睑和下睑，上睑、下睑又都分前、后两面。前面为皮肤，后面贴眼球面为结膜。二者之间又有皮下组织，肌层和睑板。眼部的皮肤细薄，厚度仅为面部其他皮肤的1/4，是普通皮肤的1/10，且缺少皮脂腺，因而滋润能力弱。眼睑皮下组织疏松，疏松结缔组织的纤维结构中，分布着极为丰富的毛细血管、淋巴组织和神经末梢，故可因积水或出血而肿胀。肌层主要是眼轮匝肌的睑部，眼轮匝肌收缩时睑裂关闭。

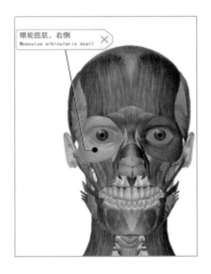

【眼睑细纹产生的原因】眼睑细纹一般是最早出现的皱纹，其产生主要与皮肤干燥、血液瘀滞、老化、松弛有关。眼周肌肤脆弱，最易出现细纹：

（1）眼部肌肤是人体皮肤最薄的部位，眼部皮肤厚度比脸部其他皮肤薄 2 ~ 5 倍，易受到外界的伤害，眼部肌肤老化故出现细纹。

（2）眼部皮下疏松结缔组织丰富，其中分布着极为丰富的毛细血管、淋巴组织和神经末梢，对外界刺激易敏感，微血管极为幼细，若长期血液循环不良则产生皱纹、黑眼圈、眼袋。

（3）眼部周围皮肤缺乏皮脂腺与汗腺，缺少天然的滋润能力，长期护理不到位导致了眼部皮肤衰老，细纹出现。

（4）人们正常情况下每天眨眼约 2 万次左右，如长期用眼过度，眼部肌肉疲劳，则易出现眼周细纹。

【中医认识】中医认为，五脏六腑之精气皆上注于目，故目与五脏六腑皆有联系，而与心、肝、肾的关系最为密切。心主血脉，主神志，其华在面，血液是神志活动的物质基础，且眼周血液循环与心关系密切。心气足，则血液运行顺畅，目睛得养。肝主藏血，开窍于目，肝具有储藏血液和调节血量的功能，其经脉上连目系，目得肝血濡养才能发挥正常的生理功能，肝血充足，肝气调畅则双目得养。肾为先天之本，肾虚则双目缺少精气滋润，目失濡养，则见眼周细纹及发黑。临床经验：眼睑细纹的产生亦多与情绪有关；眼周出现弧形皱纹可能存在痔疮问题。上眼睑皱纹细密与心脏关系密切；下眼睑皱纹多与肾脏、膀胱内脏排毒不畅有关。

【治疗方案】

（1）毫针治疗

使用材料：面针选取 0.3 寸毫针、体针选取 1 ~ 1.5 寸毫针。

取穴：承泣、球后、四白、瞳子髎、局部细纹处，平刺。

体针：内关、百会、中脘、关元、阳陵泉、心俞、肝俞、肾俞，加临床辨证配穴。

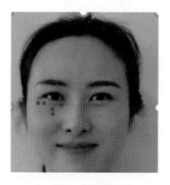 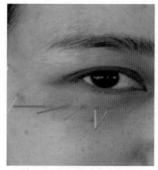

眼睑细纹毫针设计　　　　　　　眼睑细纹 毫针

（2）金针治疗

使用材料：选取任氏 0.5 寸金针。

取穴：承泣、四白、球后、太阳、瞳子髎、印堂，局部细纹明显处。

经验取穴：在上眼睑及下眼睑处密集排列式进针。

操作方法：局部穴位酒精消毒，局部穴位采用平刺法或斜刺法；也可在局部细小皱纹明显处进行金针排刺，金针进针层次在浅筋膜层。

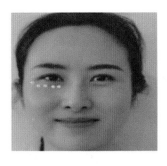 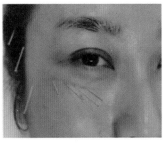

眼睑细纹金针设计　　　　　　眼睑细纹 金针

（3）任氏针灸埋线疗法

使用材料：任氏 3cm 针线一体型埋线针。

取穴：承泣、四白、球后、局部细纹明显处。

操作：清洁面部后外敷利多卡因软膏表皮麻醉。碘伏消毒 3 遍后用生理盐水擦拭脱碘；选取任氏一次性埋线针在局部细纹明显处进行横向埋线填充，亦可由球后穴向目内眦方向平刺进针；眼睑下松弛者可由球后穴向太阳穴方向平刺以提升紧致面部，埋线进针层次在筋膜层。

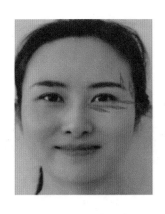 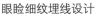 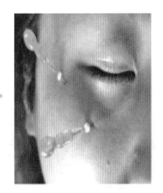

眼睑细纹埋线设计　　　　　　眼睑细纹 针灸埋线

（4）任针疗法

使用材料：选取任氏一次性 1 寸任针。

取穴：局部细小皱纹明显处。

操作方法：局部碘伏消毒 3 遍后，用生理盐水擦拭脱碘，局部细纹明显处用任针平刺进针以松解浅筋膜组织，需注意进针深度。

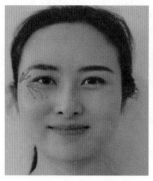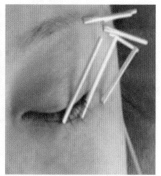

眼睑细纹任针设计　　　　　　眼睑细纹 任针

（5）拨筋、刮痧疗法

使用材料：任氏玉石拨筋棒、任氏玉石刮痧板。

取穴：承泣、四白、球后、局部细纹明显处。

操作方法：清洁面部，均匀涂抹面部专用润滑油，手持拨筋棒于眼周顺时针方向旋转（右眼，左眼逆时针方向旋转），力度均匀，对眼周穴位进行重点点揉刺激。采用刮痧板对眼周细纹处进行平抚刮拭，力度要轻柔和缓。

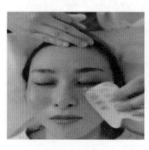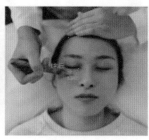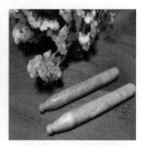

眼睑细纹 拨筋　　　　　眼睑细纹 刮痧　　　　　眼睑拨筋工具

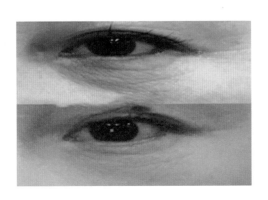

眼睑细纹治疗前后对比

附：黑眼圈

黑眼圈，位于双眼眶周，呈环形，外观颜色较正常皮肤深。它是一种复杂的面部美容问题，可由多种原因引起，根据原因及临床表现的不同，常分为色素型、血管型、结构型及混合型四类。

色素型黑眼圈，主要由于真皮黑素细胞增多、过敏性及接触性皮炎等导致的炎症后色素沉着。眶周，尤其是眶下皮肤颜色呈棕色。

血管型黑眼圈，主要由于鼻炎、睡眠不足、用眼过度、内分泌失调、贫血等导致的眼周血液循环差，或下睑皮肤菲薄和透明化，使得深层血管清晰可见，颜色呈蓝色、粉色及紫色，有时伴有眶周眼睑的浮肿，亚洲人此型最为常见。

结构型黑眼圈，由眼眶结构异常导致。眶下脂肪流失，眶缘韧带上的皮肤变薄、脸颊下垂，造成眼窝周边外观凹陷，凹陷在非正面光照时产生阴影，呈黑眼圈样外观，正面光照时无阴影，则黑眼圈消失。

混合型黑眼圈是合并存在上述 2 ～ 3 种黑眼圈的类型。

【治疗方案】黑眼圈治疗的操作方法基本同眼睑细纹处理方法类似。金针治疗除了对局部穴位承泣、四白、球后的斜刺，还可围眶下缘进行斜刺，根据黑眼圈的范围大小选择金针排刺的围度与所扎金针的疏密度，金针层次在浅筋膜层。

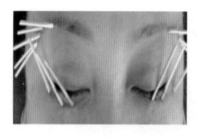
黑眼圈 任针

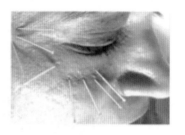
黑眼圈 金针围刺

5. 鼻背纹

【定义】鼻背纹，也称鼻根横纹，位于左右内眦连线上方，多表现为鼻根部位的横状皱纹，常为 1 ～ 2 条。鼻背纹属于静态性皱纹，常因纵行的降眉肌习惯性收缩所致。

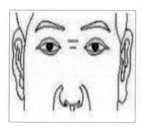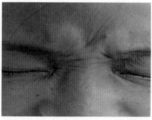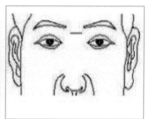

【相关解剖结构】降眉肌位于鼻骨的表面，是由鼻根向上至眉间的垂直走行的肌肉，起自额骨的鼻部睑内侧韧带上约 1cm 处，呈扇状向上与额肌纤维连续，大部分穿过额肌止于眉间的皮肤，其肌纤维与额肌垂直纤维相互交错，降眉肌收缩，鼻根部产生水平的横向皱纹。

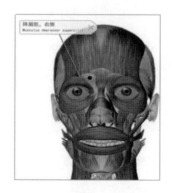

【鼻背纹产生的原因】鼻背纹的出现多是由于遗传因素及后天的面部表情过多造成。鼻背纹在表情动作过大时明显。愤怒、凶恶时的表情或鼻炎患者习惯性皱鼻等不良表情是造成眉间横行皱纹和鼻背部皱纹产生的原因。

【中医认识】中医认为鼻背纹的生成多与肺、脾、心相关。鼻为肺之窍，居面部中央，又称明堂，为脾之所应，足阳明胃经分布于鼻旁，印堂及周围为心的反应点，均与鼻纹关系密切。肺气虚则鼻塞不利，鼻塞过度呼吸则易在鼻背部出现纹理；肺与脾关系密切，脾土生肺金，另外脾统血，鼻部血脉充沛，鼻的健旺有赖于脾气滋养。《素问·五藏别论》有云："心肺有病，而鼻为之不利。"心与鼻的关系密切，故中医认为鼻背部位皱纹多从肺、脾、心三脏论治。

【治疗方案】

（1）毫针治疗

使用材料：面针选取 0.3 寸毫针、体针选取 1 ~ 1.5 寸毫针。

取穴：印堂、攒竹、睛明、鼻背肌局部平刺。

体针取穴：肺俞、脾俞、心俞、阳陵泉、足三里、合谷、太冲，加临床辨证取穴。

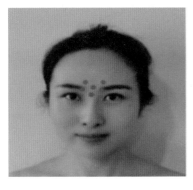 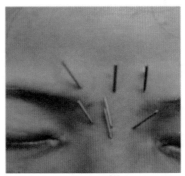

鼻背纹毫针设计　　　　　　　　鼻背纹 毫针

（2）金针疗法

使用材料：选取任氏 1 寸金针。

取穴：印堂、攒竹、睛明、四白、鼻通穴，局部凹陷明显处。

经验取穴方：在鼻背肌上缘，呈扇形平刺进针 5 ~ 7 针。

操作：局部穴位酒精消毒，针尖朝鼻尖方向，平刺 0.5 ~ 0.8 寸；亦可在局部凹陷皱纹明显处行金针排刺疗法。

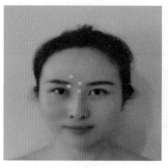 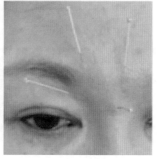

鼻背纹金针设计　　　　　　　　　鼻背纹 金针

（3）任氏针灸埋线疗法

使用材料：任氏 3cm 针线一体型埋线针。

取穴：印堂、攒竹、局部凹陷处。

经验取穴：以鼻背肌上缘为进针点在浅筋膜层扇形分布进针埋线。

操作：清洁面部后外敷利多卡软因膏表皮麻醉。碘伏消毒 3 遍后用生理盐水擦拭脱碘；任氏一次性埋线针自额部印堂穴为进针点，向鼻背纹方向平刺埋线，一个针眼可以根据皱纹深浅埋进多根线体；对于下垂型皱纹，选取鼻肌下缘进针点，针尖向上将线体埋进鼻背肌肉浅筋膜层，增加支撑功能。

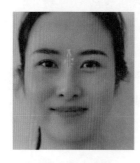 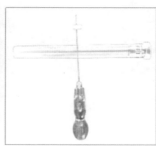 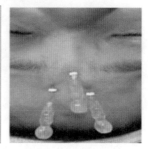

鼻背纹针灸埋线设计　　　鼻背纹针灸埋线针　　　鼻背纹 针灸埋线

（4）任针疗法

使用材料：选取任氏一次性 1 寸任针。

取穴：印堂、攒竹，局部凹陷皱纹明显处。

操作方法：局部碘伏消毒 3 遍后，用生理盐水擦拭脱碘，鼻背纹下布有鼻肌，使用任针对鼻背肌浅层筋膜行平行松解术，重点松解皱纹凹陷明显处。

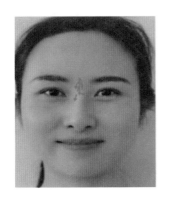 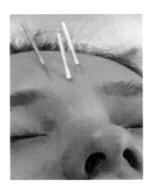

鼻背纹任针设计　　　　　　　　鼻背纹 任针

（5）拨筋、刮痧疗法

使用材料：任氏玉石拨筋棒、任氏玉石刮痧板。

取穴：印堂、攒竹、睛明、阳白，鼻背皱纹凹陷处。

操作方法：清洁面部，均匀涂抹面部专用润滑油，手持刮痧板对鼻背鼻肌部由上向下垂直刮拭，力度要渗透有力，以患者可耐受为度。使用拨筋棒对局部穴位、皱纹明显处重点点揉刺激。

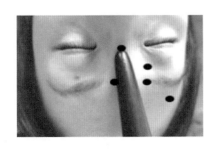 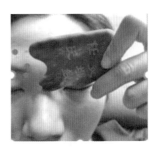

鼻背纹 拨筋　　　　　　　　鼻背纹 刮痧

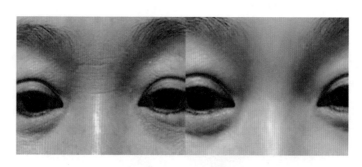

鼻背纹治疗前后对比

【特别提示】

日常生活中应注意鼻背纹的护理：

（1）保持心情愉悦。鼻背纹多在愤怒、凶恶、皱眉等表情时产生，保持良好的心情能有效预防皱纹，尤其是鼻背纹的产生。

（2）及时治疗鼻部疾患。鼻炎患者往往习惯性皱鼻，长期易形成鼻背部静态性皱纹，应当及时就医治疗。

（3）日常面部保养，涂抹护肤品并加以按摩有很好的效果。

6. 法令纹

【定义】法令纹是位于鼻翼至嘴角两侧，颊部脂肪垫与口轮匝肌相交处的皮肤皱褶，常为一条。法令纹属动力型皱纹，任何人在微笑时均可出现，

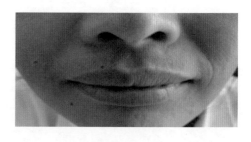

但年轻人在不笑时皱纹可消失，从中年开始法令纹逐渐加重，不笑时也可存在，笑时则更明显。

【相关解剖结构】法令纹的产生主要与上唇鼻翼提肌、提上唇肌关系密切。上唇鼻翼提肌薄而较宽，起自上颌骨前突上部，向外下斜行并分为两束。其中一束附着于下侧鼻软骨和皮肤深层，另一束终止于上唇。提上唇鼻翼肌收缩的时候能使鼻孔扩大，外侧部可使上唇上

提并外翻，使鼻唇沟顶部上升、加深，并增加其弧度。提上唇肌起于颧骨，向下延伸至口角提肌与上唇鼻翼提肌之间的上唇皮肤。两者协同作用，把笑容表现出来，达到嘴角上翘、鼻翼外拉、上提鼻唇沟苹果肌的作用。

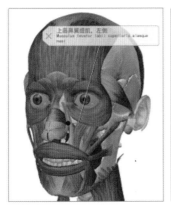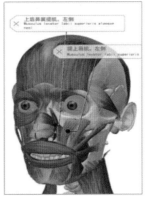

【法令纹产生的原因】法令纹形成与其周围组织结构有关。以鼻唇沟为分界，上部为面颊部，下部为口周部，两部分结构不同。面颊部是苹果肌所在位置，皮下脂肪组织较丰厚，随着年龄增长胶原蛋白流失、肌肉松弛，使得我们整个面部皮肤开始松弛向下，法令纹上部的苹果肌部位结构也会跟着支持力不足开始下垂。而口周部表皮以下就是真皮层，基本没有脂肪，衰老之后下垂相对较慢。由于下垂速度不同，面颊部组织下垂明显，在鼻唇沟处就形成了凹陷，法令纹就会出现。

除了面颊部衰老下垂之外，丰富的面部表情、相关肌肉反复收缩也会导致法令纹过早出现。法令纹上段主要因上唇鼻翼提肌长期收缩导致，常常吸鼻子、眨眼睛的人上段容易变深，大部分人的法令纹多跟此有关。法令纹中段主要因提上唇肌导致，常常挤眉弄眼或者是大笑、说话的人中段较深。

法令纹出现的早晚与先天因素也有关系，比如先天颧骨高、鼻基底较低的人鼻唇沟部位凹陷，显得法令纹较深；上颚突（龅牙）的人牙颌骨前凸，恰好在法令纹的位置形成凹陷，较他人更易出现法令纹。

【中医认识】中医认为法令纹的生成主要与脾胃相关，脾主肌肉、主运化，脾胃运化失调，面部肌肉塌陷则法令纹明显。鼻翼两侧为足阳明胃经及手阳明大肠经所过，阳明经多气多血，在局部治疗基础上配合刺激胃经及大肠经经穴，可达到健脾益气、固精排浊之功效。脾胃、大肠运行正常，则气血充足，肌肤得以濡养，皮肤丰满有弹性。

【治疗方案】

（1）毫针治疗

使用材料：面部针选取 1 寸毫针、体针选取 1 ~ 1.5 寸毫针。

取穴：地仓、迎香，提上唇肌局部平刺。

体针取穴：脾俞、胃俞、肾俞、心俞、肝俞、内关、神门、足三里、三阴交、太溪，加临床辨证取穴。

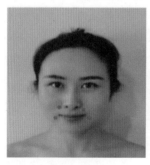 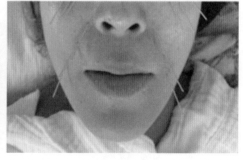

法令纹毫针设计　　　　　　　法令纹 毫针

（2）金针治疗

使用材料：选取任氏 0.5 ~ 1 寸金针。

取穴：地仓、迎香、巨髎、夹承浆、承浆、颊车、四白，局部凹陷明显处。

经验取穴：以提上唇肌下缘为进针点分层次进针 5 ~ 7 针。

操作方法：局部穴位酒精消毒，进针用平刺法或斜刺法，可从地仓穴向迎香穴方向斜刺，法令纹较长可从夹承浆穴开始向迎香穴方向斜刺，亦可按照此方向在局部皱纹凹陷明显处进行金针排刺；金针进针层次在浅筋膜层。

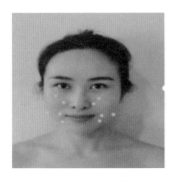 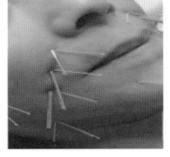

法令纹金针设计 法令纹 金针

（3）任氏针灸埋线疗法

使用材料：任氏 3cm 针线一体型埋线针。

取穴：地仓、迎香、巨髎，局部凹陷明显处。

经验取穴：以上唇鼻翼提肌下缘为进针点，由深筋膜层到浅筋膜层分层次逐层埋线。

操作：清洁面部后外敷利多卡因软膏表皮麻醉。碘伏消毒 3 遍后用生理盐水擦拭脱碘；选取埋线部位由地仓穴为进针点向迎香穴方向斜刺，亦可在局部凹陷明显处进行任氏针灸埋线填充；面颊松弛者可再次以法令纹上为进针点向面颊、耳朵方向斜刺以提升紧致面部，埋线进针层次在筋膜层。

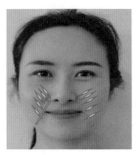 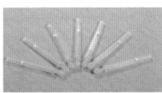 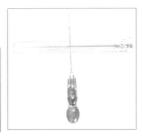

法令纹埋线设计 法令纹埋线针具

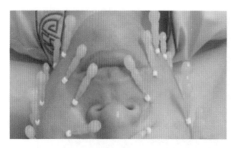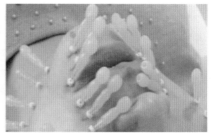

法令纹 埋线

（4）任针疗法

使用材料：选取任氏一次性 1 寸任针。

取穴：局部凹陷皱纹明显处。

操作方法：局部碘伏消毒 3 遍后，用生理盐水擦拭脱碘，法令纹下布有提上唇肌、口轮匝肌，采用任针对局部浅筋膜行平行松解术，也可对较深凹陷皱纹用任针行垂直松解术；局部皱纹凹陷处由深筋膜层到浅筋膜层再到皮下逐层次松解。

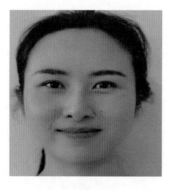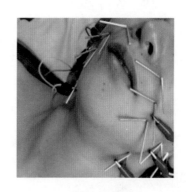

法令纹任针设计　　　　　　法令纹 任针

（5）拨筋、刮痧疗法

使用材料：任氏玉石拨筋棒、任氏玉石刮痧板。

取穴：地仓、迎香、巨髎、夹承浆，局部凹陷明显处。

操作方法：清洁面部，均匀涂抹面部专用润滑油，手持刮痧板对提上唇肌由下向上平抚刮拭、口轮匝肌顺时针旋转刮拭以疏散局部筋结、气结；亦可由法令纹处为起点向耳朵方向斜向上刮拭，以达到提升面部组织的功效，力度要柔和有力。使用拨筋棒对局部穴位，如地仓、迎香、巨髎、夹承浆进行点揉刺激。

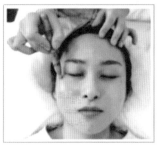

法令纹 拨筋

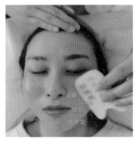

法令纹 刮痧

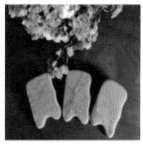

法令纹刮痧工具

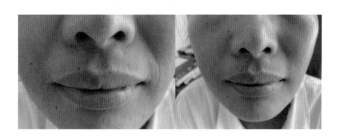

法令纹治疗前后对比

【特别提示】

法令纹是典型的皮肤组织老化。脸上明显的法令纹，常常让自己看起来较为严肃、老态、没有亲切感，让人有种难以亲近的感觉。日常生活中应注意：

（1）控制表情。人们往往认为大笑时会加重法令纹，其实过于严肃的表情同样会使其加深。生活中注意不要表情太过丰富和太过严肃，有些人在日常生活中已经形成了习惯性的静态表情，可以偶尔对着镜子调整一下。

（2）饮食方面，多吃胶原蛋白丰富的食物，比如猪蹄、银耳、牛奶等。

（3）日常面部保养，涂抹护肤品并加以按摩是有效的。

（4）保持良好的心情。

7. 木偶纹

【定义】木偶纹是指起于嘴角与唇部垂直或呈网状分布的皱纹。木偶纹从嘴角开始往下延伸，直至下巴，属于静态性皱纹。因像提线木偶嘴巴张合处的缝隙，又被形象地称为木偶纹，木偶纹由表情肌、重力和遗传等几方面因素引起。

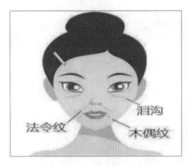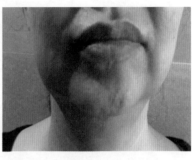

【相关解剖结构】木偶纹的产生与降口角肌、颏肌、口轮匝肌的活动密切相关。

降口角肌是浅表面部表情肌，口部肌肉之一。起于颈阔肌相连续的下颌骨斜线，附着于笑肌和口轮匝肌，分布有面神经及下颌神经分支。降口角肌的作用是：向下、向内侧牵拉嘴角。

颏肌，是下唇肌肉之一，起自下颌骨切牙窝，附着于颏包膜，面神经及下颌神经分支分布；其作用是抬高及突出下唇，使颏部皮肤产生皱褶。

口轮匝肌是环绕口周的肌肉，由多层肌肉组成，其中一些是从其他面肌发出的外联纤维，包括颊肌、提上唇肌、颧肌、降下唇肌，有面神经分布。口轮匝肌浅部收缩时关闭嘴唇，使唇突出，深部收缩使嘴唇靠紧牙齿。口轮匝肌在发声中有重要作用。

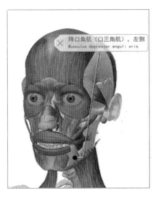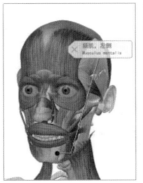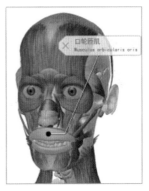

【木偶纹产生的原因】木偶纹的产生主要原因是皮肤的老化。日晒、干燥、寒冷等外界因素及不良生活习惯均是导致皮肤弹性减退、口角出现皱纹的重要因素。皮肤生理结构老化，该部位组织体积萎缩、丧失支撑、真皮弹性下降从而口角出现凹陷、皮肤松弛、皱纹。此外，习惯性撇嘴的人由于不良的面部表情，较其他人更易出现木偶纹。

【中医认识】中医认为木偶纹的产生多与胞宫、脾胃、肾相关。胞宫又称"女子胞"，为"奇恒之府"，胞宫不同于一般的脏腑，精气藏泻有时，调节女子精微疏布，而肾脏为先天之本、脾胃为后天之本，肾所藏先天之精及脾胃后天运化的水谷精微均起到濡养胞宫的作用。身体健康反应于面部，下颌及口角下为胞宫的反应部位，当胞宫气血不足或宫寒气血凝滞都会造成口角旁皱纹的生成。

【治疗方案】

（1）毫针治疗

使用材料：面针选取 0.3 寸毫针、体针选取 1 ~ 1.5 寸毫针。

取穴：地仓、承浆、夹承浆、颊车，局部皱纹处。

体针取穴：脾俞、肾俞、胃俞、关元、归来、足三里、阴陵泉，加临床辨证取穴。

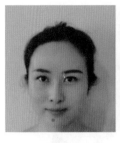
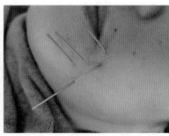
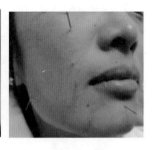

木偶纹毫针设计　　　　　　　　　　木偶纹 毫针

（2）金针治疗

使用材料：选取任氏 1 寸金针。

取穴：地仓、承浆、夹承浆、颊车，局部皱纹处。

经验取穴：在降口角肌外缘排列式进针。

操作方法：局部穴位酒精消毒，局部穴位采用平刺或斜刺法，亦可在局部凹陷皱纹明显处向面颊方向进行金针排刺，金针进针层次在浅筋膜层。

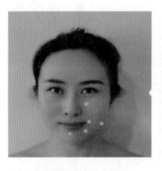
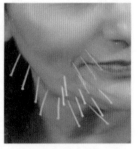

木偶纹金针设计　　　　　　　　木偶纹 金针

（3）任氏针灸埋线疗法

使用材料：任氏 3cm 针线一体型埋线针。

取穴：地仓、承浆、夹承浆、颊车，局部皱纹处。

经验取穴：以降口角肌外缘为进针点，分层次进针埋线。

操作：清洁面部后外敷利多卡软因软膏表皮麻醉。碘伏消毒 3 遍后用生理盐水擦拭脱碘；选取埋线部位由承浆穴为进针点向两侧夹承浆穴方向斜刺，夹承浆穴向地仓穴方向斜刺，亦可在局部皱纹明显处进行任氏针灸埋线填充；面颊松弛者可以地仓穴向颧髎方向斜刺以提升紧致面部，埋线进针层次在筋膜层。

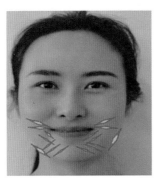

木偶纹埋线设计

木偶纹埋线针具

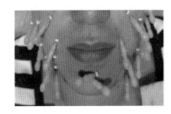
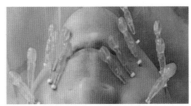

木偶纹 针灸埋线

（4）任针疗法

使用材料：选取任氏一次性1寸任针。

取穴：局部皱纹、凹陷明显处。

操作方法：局部碘伏消毒3遍后，用生理盐水擦拭脱碘，口周木偶纹下布有降口角肌、口轮匝肌，用任针对降口角肌外缘筋膜层行平行松解术，对较深凹陷皱纹行垂直松解术，亦可在局部皱纹凹陷处用任针在皮下由深筋膜层到浅筋膜层到皮下进行分层次松解。

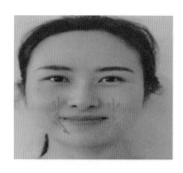

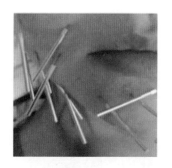

木偶纹任针设计　　　　　　　木偶纹 任针

（5）拨筋、刮痧疗法

使用材料：任氏玉石拨筋棒、任氏玉石刮痧板。

取穴：地仓、承浆、夹承浆、颊车，局部皱纹、凹陷明显处。

操作方法：清洁面部，均匀涂抹面部专用润滑油，手持刮痧板由下向上沿降口角肌刮拭，口轮匝肌逆时针旋转刮拭以打散筋结、气结，力度要有渗透力。局部穴位如地仓、承浆、夹承浆穴使用拨筋棒进行点揉刺激。

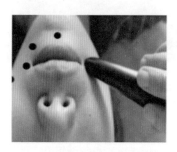
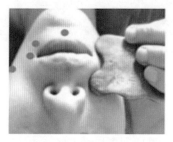

木偶纹 拨筋　　　　　　　　　木偶纹 刮痧

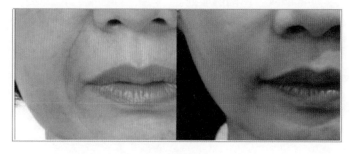

木偶纹治疗前后对比

【特别提示】

（1）木偶纹在局部治疗基础上配合脾胃功能的调理效果更好。

（2）木偶纹的埋线治疗操作一定要严格消毒，此处血管、神经分布丰富，操作过程中一定要掌握好角度与深度，做到快速进针、缓慢出针。

8. 口周细纹

【定义】口周细纹，是由于嘴部运动及皮肤衰老导致的口周纹路。

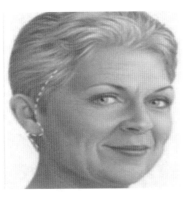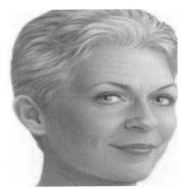

【相关解剖结构】口周细纹的产生与口轮匝肌的活动密切相关。口轮匝肌是环绕口周的肌肉，由多层肌肉组成，其中一些是从其他面肌发出的外联纤维，包括颊肌、提上唇肌、颧肌、降下唇肌，有面神经分布。口轮匝肌浅部收缩时关闭嘴唇，使唇突出，深部收缩使嘴唇靠紧牙齿。

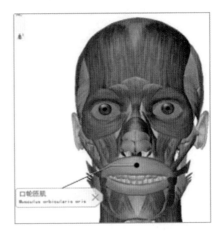

口轮匝肌
Musculus orbicularis oris

【口周细纹产生的原因】口周细纹的产生与遗传、衰老、吸烟和紫外线损伤等因素有关。其主要原因一方面是由于皮肤松弛，皮下脂肪消退，胶原蛋白含量减少，使得真皮层对表皮的支持力变差，出现皱纹。另一方面由于口轮匝肌的反复收缩运动，造成口周皱纹形成。

【中医认识】中医认为口周细纹的产生多与脾胃失调相关。脾开窍于口，其华在唇，足阳明胃经起于鼻旁，沿鼻外侧下行，环绕口唇，故口周细纹的产生及形态主要可以诊察脾胃的病变。脾胃功能正常，则表现为口唇及周围饱满；若出现脾胃运化失调，则气血不足、肌肉不充，口周皱纹出现。

【治疗方案】

（1）毫针治疗

使用材料：面针选取 0.3 寸毫针、体针选取 1 ~ 1.5 寸毫针。

取穴：地仓、承浆、夹承浆、人中、口禾髎，局部皱纹处。

体针取穴：脾俞、胃俞、肝俞、足三里、上巨虚、三阴交、公孙，加临床辨证取穴。

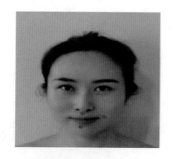
口周细纹毫针设计

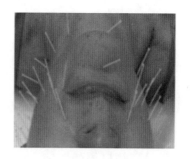
口周细纹 毫针

（2）金针治疗

使用材料：选取任氏 1 寸金针。

取穴：地仓、承浆、夹承浆、人中、口禾髎、颊车、迎香、四白，局部细纹明显处。

经验取穴：在口轮匝肌内侧缘密集排列式进针。

操作方法：局部穴位酒精消毒，局部穴位采用平刺法或斜刺法，亦可在局部细小皱纹明显处向面颊方向进行金针排刺；金针进针层次在浅筋膜层。

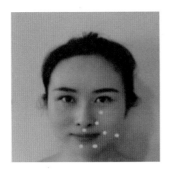 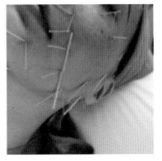

口周细纹金针设计　　　　　　　口周细纹 金针

（3）任氏针灸埋线疗法

使用材料：任氏 3cm 针线一体型埋线针。

取穴：地仓、承浆、人中、夹承浆，局部细纹明显处。

经验取穴：在口轮匝肌内侧缘浅筋膜层进针埋线。

操作：清洁面部后外敷利多卡软因软膏表皮麻醉。碘伏消毒 3 遍后用生理盐水擦拭脱碘；选取埋线部位由承浆穴为进针点向两侧夹承浆穴方向斜刺，夹承浆穴向地仓穴方向斜刺，地仓穴向人中穴方向斜刺；面颊松弛者可以地仓穴向颧髎穴方向斜刺以提升紧致面部，埋线进针层次在筋膜层。

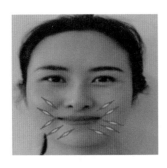 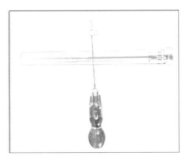

口周细纹埋线取穴方案　　　　　口周细纹埋线工具

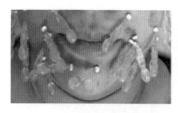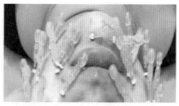

口周细纹 针灸埋线

（4）任针疗法

使用材料：选取任氏一次性1寸任针。

取穴：局部细小皱纹明显处。

操作方法：局部碘伏消毒3遍后，用生理盐水擦拭脱碘，采用任针对细纹下筋膜层行平行松解术，局部皱纹凹陷处用任针由深筋膜层到浅筋膜层再到皮下进行逐层松解。

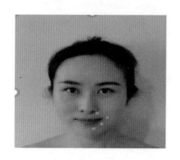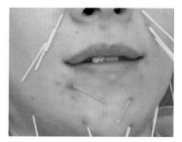

口周细纹任针设计　　　　　　　　口周细纹 任针

（5）拨筋、刮痧疗法

使用材料：任氏玉石拨筋棒、任氏玉石刮痧板。

取穴：地仓、承浆、人中、夹承浆、迎香，局部细纹明显处。

操作方法：清洁面部，均匀涂抹面部专用润滑油，手持刮痧板对局部细纹处进行平抚刮拭，力度要有渗透力。使用拨筋棒沿口轮匝肌逆时针方向旋转刮拭以松解皮下筋结、气结，局部穴位地仓、承浆、人中、夹承浆、迎香穴点揉刺激。

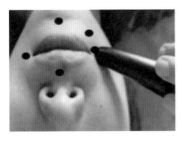 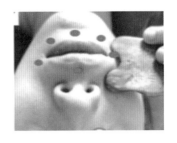

口周细纹 拨筋　　　　　　　　口周细纹 刮痧

（6）微针疗法

使用材料：任氏针长 0.25mm 微针。

取穴：口周部位，局部皱纹明显处重点推治。

操作：清洁口周皮肤，碘伏消毒 3 遍后，生理盐水擦拭脱碘。手持微针沿口周上下直线往返滚动，微针未离开皮肤时不得改变方向；手法要轻、柔、匀，以局部皮肤微红发热为度。

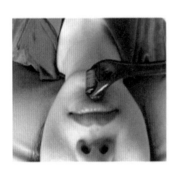 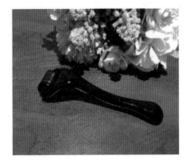

口周细纹 微针

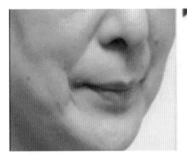 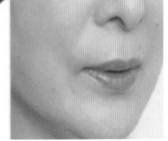

口周细纹治疗前后对比

【特别提示】

（1）预防口周皱纹生成，平时要注意护理，多吃富含维生素和胶原蛋白的食物，保持皮肤水分充足及睡眠充足。

（2）戒烟及避免长期暴晒，尽量减少长时间大笑。

9.颈　纹

【定义】颈纹，是出现在颈部的横行皱纹，多由于日晒、不良习惯、年龄等因素导致颈部皮肤衰老、萎缩而出现，各年龄层皆有因颈纹而困扰的人群。

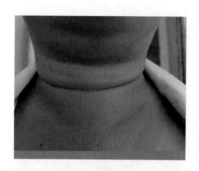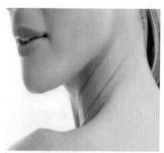

【相关解剖结构】颈部分布的主要肌肉为颈阔肌。颈阔肌属于表情浅表肌肉，起自胸大肌和三角肌上部筋膜，止于下颌骨和下面部的皮下组织，受面神经颈支支配。其作用可使嘴角下拉，较紧牙齿时可使颈部皮肤提升。

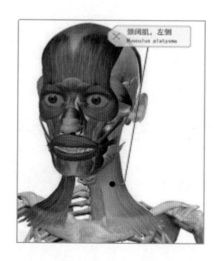

【颈纹产生的原因】颈纹在各年龄段均会出现，并非老年人的专利，这主要由于颈部皮肤的结构导致。颈部皮肤与面部皮肤相比角质层含水量较高、皮肤厚度较薄、皮肤伸缩性及弹性可达面部皮肤的 3 倍，这一特性使得头部可以轻松的转动及抬高，且颈部运动灵活，但也使得颈部更容易产生皱纹。颈部脂肪的厚度与身体体重指数（BMI）相关，BMI 指数升高往往颈部脂肪增多，而颈部皮下脂肪的沉积导致颈纹加深。颈部皮肤老化亦为颈纹出现的重要原因，真皮层中的胶原蛋白流失，结缔组织萎缩均导致了颈纹的增多及加深。

【中医认识】颈部主要循行经络为足阳明胃经、手阳明大肠经、足少阴肾经、任脉等，是人体主要经络的汇集之处，分布有很多重要腧穴。中医认为颈部皱纹的产生与肾、脾胃、大肠有关，而临床观察证明颈纹与肾的关系最为密切。肾为先天之本，储存人体元阴元阳。肾藏精，肾中精气的盛衰决定着机体的生、长、壮、老。肾精充足，则气血化生有源，皮肤红润，富有光泽、弹性；中年以后，随着肾中精气由盛转衰，人体机能逐渐衰退，形体日趋衰老，可较早反应于颈部，出现颈部松弛、颈部皱纹。对经络和穴位的正确刺激，可起到补肾气、滋肾阴的功效，促进气血化生、运行，经络疏通，从而有效减轻颈部皱纹，预防颈纹形成。

【治疗方案】

（1）毫针治疗

使用材料：面针选取 0.3 寸毫针，体针选取 1 ~ 1.5 寸毫针。

取穴：扶突、气舍、缺盆、天鼎，局部皱纹明显处，平刺。

体针取穴：肾俞、脾俞、胃俞、肩井、大椎、足三里、中脘、关元，加临床辨证取穴。

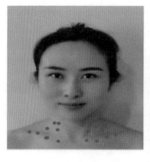
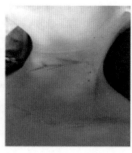
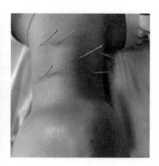

颈纹毫针设计　　　　　　　　　颈纹 毫针

（2）金针疗法

使用材料：选取任氏 1 寸金针。

取穴：扶突、气舍、缺盆、天鼎，局部颈纹明显处。平刺。

经验取穴：颈部皱纹明显处进行密集排列式进针，平刺。

操作：局部穴位酒精消毒，使用任氏一次性金针在颈部皱纹处平刺，方向自左向右或自右向左均可，平刺 0.5 ~ 0.8 寸。

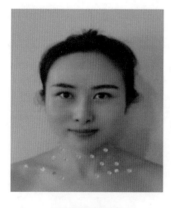
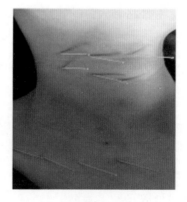

颈纹金针设计　　　　　　　　　颈纹 金针

（3）任氏针灸埋线疗法

使用材料：任氏 3cm 针线一体型埋线针。

取穴：颈部局部皱纹明显处。

经验取穴：在颈阔肌浅筋膜层排列进针埋线。

操作：清洁面部后外敷利多卡因软膏表皮麻醉。碘伏消毒3遍后用生理盐水擦拭脱碘；任氏一次性埋线针可在局部凹陷明显处进行横向埋线填充，局部可以根据皱纹深浅埋进多根线体（针灸埋线进针点要避开人迎穴）；颈部皱纹多于两条者，或因颈部松弛导致的颈纹，可在横向埋线填充后再于两颈纹间进行斜刺，以增加支撑功能使皮肤紧致。

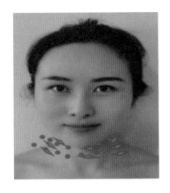

颈纹针灸埋线设计

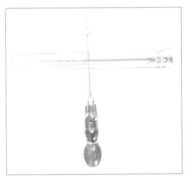

颈纹针灸埋线针具

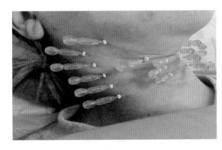

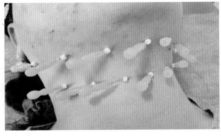

颈纹 针灸埋线

（4）任针疗法

使用材料：选取任氏一次性1寸任针。

取穴：颈部局部皱纹明显处。

操作方法：局部碘伏消毒3遍后，用生理盐水擦拭脱碘，使用任针对颈阔肌表面筋膜层行平行松解术，局部皱纹凹陷处由深筋膜层到浅筋膜层到皮下进行逐层松解。

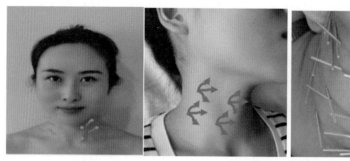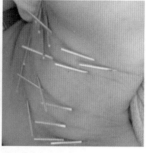

颈纹任针设计　　　　　　　　　　　颈纹 任针

（5）拨筋、刮痧疗法

使用材料：任氏玉石刮痧板。

取穴：颈阔肌。

操作方法：清洁颈部，均匀涂抹面部专用润滑油。手持刮痧板沿颈阔肌自下而上进行平抚刮拭，力度均匀柔缓，以患者可耐受为度。

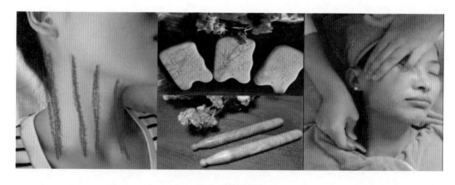

颈纹 拨筋刮痧

（6）微针疗法

使用材料：任氏针长 0.5 ~ 1.0mm 微针。

取穴：颈部局部皱纹明显处。

操作：清洁局部，碘伏消毒 3 遍后，用生理盐水擦拭脱碘。手持微针在颈纹明显处自左向右或自右向左横行往返滚动，之后再与颈纹垂直方向竖向滚动；微针每次滚动的路径直线行走，手法要轻、柔、匀，以局部皮肤微红发热为度。

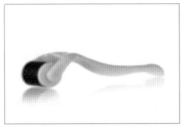 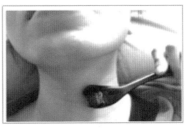

颈纹微针工具　　　　　　　颈纹 微针治疗

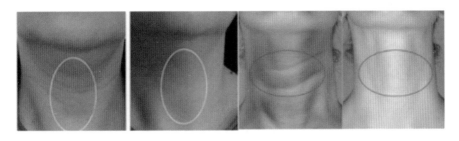

颈纹治疗前后对比

【特别提示】

颈部操作需注意：

（1）颈部血管神经分布广泛，在针刺、埋线过程中，手法宜轻柔，针刺应沿颈部皱纹纹理平刺，不可刺入过深。

（2）颈部容易出现血肿、淤青，针刺应缓慢，如见出血要及时出针并按压止血。

（3）喉结两侧，有重要动脉分布，针刺、埋线过程中需避开。

二、面部凹陷、松弛

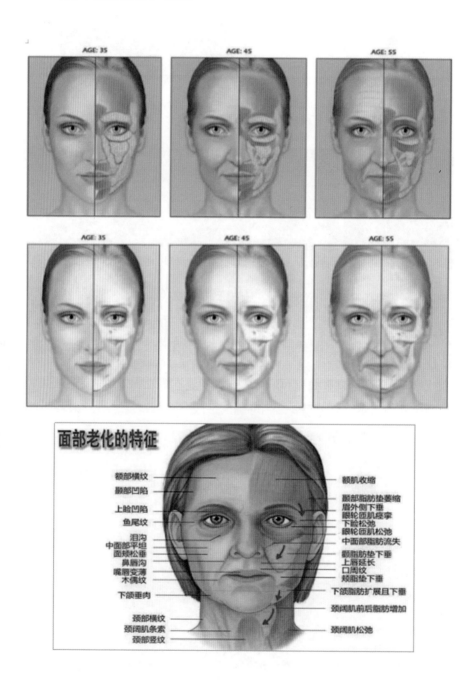

（一）面部凹陷

【定义】面部凹陷，是继面部皱纹之后面部衰老的另一常见表现。额头偏平、眉弓塌陷、太阳穴凹陷、苹果肌消失、泪沟出现等等表现都会使面部呈现老态，显得沧桑憔悴。

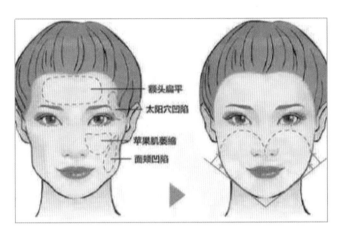

【相关解剖结构】年轻的肌肤真皮层中富含胶原纤维、弹力纤维、透明质酸，皮下脂肪饱满均匀，肌肉丰满有力。面部脂肪分为浅层脂肪与深层脂肪，常以SMAS为界，浅层脂肪位于皮肤下，难以与皮肤分离，结构完整而连贯，而面部深层脂肪则是不连续的，成块状单独分布在SMAS的深层，由筋膜和韧带固定在特定的区域。皮肤老化过程中，真皮层中胶原弹力纤维逐渐减少、基质填充物流失，脂肪及肌肉组织萎缩变薄。

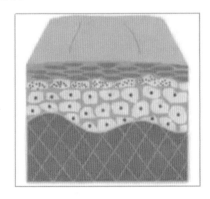

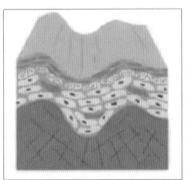

胶原蛋白充足的皮肤　　　　　　胶原蛋白流失的皮肤

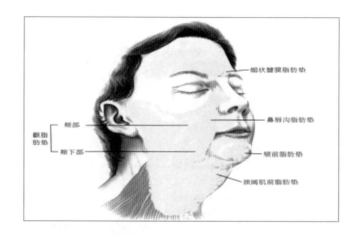

【产生的原因】造成面部凹陷的原因主要可分为先天性因素和后天性因素。先天性因素多为体质、遗传原因，有些人先天皮下脂肪少或骨骼发育缺陷，年轻时就出现面部凹陷的表现。后天性因素多为自然衰老、过度减肥、饮食不规律、压力等。随着年纪增长，面部弹性纤维、胶原蛋白流失，出现面部容量缺失，尤其是脂肪组织缺失，造成凹陷。过度减肥使得皮下脂肪过度减少、面颊脂肪垫薄弱，表现为两颊凹陷。饮食不规律、压力等因素造成身体健康问题出现，反应在面部相应部位，皮下组织、肌肉萎缩形成凹陷。亦有部分面部凹陷由于感染、外伤、面部手术等引起。

【中医认识】面部凹陷多由于脾气亏虚、气血不足导致。脾主肌肉，人体的肌肉依靠气血津液物质濡养，而这些营养物质的来源又依赖于脾。脾为气血化生之源，脾气健运，营养充足，则肌肉丰满壮实；脾气亏虚，气血生化不足，不能上荣于面、充达肌肉，故见面部肌肉萎缩凹陷。

面部凹陷最常表现在：额部、颞部、眼睑及面颊部。以下就临床常见面部凹陷问题（额头凹陷、眉弓凹陷、太阳穴凹陷、泪沟凹陷、苹果肌凹陷、两颊凹陷）的治疗方案进行介绍。

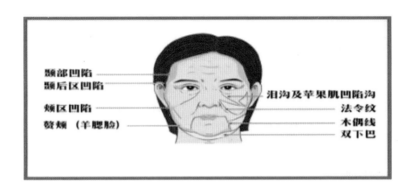

1. 额头凹陷

（1）毫针治疗

使用材料：面针选取 0.3 寸毫针、体针选取 1 ~ 1.5 寸毫针。

取穴：印堂、阳白、攒竹、头维、神庭，局部平刺。

体针取穴：脾俞、肺俞、胃俞、大肠俞、天枢、足三里、上巨虚，加临床辨证取穴。

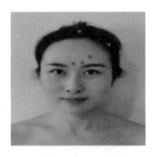

额头凹陷毫针设计

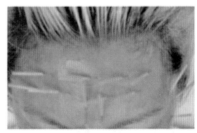

额头凹陷 毫针

（2）金针疗法

使用材料：选取任氏 1 寸金针。

取穴：印堂、攒竹、阳白、神庭，局部凹陷处。

操作：局部穴位酒精消毒，采用任氏一次性金针在所选穴位斜刺；亦可在局部凹陷明显处使用金针分层次围刺，平刺 0.5 ~ 0.8 寸。

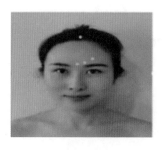
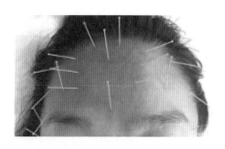

额头凹陷金针设计　　　　　　　　额头凹陷 金针

（3）任氏针灸埋线疗法

使用材料：任氏3cm针线一体型埋线针。

取穴：印堂、阳白，局部凹陷处。

操作：清洁面部后外敷利多卡因软膏表皮麻醉。碘伏消毒3遍后用生理盐水擦拭脱碘。局部凹陷明显处取穴，针尖向下垂直刺入，由皮下脂肪深层到脂肪浅层逐层埋线，局部可以根据凹陷深浅埋进多根线体；亦可将埋线针尖对准凹陷处进行局部围刺；对于下垂型凹陷，应将线体垂直埋入肌层，增加支撑功能。

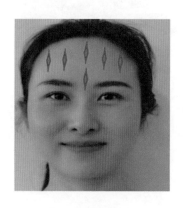
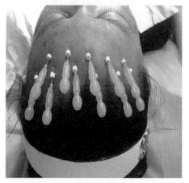

额头凹陷埋线设计　　　　　　　　额头凹陷 针灸埋线

（4）任针疗法

使用材料：选取任氏一次性1寸任针。

取穴：局部凹陷明显处。

操作方法：局部碘伏消毒 3 遍后，用生理盐水擦拭脱碘，使用一次性任针对局部肌肉薄弱凹陷处针刺，刺激皮下胶原蛋白再生。

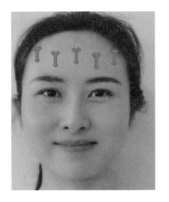
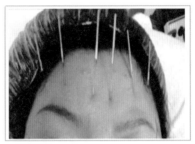

额头凹陷任针设计　　　　　　　额头凹陷 任针

（5）拨筋疗法

使用材料：任氏玉石刮痧板。

取穴：印堂、攒竹、阳白、鱼腰、丝竹空，局部凹陷明显处。

操作方法：清洁面部，均匀涂抹面部专用润滑油，手持刮痧板在额肌自上而下平抚刮拭，以促进局部气血运行。力度应柔和、渗透，使力作用在皮之下、骨之上、肌肉之中。

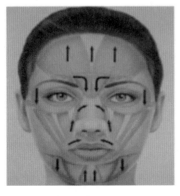
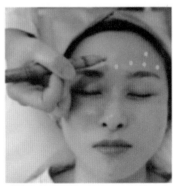

额头凹陷拨筋设计　　　　　　　额头凹陷 拨筋

（6）罐疗

使用材料：已消毒 3 号玻璃罐两个。

取穴：局部凹陷明显处。

操作方法：清洁面部，均匀涂抹面部专用润滑油，使用玻璃罐在额头局部凹陷明显处行闪罐、走罐法，以局部微微发红为度。

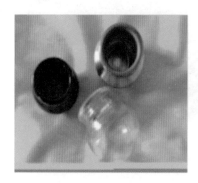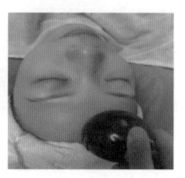

额头凹陷罐疗设计　　　　　　　　额头凹陷 罐疗

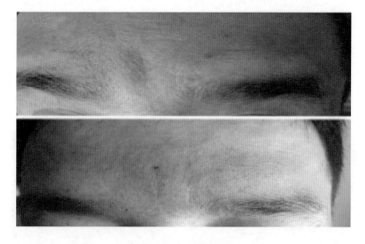

额头凹陷治疗前后对比

2. 眉弓凹陷

（1）毫针治疗

使用材料：面针选取 0.3 寸毫针、体针选取 1 ~ 1.5 寸毫针。

取穴：印堂、阳白、攒竹、鱼腰、丝竹空，局部平刺。

体针取穴：脾俞、胃俞、中脘、天枢、足三里、关元，加临床辨证取穴。

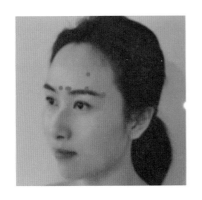
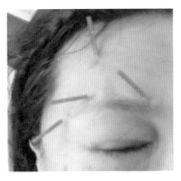

眉弓凹陷毫针设计　　　　　　　眉弓凹陷 毫针

（2）金针疗法

使用材料：选取任氏 1 寸金针。

取穴：印堂、阳白、攒竹、鱼腰、丝竹空、太阳，局部凹陷处。

操作：局部穴位酒精消毒，采用任氏金针在所选穴位上斜刺；亦可在眉弓凹陷明显处采用金针围刺，平刺 0.5 ~ 0.8 寸。

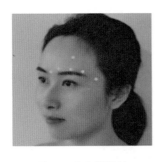
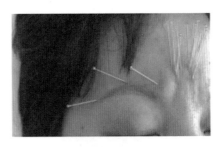

眉弓凹陷金针设计　　　　　　　眉弓凹陷 金针

（3）任氏针灸埋线疗法

使用材料：任氏 3cm 针线一体型埋线针。

取穴：印堂、阳白、鱼腰、丝竹空，局部凹陷处。

操作：清洁面部后外敷利多卡软因软膏表皮麻醉，碘伏消毒 3 遍后用生理盐水擦拭脱碘。采用任氏一次性埋线针在局部眉弓凹陷明显处由皮下脂肪深层到脂肪浅层逐层埋入线体，根据凹陷深浅确定埋入线体数量，一般以 3 ~ 8 根不等。在局部选取穴位埋线，可行透刺法，如阳白透鱼腰、丝竹空透阳白、阳白透攒竹等；亦可于凹陷处围刺。

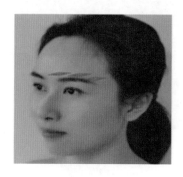 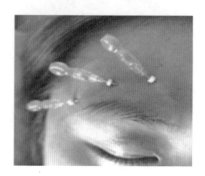

眉弓凹陷埋线设计　　　　　　　眉弓凹陷 针灸埋线

（4）任针疗法

使用材料：选取任氏一次性 1 寸任针。

取穴：局部凹陷处。

操作方法：局部碘伏消毒 3 遍后，用生理盐水擦拭脱碘，使用一次性任针对眉弓上肌肉薄弱凹陷处针刺，刺激皮下胶原蛋白再生。

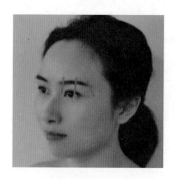 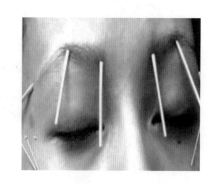

眉弓凹陷任针设计　　　　　　　眉弓凹陷 任针

（5）拨筋疗法

使用材料：任氏玉石拨筋棒。

取穴：印堂、太阳、阳白、攒竹、鱼腰、丝竹空、四白，局部凹陷明显处。

操作方法：清洁面部，均匀涂抹面部专用润滑油，手持刮痧板沿眉弓上部由内向外平抚刮拭，以促进局部气血运行。对局部穴位点揉刺激，局部凹陷处重点拨揉，力度应柔和、渗透。

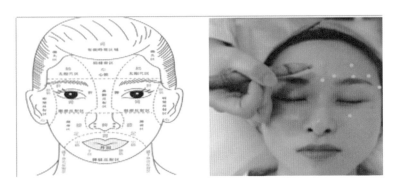

眉弓凹陷 拨筋

3. 太阳穴凹陷

（1）毫针治疗

使用材料：面针选取 0.3 寸毫针、体针选取 1 ~ 1.5 寸毫针。

取穴：太阳、丝竹空、球后、四白，眼轮匝肌外缘。平刺。

体针取穴：脾俞、胃俞、肾俞、胆俞、足三里、中脘、关元，加临床辨证取穴。

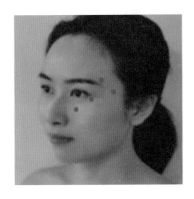

太阳穴凹陷毫针设计

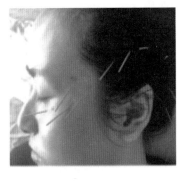

太阳穴凹陷 毫针

（2）金针疗法

使用材料：选取任氏 1 寸金针。

取穴：印堂、阳白、丝竹空、瞳子髎、太阳、球后、四白，局部凹陷明显处。

操作：局部穴位酒精消毒，使用任氏一次性金针在所选穴位上斜刺；在太阳穴凹陷明显处采用金针围刺，平刺 0.5 ～ 0.8 寸。

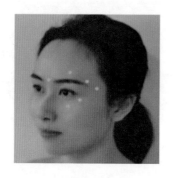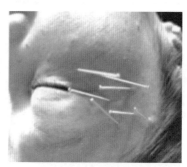

太阳穴凹陷金针设计　　　　　　　太阳穴凹陷 金针

（3）任氏针灸埋线疗法

使用材料：任氏 3cm 针线一体型埋线针。

取穴：太阳、瞳子髎、丝竹空，局部凹陷明显处。

操作：清洁面部后外敷利多卡因软膏表皮麻醉，碘伏消毒 3 遍后用生理盐水擦拭脱碘。采用任氏一次性埋线针在局部太阳穴凹陷明显处由皮下脂肪深层到脂肪浅层逐层埋入线体，根据凹陷深浅确定埋入线体数量，一般以 3 ～ 5 根不等。在局部选取穴位埋线，可行透刺法，如太阳透瞳子髎、太阳透丝竹空等。

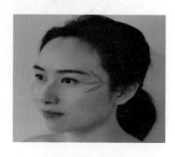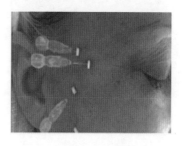

太阳穴凹陷针灸埋线设计　　　　　　太阳穴凹陷 埋线

（4）任针疗法

使用材料：选取任氏一次性 1 寸任针。

取穴：局部凹陷明显处。

操作方法：局部碘伏消毒 3 遍后，用生理盐水擦拭脱碘。使用任氏一次性任针对局部肌肉薄弱凹陷处针刺，刺激皮下胶原蛋白再生。

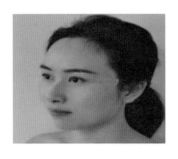 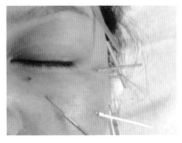

太阳穴凹陷任针设计　　　　　　　　太阳穴凹陷 任针

（5）拨筋疗法

使用材料：任氏玉石拨筋棒。

取穴：太阳、丝竹空、瞳子髎、球后、四白，眼轮匝肌外缘。

操作方法：清洁面部，均匀涂抹面部专用润滑油。手持拨筋棒沿眼轮匝肌外缘由内至外旋转刮拭以疏通局部气血。对局部穴位点揉刺激，凹陷处重点拨揉，以患者可耐受为度。

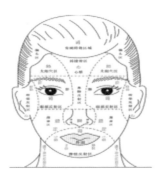 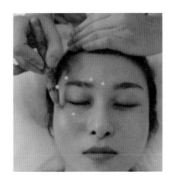

太阳穴凹陷拨筋设计　　　　　　　　太阳穴凹陷 拨筋

（6）罐疗

使用材料：已消毒备用 3 号玻璃罐两个。

取穴：局部凹陷处。

操作方法：清洁面部，均匀涂抹面部专用润滑油，使用玻璃罐在太阳穴局部凹陷明显处行闪罐、走罐法，以局部微微发红为度。

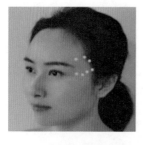
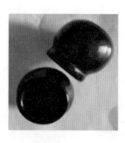
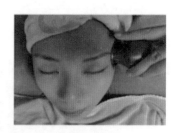

太阳穴凹陷拔罐设计　　　太阳穴凹陷拔罐工具　　　太阳穴凹陷 拔罐

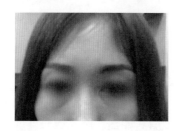
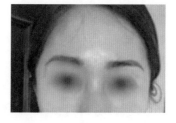

太阳穴凹陷治疗前后对比

4. 泪沟凹陷

（1）毫针疗法

使用材料：面针选取 0.3 寸毫针、体针选取 1 ~ 1.5 寸毫针。

取穴：四白、承泣、球后，局部凹陷处。平刺。

体针：百会、中脘、关元、心俞、脾俞、肾俞，加临床辨证取穴。

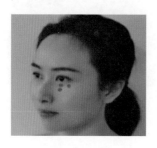
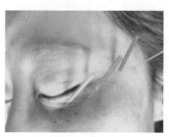

泪沟凹陷毫针设计　　　　　泪沟凹陷 毫针

（2）金针疗法

使用材料：选取任氏 1 寸金针。

取穴：承泣、四白、球后、太阳、印堂、外迎香、颧髎，局部凹陷明显处。

操作：局部穴位酒精消毒，使用任氏一次性金针在所选穴位上斜刺；在太阳穴凹陷明显处采用金针围刺，平刺 0.5 ～ 0.8 寸。

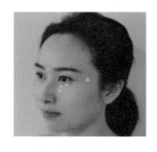
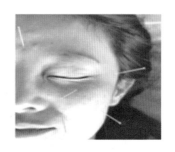

泪沟凹陷金针设计　　　　　　泪沟凹陷 金针

（3）任氏针灸埋线疗法

使用材料：任氏 3cm 针线一体型埋线针。

取穴：球后、四白、承泣，局部凹陷处。

操作：清洁面部后外敷利多卡因软膏表皮麻醉，碘伏消毒 3 遍后用生理盐水擦拭脱碘。在局部选取穴位埋线，行透刺法，如四白透目内眦、球后透承泣。在局部泪沟处根据凹陷深浅决定埋入不同数量线体，一般以 3 ～ 5 根不等。

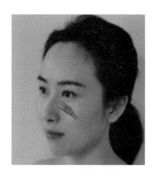
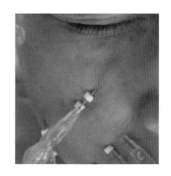

泪沟凹陷针灸埋线设计　　　　泪沟凹陷 针灸埋线

（4）任针疗法

使用材料：选取任氏一次性1寸任针。

取穴：局部凹陷明显处。

操作方法：局部碘伏消毒3遍后，用生理盐水擦拭脱碘。使用任氏一次性任针在泪沟凹陷处平刺进针，促进局部血液循环，刺激皮下胶原蛋白再生。

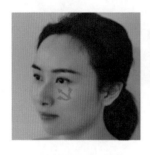 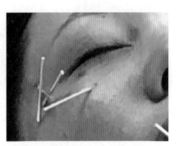

泪沟凹陷任针设计　　　　　　　泪沟凹陷 任针

（5）拨筋疗法

使用材料：任氏玉石拨筋棒。

取穴：承泣、四白、球后、迎香、睛明，局部凹陷明显处。

操作方法：清洁面部，均匀涂抹面部专用润滑油。手持拨筋棒沿下眼眶由内至外轻柔刮拭，疏通眼周经络，促进局部气血循环。对局部穴位重点点揉刺激，以患者可耐受为度。

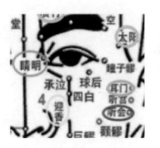 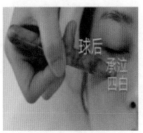

泪沟凹陷穴位　　　　　　　　泪沟凹陷 拨筋

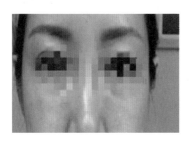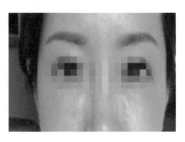

泪沟凹陷治疗前后对比

5. 苹果肌凹陷

（1）毫针疗法

使用材料：面针选取 0.3 寸毫针、体针选取 1 ~ 1.5 寸毫针。

取穴：四白、颧髎、球后、外迎香、下关，局部凹陷明显处。斜刺。

体针取穴：脾俞、心俞、足三里、中脘、关元、养老，加临床辨证取穴。

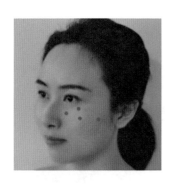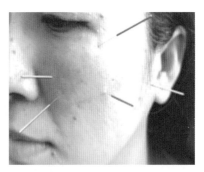

苹果肌凹陷毫针设计　　　　　苹果肌凹陷 毫针

（2）金针疗法

使用材料：选取任氏 1 寸金针。

取穴：印堂、太阳、球后、四白、颧髎、迎香、巨髎、地仓，局部凹陷明显处。

操作：局部穴位酒精消毒，采用任氏一次性金针在所选穴位上斜刺。苹果肌凹陷处采用金针分层次围刺，平刺 0.5 ~ 0.8 寸。

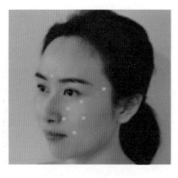
苹果肌凹陷金针设计

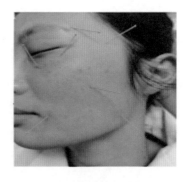
苹果肌凹陷 金针

（3）任氏针灸埋线疗法

使用材料：任氏 3cm 针线一体型埋线针。

取穴：球后、承泣、四白、颧髎、迎香，局部凹陷明显处。

操作：清洁面部后外敷利多卡因软膏表皮麻醉，碘伏消毒 3 遍后用生理盐水擦拭脱碘。选取苹果肌周围穴位，如承泣、四白、迎香、颧髎、球后，使用任氏一次性埋线针进针后针尖向苹果肌方向斜刺，由皮下脂肪深层到脂肪浅层逐层埋线。

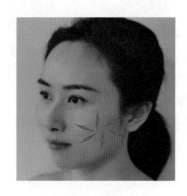
苹果肌凹陷埋线设计

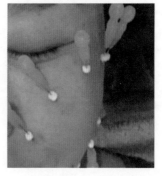
苹果肌凹陷 埋线

（4）任针疗法

使用材料：选取任氏一次性 1 寸任针。

取穴：球后、承泣、四白、颧髎、迎香、地仓、局部凹陷处。

操作方法：局部碘伏消毒 3 遍后，用生理盐水擦拭脱碘。使用任氏一次性任针在苹果肌周围围刺，促进局部血液循环，刺激皮下胶原蛋白再生。

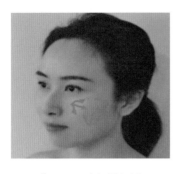
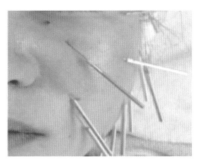

苹果肌凹陷任针设计　　　　　　　　苹果肌凹陷 任针

（5）拨筋疗法

使用材料：任氏玉石刮痧板、拨筋棒。

取穴：球后、承泣、四白、颧髎、迎香，局部凹陷明显处。

操作方法：清洁面部，均匀涂抹面部专用润滑油。手持刮痧板围绕苹果肌由内向外、由上向下刮拭。使用拨筋棒对局部穴位点揉刺激。以患者可耐受为度，注意力量要深入肌层，不可浮于皮肤表面。

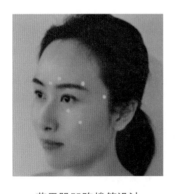
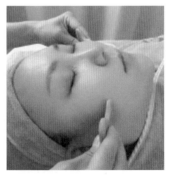

苹果肌凹陷拨筋设计　　　　　　　　苹果肌凹陷 拨筋

（6）罐疗

使用材料：已消毒3号玻璃罐两个。

取穴：局部凹陷明显处。

操作方法：清洁面部，均匀涂抹面部专用润滑油。点燃 95% 酒精棉棒，手持火罐在苹果肌凹陷明显处行闪罐法，以局部微微发红为度。

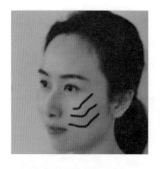
苹果肌凹陷罐疗设计

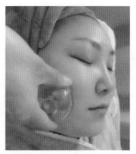
苹果肌凹陷 罐疗

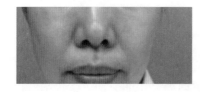

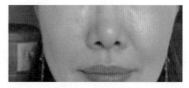

苹果肌凹陷治疗前后对比

6. 两颊凹陷

（1）毫针疗法

使用材料：面针选取 0.3 寸毫针，体针选取 1 ~ 1.5 寸毫针。

取穴：颧髎、巨髎、地仓、颊车、下关，局部平刺。

体针取穴：脾俞、胃俞、天枢、中脘、关元、足三里，加临床辨证取穴。

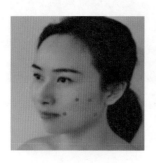
两颊凹陷毫针设计

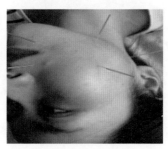
两颊凹陷 毫针

（2）金针疗法

使用材料：选取任氏 1 寸金针。

取穴：颧髎、巨髎、地仓、颊车、下关、大迎，局部凹陷处。

操作：局部穴位酒精消毒，使用任氏一次性金针局部穴位斜刺。局部凹陷明显处采用金针散刺，平刺或斜刺 0.5 ~ 0.8 寸。

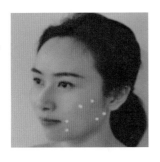
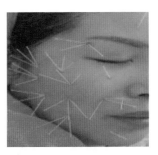

两颊凹陷金针设计　　　　　　　两颊凹陷 金针

（3）任氏针灸埋线疗法

使用材料：任氏 3cm、5cm 针线一体型埋线针。

取穴：迎香、地仓、颧髎、颊车、下关，局部凹陷处。

操作：清洁面部后外敷利多卡因软膏表皮麻醉，碘伏消毒 3 遍后用生理盐水擦拭脱碘。使用任氏一次性埋线针在局部凹陷明显处分层次埋入线体，针尖方向均朝向面颊凹陷处，由皮下脂肪深层到脂肪浅层逐层埋线，局部根据凹陷深浅埋进多根线体。对于合并面部下垂者，可以把线体直接埋进局部肌肉浅层，增加支撑功能。

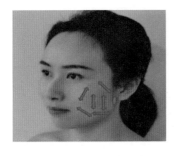
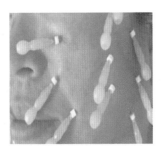

两颊凹陷针灸埋线设计　　　　　两颊凹陷 针灸埋线

（4）任针疗法

使用材料：选取任氏一次性1寸、2寸任针。

取穴：局部凹陷明显处。

操作方法：局部碘伏消毒3遍，生理盐水擦拭脱碘，此处布有颧肌、笑肌，使用任针对局部萎缩颊肌及肌肉薄弱处针刺，促进局部血液循环，刺激皮下胶原蛋白再生。

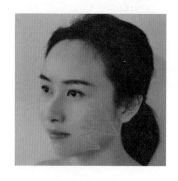 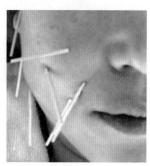

两颊凹陷任针设计　　　　　　　　两颊凹陷 任针

（5）拨筋疗法

使用材料：任氏玉石拨筋棒。

取穴：颧髎、地仓、颊车、迎香，局部凹陷明显处。

操作方法：清洁面部，均匀涂抹面部专用润滑油。手持拨筋棒沿颊肌自下而上逆时针旋转，以拨散局部筋结、气结。亦可由地仓向颊车方向、迎香向颧髎方向进行旋转拨揉。局部穴位及凹陷处重点拨揉，力度在皮肤之下、骨头之上、肌肉之中。

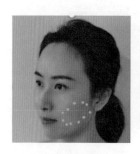 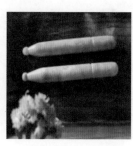 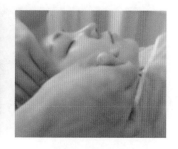

两颊凹陷拨筋设计　　　两颊凹陷拨筋工具　　　两颊凹陷 拨筋

（6）罐疗

使用材料：已消毒 3 号玻璃罐两个。

取穴：局部凹陷明显处。

操作方法：清洁面部，均匀涂抹面部专用润滑油。点燃95%酒精棉棒，手持玻璃罐在局部凹陷明显处行闪罐治疗，沿面颊部由下向上走罐治疗，以局部微微发红为度。

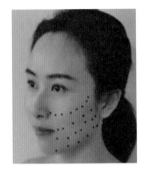

两颊凹陷罐疗设计

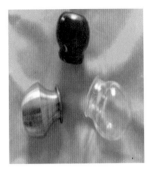

两颊凹陷罐疗工具

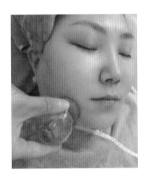

两颊凹陷 罐疗

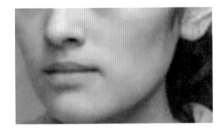

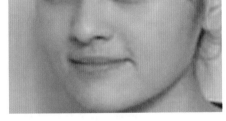

两颊凹陷治疗前后对比

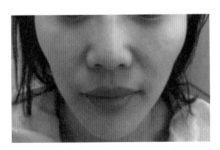

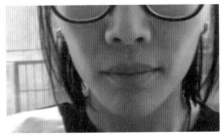

两颊凹陷治疗前后对比

（二）面部松弛

【定义】面部松弛通常分为上面部松弛及中下面部松弛。上面部松弛指眼睛及以上部分，常表现为眼睑松弛、上眼睑下垂、眼袋；中下面部松弛指眼睛以下部分，常表现为口角松弛、两颊松弛、双下巴、颈部松弛。

【相关解剖结构】面部各层组织依靠筋膜和韧带固定在特定的区域。面部的支持韧带从深层骨组织走行到真皮层，属于纤维结缔组织复合物，有抵抗重力作用，并具有将面部软组织固定在正常解剖位置的功能。支持韧带可分为真性支持韧带和假性支持韧带，真性支持韧带连接皮肤与骨膜，维系皮肤与重要骨缝骨膜之间的联系，起固定面部皮肤的作用。包括眶韧带、颧韧带、颊上颌韧带（真、假性）、下颌韧带。假性支持韧带是在深浅筋膜之间或皮肤和筋膜之间的一些相对致密结构，具有维系各筋膜层之间的联系的作用。包括颈阔肌—耳韧带、皮肤咬肌韧带、颊上颌韧带（真、假性）。

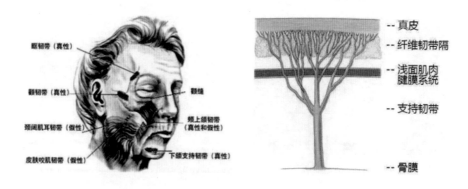

【产生的原因】面部肌肤常年暴露于外，受到外界损伤，且面部皮肤较其他部位皮肤更薄，营养吸收能力及修复能力相对更为薄弱，故通常面部松弛最早出现。面部松弛多由于人体衰老、重力、过度减肥、营养不良、日晒、吸烟、缺乏锻炼等原因，导致面部胶原蛋白和弹性纤维逐渐流失，弹性和伸展性渐渐减退，皮下脂肪流失、皮下组织不同程度萎缩、肌肉松弛，支持韧带断裂、松弛，皮肤失去了内部支撑。另外，面部表情丰富，皮肤随着表情肌长期的收缩、舒张，导致皮肤弹性减低，皱纹松弛出现。

此外，皮肤松弛亦与雌激素水平减低有关。雌激素由卵巢分泌，促进女性第二性征发育，塑造了女性的柔美，使肌肤更加的细腻、身体更加丰满。一般女性 20 岁时雌激素最旺盛，35 岁到达巅峰。体内雌激素水平正常的年轻女性身上的肌肉紧绷、结实、有力，皮肤有弹性。35 岁之后，随着新陈代谢下降，身体的各项机能也开始呈下降趋势。女性步入更年期后，雌激素水平打乱、减低，皮肤、肌肉出现萎缩，失去胶原蛋白、失去弹性，肌肉柔软无力，不能拉扯骨骼、关节，出现一定程度的骨肉分离，外部表现即为皮肤的松弛、下垂。

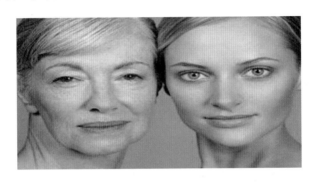

【中医认识】面部松弛多由中气不足、气虚下陷所致。气是构成人体和维持人体生命活动的基本物质之一，在人体内运行不息，推动和调控着人体内的新陈代谢，维系着人体的生命过程。气的正常运行能够激发和促进人体的生长发育以及各个脏腑、经络的生理功能，各脏腑机能正常及精血津液输布运行都是靠气来完成的。中气不足，脾气亏虚，脾失健运则化源不足，加之气虚不能推动营血上荣，面部失却气血充养，则见肌肤无华，气虚无力升举，清阳之气下陷，故见面部松弛下垂。

以下就临床常见面部松弛问题（眼睑松弛、口角松弛、两颊松弛、双下巴、颈部松弛）的治疗方案进行介绍。

7. 眼睑松弛

（1）毫针治疗

使用材料：面针选取 0.3 寸毫针、体针选取 1～1.5 寸毫针。

取穴：承泣、四白、球后、瞳子髎、太阳，局部松弛部位，平刺。

体针：百会、关元、脾俞、胃俞、肾俞、足三里，加临床辨证取穴。

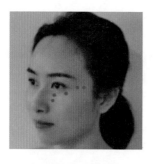
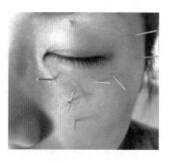

眼睑松弛毫针设计 眼睑松弛 毫针

（2）金针疗法

使用材料：选取任氏 0.5 寸金针。

取穴：四白、承泣、球后、瞳子髎、太阳、丝竹空、鱼腰，局部松弛处。

操作：局部穴位酒精消毒。使用任氏一次性金针局部穴位斜刺；局部松弛明显处使用金针分层次密集排列进针，平刺 0.3 ～ 0.5 寸。

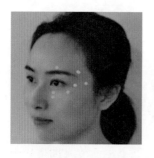
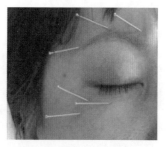

眼睑松弛金针设计 眼睑松弛 金针

上眼睑下垂亦可采用上述方法。

对于眼袋的治疗除上述方法外，常使用金针围眶下缘斜刺，根据眼袋下垂的范围及大小选择金针排刺的围度及疏密度，进针层次在浅筋膜层。

（3）任氏针灸埋线疗法

使用材料：任氏 3cm 针线一体型埋线针。

取穴：球后、四白、瞳子髎、太阳、丝竹空，局部松弛处。

操作：清洁面部后外敷利多卡因软膏表皮麻醉，碘伏消毒 3 遍后用生理盐水擦拭脱碘。常采用透刺法，如使用任氏一次性埋线针由球后穴向承泣穴透刺、四白穴向目内眦方向透刺等。局部松弛明显处分层次埋线（由皮下脂肪深层到脂肪浅层逐层埋线），局部根据松弛程度确定埋入线体数量，埋线针尖方向向上。上眼睑下垂不宜埋线。

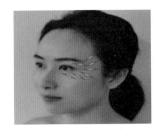 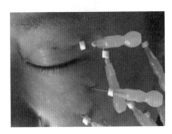

眼睑松弛针灸埋线设计　　　　　　眼睑松弛 针灸埋线

（4）任针疗法

使用材料：选取任氏一次性 0.5 寸任针。

取穴：局部松弛明显处。

操作方法：局部碘伏消毒 3 遍后，用生理盐水擦拭脱碘。选取眼睑松弛部位外缘进针，针尖避开眼球方向。对于上眼睑下垂及眼袋的任针治疗，还可以在松弛处外侧点进针，刺入浅筋膜层行摇撸法，力度宜轻柔均匀，缓慢出针。

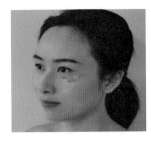 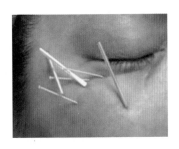

眼睑松弛任针设计　　　　　　眼睑松弛 任针

（5）灸疗

使用材料：一次性无烟艾灸条。

取穴：眼睑局部、神阙、关元、脾俞、肾俞、足三里。

操作方法：将局部穴位暴露，点燃艾条后在局部穴位进行温和灸，亦可将艾灸架置于穴位所在部位上悬灸，艾灸温度宜温和，时间在 40 分钟左右。

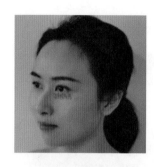 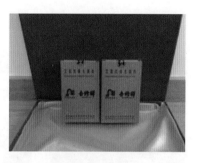

眼睑松弛灸疗设计　　　　　眼睑松弛灸疗工具

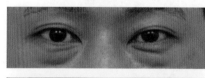 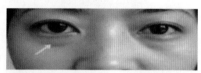
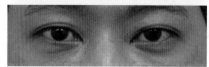 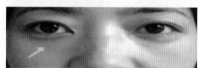

眼睑松弛治疗前后对比

8. 口角松弛

（1）毫针治疗

使用材料：面针选取 0.3 寸毫针，体针选取 1 ~ 1.5 寸毫针。

取穴：地仓、承浆、夹承浆、迎香、颧髎，局部斜刺。

体针取穴：心俞、脾俞、肝俞、内关、膻中、足三里，加临床辨证取穴。

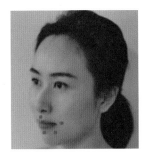 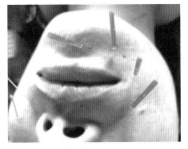

口角松弛毫针设计　　　　　　　口角松弛 毫针

（2）金针疗法

使用材料：选取任氏 1 寸金针。

取穴：地仓、承浆、夹承浆、颊车、迎香、颧髎，局部松弛处。

操作：局部穴位酒精消毒，采用任氏一次性金针在所选穴位上斜刺；亦可在局部松弛处用金针分层次密集排列式进针，平刺 0.3 ~ 0.5 寸。金针层次在浅筋膜层。

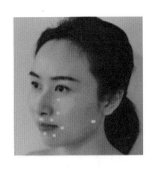 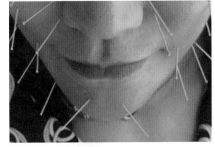

口角松弛金针设计　　　　　　　口角松弛 金针

（3）任氏针灸埋线疗法

使用材料：任氏 3cm 针线一体型埋线针。

取穴：地仓、承浆、夹承浆、迎香、颊车，局部松弛处。

操作：清洁面部后外敷利多卡因软膏表皮麻醉，碘伏消毒 3 遍后用生理盐水擦拭脱碘。手持任氏针线一体埋线针由承浆穴为进针点向两侧夹承浆穴方向斜刺，再由夹承浆穴向地仓穴方向斜刺，地仓穴向人中穴、颧髎穴方向斜刺，迎香穴向太阳穴方向斜刺。亦可在局部松弛明显处分层次，由皮下脂肪深层到脂肪浅层逐层埋线。局部可以根据松弛程度埋进多根线体，针灸埋线方向针尖自下而上。

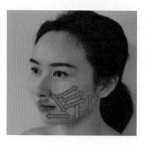
口角松弛针灸埋线设计

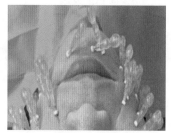
口角松弛 针灸埋线

（4）任针疗法

使用材料：选取任氏一次性1寸任针。

取穴：局部松弛明显处。

操作方法：局部碘伏消毒3遍后，生理盐水擦拭脱碘。此处分布口轮匝肌，使用任针对口轮匝肌处筋膜行平行松解术，局部松弛处用任针在皮下行分层松解术，刺激皮下胶原蛋白再生。亦可在松弛处外侧点进针，在浅筋膜层进行任针摇撸法，刺激5～10分钟，力度宜轻柔均匀，缓慢出针。

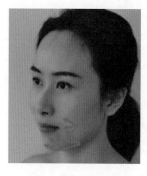
口角松弛任针设计

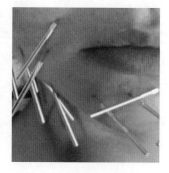
口角松弛 任针

（5）灸疗

使用材料：一次性无烟艾灸条。

取穴：口角局部、神阙、关元、脾俞、心俞、足三里、内关。

操作方法：将局部穴位暴露，点燃艾条后在局部穴位进行温和灸，亦可将艾灸架置于穴位所在部位上悬灸，艾灸温度宜温和，时间在 40 分钟左右。

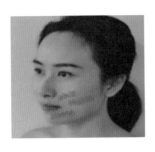

口角松弛灸疗设计

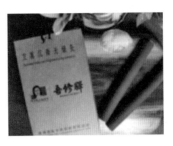

口角松弛灸疗工具

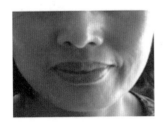
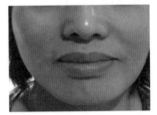

口角松弛治疗前后对比

9. 两颊松弛

（1）毫针治疗

使用材料：面针选取 0.3 寸毫针，体针选取 1 ~ 1.5 寸毫针。

取穴：颧髎、地仓、大迎、颊车、下关、迎香，局部平刺或斜刺。

体针取穴：脾俞、胃俞、天枢、中脘、关元、足三里，加临床辨证取穴。

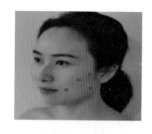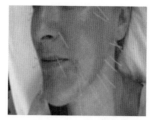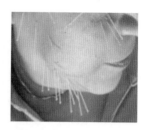

两颊松弛毫针设计　　　　　　两颊松弛 毫针

（2）金针疗法

使用材料：选取任氏 1 寸金针。

取穴：颧髎、地仓、颊车、下关、大迎、巨髎、天容，局部松弛处。

操作：局部穴位酒精消毒，使用任氏一次性金针在选取穴位上斜刺；在局部松弛处用金针分层次密集排列式进针，平刺 0.5 ~ 0.8 寸。

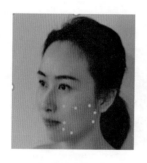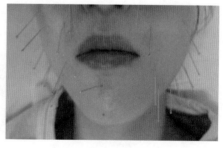

两颊松弛金针设计　　　　　两颊松弛 金针

（3）任氏针灸埋线疗法

使用材料：任氏 3cm 针线一体型埋线针。

取穴：颧髎、地仓、大迎、颊车、迎香，局部松弛处。

操作：清洁面部后外敷利多卡因软膏表皮麻醉，碘伏消毒 3 遍后用生理盐水擦拭脱碘。手持任氏一次性埋线针以下颌骨边缘为进针点自下而上埋入筋膜层，根据松弛程度决定埋进线体的疏密及多少。局部松弛明显处可由皮下深筋膜层到浅筋膜层多层次埋入线体，针尖方向自下而上。对于下垂合并凹陷，可以把线体直接埋进肌肉层，增加支撑功能。

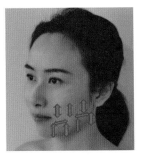 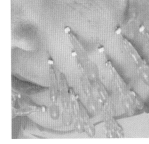

两颊松弛针灸埋线设计　　　　两颊松弛 针灸埋线

（4）任针疗法

使用材料：选取任氏一次性 1 ~ 1.5 寸任针。

取穴：局部松弛明显处。

操作方法：局部碘伏消毒 3 遍后，生理盐水擦拭脱碘。使用任针对局部松弛筋膜处行平行松解术，亦可在局部松弛处用任针在皮下分层次松解，刺激皮下胶原蛋白再生。对于松弛明显者可以选择局部留针，两颊部选取松弛下垂点针刺，同一进针点可沿不同角度方向进针两到三根，留针 40 ~ 60 分钟。

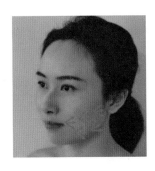 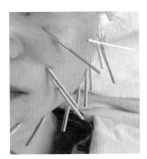

两颊松弛任针设计　　　　　两颊松弛 任针

（5）电针疗法

使用材料：低频脉冲电针仪。

取穴：任针、金针部分留针针柄处。

操作方法：低频脉冲电针仪连接好电源，调制疏密波，时间根据患者具体情况可调 40 ～ 60 分钟，电针鳄鱼夹夹在留针穴位或松弛进针点的针柄上，根据患者适应度选择强度大小，强度不宜过大，微微有感觉为宜。

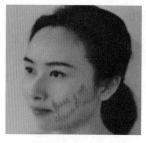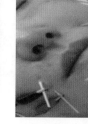

两颊松弛电针设计　　　　　两颊松弛 电针

（6）拨筋、刮痧疗法

使用材料：任氏玉石拨筋棒、刮痧板。

取穴：颧髎、地仓、颊车、大迎、迎香，局部松弛明显处。

操作方法：清洁面部，均匀涂抹面部专用润滑油。手持拨筋棒在颊肌上自下而上逆时针旋转，以拨散局部筋结、气结。亦可由地仓向颊车方向、迎香向颧髎方向进行旋转拨揉。局部穴位及凹陷处重点拨揉，力度在皮肤之下、骨头之上、肌肉之中。采用刮痧板对松弛处进行刮拭以紧致肌肤，力度要均匀、有渗透力；刮痧板和拨筋棒可交替使用。

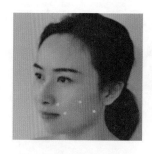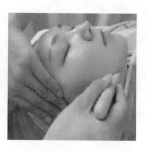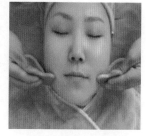

两颊松弛拨筋刮痧设计　　　两颊松弛 拨筋　　　　两颊松弛 刮痧

（7）灸疗

使用材料：一次性无烟艾灸条。

取穴：神阙、关元、脾俞、胃俞、肾俞、足三里，面部局部。

操作方法：将局部穴位暴露，点燃艾条后在局部穴位进行温和灸，亦可将艾灸架置于穴位所在部位悬灸；艾灸温度宜温和，不宜过热；治疗时间 40 分钟。

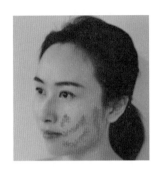 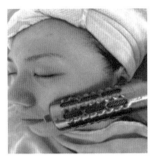

两颊松弛灸疗设计　　　　　　两颊松弛 灸疗

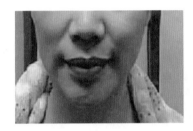 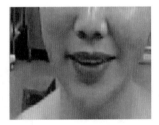

两颊松弛治疗前后对比

10. 双下巴

（1）毫针治疗

使用材料：局部选取 1 寸毫针，体针选取 1 ~ 1.5 寸毫针。

取穴：廉泉、夹廉泉，局部阿是穴。

体针取穴：肝俞、脾俞、肾俞、天枢、水分、关元，加临床辨证取穴。

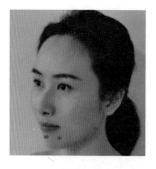
双下巴毫针设计

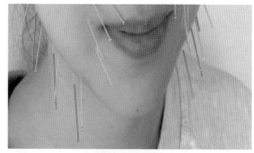
双下巴 毫针

（2）金针疗法

使用材料：任氏1寸金针。

取穴：承浆、大迎、颊车、廉泉、夹廉泉、天容，局部肥厚处。

操作：局部穴位酒精消毒。任氏一次性金针在选取穴位上斜刺。在局部松弛肥厚处采用金针分层次密集排列式进针，亦可在局部肥厚处两侧金针对刺进针；进针层次在脂肪层，平刺0.5～0.8寸。

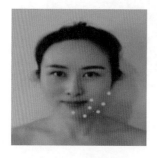
双下巴金针设计

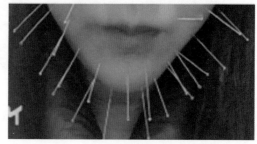
双下巴 金针

（3）任氏针灸埋线疗法

使用材料：任氏3cm、5cm、6cm针线一体型埋线针。

取穴：廉泉、夹廉泉，局部肥厚处。

操作：清洁面部后外敷利多卡因软膏表皮麻醉，碘伏消毒3遍后用生理盐水擦拭脱碘。局部松弛肥厚明显处分层次——由皮下脂肪深层到脂肪浅层逐层埋线，根据松弛程度埋进多根线体，也可在局部肥厚处两端对刺埋线。

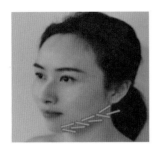
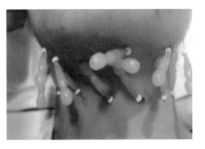

双下巴埋线设计　　　　　双下巴 埋线

（4）任针疗法

使用材料：选取任氏一次性 1 寸、1.5 寸、2 寸任针。

取穴：局部肥厚明显处。

操作方法：局部碘伏消毒 3 遍后，用生理盐水脱碘擦拭。局部松弛处使用任针对皮下筋膜层进行分层次松解，刺激皮下胶原蛋白再生；伴有肥厚者，选取肥厚部位外侧点进针在脂肪层进行任针摇撸法。每穴位刺激 5 ~ 10 分钟，力度宜轻柔均匀，缓慢出针。

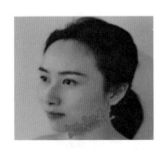
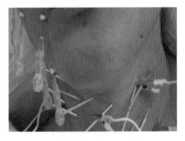

双下巴任针设计　　　　　双下巴 任针治疗

（5）拨筋、刮痧疗法

使用材料：任氏玉石拨筋棒、刮痧板。

取穴：廉泉、夹廉泉、颊车、扶突，局部松弛肥厚处。

操作方法：清洁面部，均匀涂抹面部专用润滑油。手持拨筋棒沿下颌松弛处逆时针旋转刮揉，促进局部气血运行，并对局部穴位重点点揉刺激，力度要均匀、有渗透力。手持刮痧板对局部肥厚处由内向外刮拭，以紧致肌肤，力度在皮肤之下、骨头之上、肌肉之中，刮痧板和拨筋棒可交替使用。

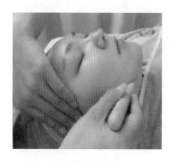
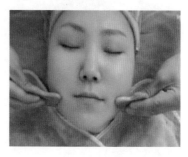

双下巴 拨筋   双下巴 刮痧

（6）双下巴手法疗法

操作方法：①用双手手掌，自颈部至下颏处，由下而上交替竖向抚摩颈部，操作 15～30 次，使局部皮肤微微发红、发热，在下巴肥厚处重点点揉；②用双手手掌，由脖颈中部开始，横向向外轻缓抚摩，操做 15～30 次，力度不宜过重；③双手大拇指、食指分别夹住下颌多余脂肪，由中间向两侧每隔 1cm 捏提一次，捏提至耳根部，重复操作 5 次，有提拉整体轮廓的作用。④双手食指沿着下颌轮廓从耳根向中间拉抹。

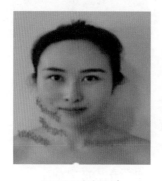
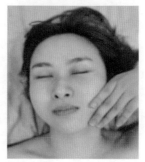

双下巴手法设计   双下巴 手法治疗

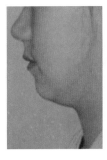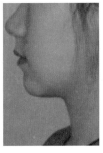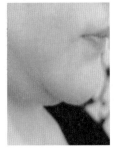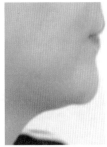

双下巴治疗前后对比

11. 颈部松弛

（1）毫针治疗

使用材料：局部选取 1 寸毫针，体针选取 1 ~ 1.5 寸毫针。

取穴：颈部松弛明显处、锁骨点。

体针取穴：脾俞、胃俞、肩井、大椎、足三里、中脘、关元，加临床辨证取穴。

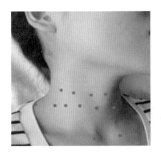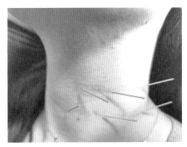

颈部松弛毫针设计　　　　　　　颈部松弛 毫针

（2）金针疗法

使用材料：选取任氏 1 寸金针。

取穴：颈部松弛明显处及锁骨点。

操作：局部穴位酒精消毒，采用任氏一次性金针在颈部所选穴位处平刺进针。局部松弛处采用金针分层次密集排列式进针，针刺方向自左向右、自右向左均可，平刺 0.5 寸 ~ 0.8 寸。

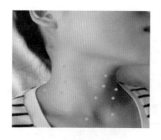
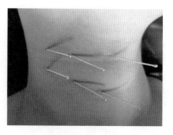

颈部松弛金针设计　　　　　　　颈部松弛 金针

（3）任氏针灸埋线疗法

使用材料：任氏 3cm 针线一体型埋线针。

取穴：颈部局部松弛明显处。

操作：清洁面部后外敷利多卡因软膏表皮麻醉，碘伏消毒 3 遍后用生理盐水擦拭脱碘。局部松弛明显处由皮下深筋膜层到浅筋膜层逐层埋线，根据局部松弛程度埋进多根线体，针灸埋线进针点要避开人迎穴。进针方向可自左到右或自右到左将针体横向埋入；对于颈部松弛明显者，再沿颈部皮下筋膜层斜向上方埋入线体，使线体形成网格，增加局部支撑功能，使皮肤更加紧致。

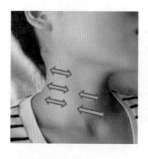
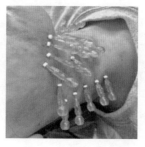

颈部松弛针灸埋线设计　　　　　　颈部松弛 针灸埋线

（4）任针疗法

使用材料：选取任氏一次性 1 ~ 2 寸任针。

取穴：颈部局部松弛明显处。

操作方法：局部用碘伏消毒 3 遍后，用生理盐水脱碘擦拭。局部松弛处使用任针对皮下筋膜层进行分层次松解，刺激皮下胶原蛋白再生；对于松弛明显者可以选择局部留针，选取松弛明显处进针，同一进针点可沿不同角度方向进针两到三根，留针 40 ~ 60 分钟。

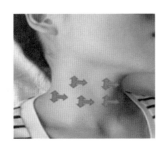
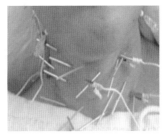

颈部松弛任针设计　　　　　　　　颈部松弛 任针

（5）拨筋、刮痧疗法

使用材料：任氏玉石拨筋棒，任氏玉石刮痧板。

取穴：颈部局部松弛明显处。

操作方法：清洁面部，均匀涂抹面部专用润滑油。手持拨筋棒沿下颌松弛处逆时针旋转刮揉，促进局部气血运行，并对局部穴位重点点揉刺激，力度要均匀、有渗透力。手持刮痧板对松弛明显处由内向外刮拭，以紧致肌肤，力度在皮肤之下、骨头之上、肌肉之中。刮痧板和拨筋棒可交替使用。

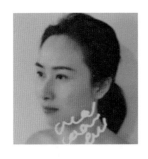
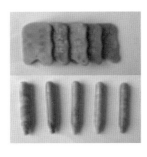
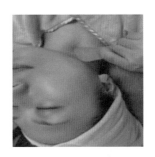

颈部松弛拨筋刮痧设计　　　颈部松弛拨筋刮痧工具　　　颈部松弛 刮痧

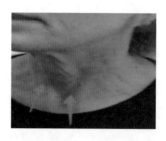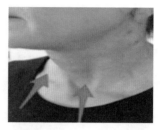

颈部松弛前后对照

三、面部色泽

1. 面色晦暗

【定义】面色晦暗是指面部肤色缺少荣润的光泽，表现为苍白、萎黄或黧黑，一般反应身体内部问题的出现。

【产生的原因】西医认为，面色晦暗无光泽主要由于皮肤血液供应量降低，细胞活性减弱，机体代谢功能下降，皮肤产生的废物（如黑色素因子、细胞核酸残片）代谢迟缓，沉淀于肌肤表面。

随着年龄的增加、营养摄取的不均衡、外界的污染、不合理的生活习惯、超负荷的工作、精神压力等各种因素的共同作用下，往往会导致人体自身的排毒系统不能高效彻底地完成任务，反映到肌肤表面则会出现面色晦暗无华。

【临床表现】面部肤色缺少荣润的光泽，表现为苍白、萎黄或黧黑等。

【中医认识】面色反映人体脏腑精气的盛衰，面色红润光泽为脏腑精气旺盛的表现，面色晦暗则反映脏腑精气不同程度虚衰。《四诊抉微》曰："夫气由脏发，色随气华。"《望诊遵经》曰："有气不患无色，有色不可无气也。"人体的肤色随着精气的充养而光彩于外，而精气由脏腑正常功能活动产生，因此皮肤的光泽是脏腑精气盛衰的表现。

中医认为：面色苍白，多由气虚血少或阳虚寒盛所致，气血不能上充于面部经络故见面色发白无华。面色萎黄，多由脾气亏虚，气血不足所致，脾气虚衰，水谷精微化生不足，气血生化无源，肌肤失养，故面色淡黄无华。面色黧黑，多因肾阳虚衰，水寒不化，浊阴上泛，血行不畅所致。

【治疗方案】

（1）毫针疗法

使用材料：面针选取 0.3 寸毫针，体针选取 1 ~ 1.5 寸毫针。

局部取穴：印堂、阳白、太阳、颧髎、四白、球后、地仓、承浆，平刺或斜侧。

体针取穴：面色苍白取中脘、天枢、气海、关元、足三里、三阴交；面色萎黄取中脘、气海、脾俞、胃俞、膈俞、足三里、上巨虚；面色黧黑取中脘、天枢、气海、关元、心俞、膈俞、肝俞、肾俞、血海、三阴交、太溪。直刺或斜刺 0.8 ~ 1.3 寸。

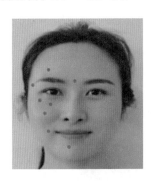 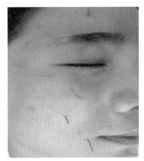

面色晦暗取穴　　　　　　面色晦暗 毫针

（2）金针疗法

使用材料：选取任氏 1 寸金针。

取穴：印堂、阳白、太阳、颧髎、四白、地仓、承浆，直刺或斜刺。

操作：局部穴位酒精消毒，用任氏一次性金针在穴位上平刺或斜刺 0.5 ~ 0.8 寸；晦暗明显处可进行局部围刺。

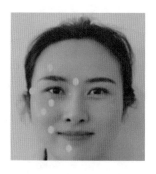
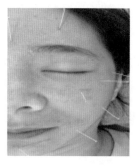

面色晦暗金针设计　　　　　面色晦暗 金针

（3）任氏针灸埋线疗法

使用材料：任氏 3cm 针线一体型埋线针。

取穴：印堂、阳白、四白、球后、迎香、地仓、颧髎、太阳，平刺进针。

体针取穴同毫针。

操作：清洁面部后外敷利多卡因软膏表皮麻醉，碘伏消毒 3 遍后用生理盐水擦拭脱碘。印堂穴、阳白穴针尖向下平刺，迎香穴针尖向上斜刺、地仓穴针尖向两颊方向斜刺、颧髎穴针尖向太阳穴方向透刺，球后穴向四白穴方向透刺，体针穴位根据皮下组织厚薄采用斜刺或直刺进针。

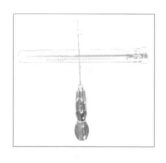
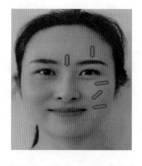
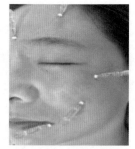

面色晦暗针灸埋线针　　面色晦暗针灸埋线设计方案　　面色晦暗 针灸埋线

（4）任针疗法

使用材料：选取任氏一次性 1 寸任针。

取穴：印堂、太阳、迎香、地仓、颧髎、承浆、颊车，平刺进针。

操作方法：局部碘伏消毒 3 遍后，用生理盐水擦拭脱碘。选取穴位采用平刺进针，地仓向迎香方向透刺，并对浅筋膜组织进行平行松解，刺激，促进局部血液循环。

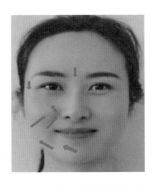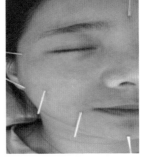

面色晦暗任针设计　　　　面色晦暗 任针

（5）拨筋、刮痧疗法

使用材料：任氏玉石拨筋棒，任氏玉石刮痧板。

取穴：印堂、攒竹、睛明、阳白、鱼腰、太阳、丝竹空、迎香、颧髎、地仓、承浆。

操作方法：清洁面部，均匀涂抹面部专用刮痧油。手持拨筋棒在所选穴位上顺时针旋转刺激以疏散筋结；采用刮痧板对面部进行由上而下、由内而外刮拭，力度要均匀、有渗透力。

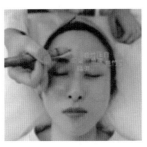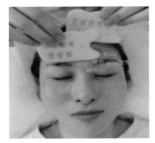

面色晦暗 拨筋　　　　面色晦暗 刮痧

（6）艾灸疗法

使用材料：一次性无烟艾灸条。

取穴：神阙、天枢、气海、关元、命门、肾俞、八髎、足三里。

操作方法：将局部穴位暴露，点燃艾条后在局部穴位进行温和灸，可在针灸治疗同时进行艾灸，艾灸温度宜温和，可以一手持艾条，一手食指、中指置于艾灸穴位两侧，以及时感受局部温度的变化，防止温度过高发生烫伤，时间同针灸治疗时间同步。也可采用艾灸架置于局部穴位上进行悬灸；治疗室温度宜温暖无风，艾灸结束后仍需注意保暖。

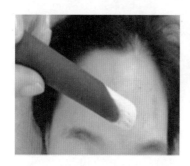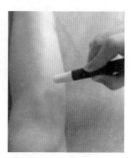

面色晦暗 艾灸

【预防调摄】

（1）均衡饮食，使身体摄入足够的营养成分，多吃富含维生素的食物，如白菜、韭菜、豆芽菜、瘦肉等；减少食盐摄入量。

（2）适当进行体育运动，增强机体免疫力。

（3）保证充足的睡眠。

（4）如有原发病，应积极及时进行治疗。

2. **皮肤粗糙**

【定义】皮肤粗糙是指角质层干燥、剥离，或有角质层增厚、油腻、毛孔粗大，肌肤纹理紊乱等外部特征表现的皮肤状态。

【产生的原因】皮肤粗糙有以下原因：①水油平衡失调。先天原因，如干性皮肤者，汗腺与皮脂腺的分泌较正常皮肤少，汗水与脂肪所形成的皮脂膜薄弱，在干燥的寒冬或阳光直射的盛夏皮脂膜保护能力不足易导致皮肤粗糙。内分泌失调，皮肤油脂分泌旺盛或减少，水油平衡失调，导致皮肤偏油或偏干，进而出现皮肤粗糙。护理不当，天气过于干燥时，肌肤缺少水分，如不注意补水，皮肤分泌大量的油脂，长期处于这种状态导致皮肤水油平衡失调。②营养不良。营养不良，尤其是缺乏维生素 B2、维生素 B6 时容易出现皮肤粗糙。③选择不适当的化妆品和药品或因花粉等过敏物质接触，也会引起过敏而导致皮肤粗糙。

【临床表现】水油平衡失调导致的皮肤粗糙可分别表现为：油性皮肤，油脂分泌过多，面部油腻，毛孔粗大，面色黑黄者多；干性皮肤，皮肤常见干纹、细纹、脱屑，面色潮红或苍白者多，化妆品和皮肤外用药导致的皮肤粗糙常伴随皮炎等表现，过敏导致的皮肤粗糙可伴有皮肤瘙痒，红肿等表现。

【中医认识】中医认为，面部皮肤粗糙多是由于阴血不足，燥热内结所致。津液不足，肠胃积热，气机瘀滞、大肠蠕动传导失司、缓慢，出现便秘、大便异常不规律等症状。肺与大肠相表里，肺主皮毛，喜润恶燥，皮肤干燥粗糙多与肺气肺阴不足、精血亏虚有关。肾为先天之本，肾主精，又为五脏之根本，肝藏血，肝肾同源，精血亏虚亦当责之于肝肾。肝肾阴虚，精血不足不能濡养皮肤而干燥。女子以阴血为本，因其经、带、胎、产之变，精血耗损在所难免生产失血，或经量过多，或多产等均可伤津耗血，形成精虚血弱之体；老年人脏腑功能减弱，导致精血生化不足，而致皮肤干枯。皮肤干燥以女性和老年人多见。另外，熬夜耗伤阴液，故经常熬夜者皮肤粗糙较为常见。

【治疗方案】

（1）毫针疗法

使用材料：面针选取 0.3 寸毫针，体针选取 1 ~ 1.5 寸毫针。

局部取穴：印堂、阳白、太阳、四白、颧髎、地仓、颊车、承浆，平刺或斜刺。

体针取穴：中脘、水分、天枢、大横、气海、脾俞、肝俞、肾俞、曲池、支沟、足三里、阴陵泉、三阴交、太溪，直刺或斜刺 0.8 ~ 1.3 寸。

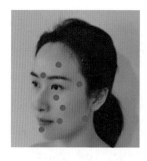
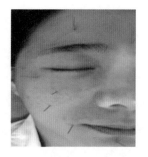

皮肤粗糙毫针设计　　　　皮肤粗糙 毫针

（2）金针疗法

使用材料：选取任氏1寸金针。

取穴：印堂、阳白、太阳、四白、迎香、颧髎、地仓、承浆，平刺或斜刺。

操作：局部穴位酒精消毒。采用任氏一次性金针在所取穴位上平刺或斜刺0.5～0.8寸。

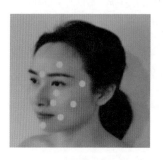
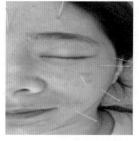

皮肤粗糙金针设计　　　　皮肤粗糙 金针

（3）任氏针灸埋线疗法

使用材料：任氏1～3cm针线一体型埋线针。

取穴：印堂、地仓、颧髎、球后、下关，平刺进针。

体针取穴同毫针。

操作：清洁面部，外敷利多卡因软膏表皮麻醉，碘伏消毒3遍后用生理盐水擦拭脱碘。印堂穴向下平刺，地仓穴针尖向两颊方向透刺、颧髎穴针尖向太阳穴方向透刺，球后穴向四白穴方向透刺。针穴位根据皮下组织厚薄选用透刺或平刺进针。

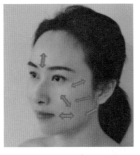
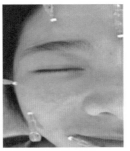

皮肤粗糙针灸埋线设计　　　　皮肤粗糙 针灸埋线

（4）任针疗法

使用材料：选取任氏一次性 1 寸任针。

取穴：印堂、阳白、迎香、颧髎、地仓、承浆、颊车，平刺或斜刺。

操作方法：局部碘伏消毒 3 遍后，用生理盐水擦拭脱碘。选取穴位采用平刺或斜刺进针，印堂穴、阳白穴向下平刺，颧髎穴平刺，承浆穴可以向上或向两侧平刺，地仓穴向迎香穴方向透刺。使用任针对浅筋膜组织进行平行松解，促进局部气血循环。

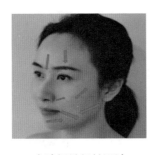
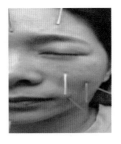

皮肤粗糙任针设计　　　　皮肤粗糙 任针

（5）拨筋、刮痧疗法

使用材料：任氏玉石拨筋棒，任氏玉石刮痧板。

取穴：印堂、攒竹、睛明、阳白、鱼腰、丝竹空、迎香、颧髎、地仓、承浆。

操作方法：清洁面部，均匀涂抹面部专用刮痧油。手持拨筋棒在所选穴位上逆时针旋转刺激以疏散筋结；使用刮痧板对面部进行由上而下、由内而外刮拭，力度要有渗透力。

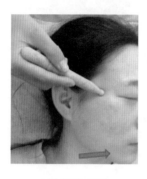 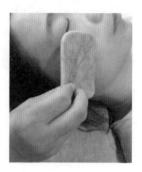

皮肤粗糙 拨筋　　　　　　　皮肤粗糙 刮痧

（6）罐疗

使用材料：已消毒备用1号或2号玻璃罐。

取穴：局部粗糙处。

操作：面部清洁，均匀涂抹专用润滑油。95% 酒精棉棒点燃后用玻璃罐在面部额头、面颊处进行单方向走罐 3 ~ 5 次，强度以患者能耐受为度；走罐过程中要注意观察皮肤及颜色的改变，面部发红即可尽量避免出痧，罐疗结束后要注意保暖避风寒。

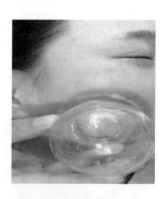

皮肤粗糙 罐疗

（7）刺血疗法

使用材料：一次性采血针。

取穴：大椎、肺俞、大肠俞。

操作：操作者带一次性无菌手套，选取刺血穴位碘伏消毒，在所选穴位上进行多点散刺 5 ~ 7 针，针刺深度据穴位局部肌肉厚薄、血管深浅而定。若出血不畅或根据患者

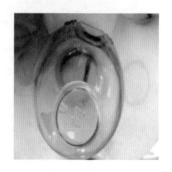

皮肤粗糙 刺血疗法

情况需要增加出血量，可以配合拔罐 5 分钟。操作结束后再次消毒。

【预防调摄】

（1）营养均衡。维生素在蔬菜、水果及肉类中含量丰富，饮食营养均衡是皮肤年轻的重要因素。

（2）注意补充水分。水在新陈代谢中有重要作用，多饮水可促进体内代谢废物的排出；面部护理过程中水分的补充也不可缺少。

（3）养成按时排便的好习惯。

（4）戒烟、规律充足睡眠。

第二节　损容性疾患

1. 痤　疮

【定义】痤疮，又名"粉刺""青春痘"，好发于颜面、胸背等皮脂腺较多部位，是一种毛囊皮脂腺慢性炎症性疾病，呈现丘疹、脓疱、结节、囊肿和瘢痕等多种皮肤损害表现，多见于青少年。

【病因】痤疮的发生主要由于油脂分泌过多、毛囊堵塞、细菌感染、内分泌紊乱以及炎症反应等因素引起。青春期的少男少女体内激素水平升高，油脂和皮脂分泌过多，加上毛囊堵塞等原因，使得痤疮更易在青春期发生。

痤疮发生的四个阶段：

第一阶段：皮脂分泌增多。

内分泌紊乱，雄性激素（睾酮）分泌增多，刺激皮脂腺增生，导致皮脂分泌亢进；或天生的皮脂腺肥大，导致皮脂分泌增多。

第二阶段：毛囊皮脂腺导管口的角化、阻塞。

分泌的皮脂通过毛囊导管输送到皮肤表面，当漏斗部及皮脂腺导管过度角化且不能及时脱落时，就会影响到皮脂的正常排泄，皮脂长期潴留在毛囊内，导致毛孔堵塞，形成粉刺。

第三阶段：毛囊内的厌氧痤疮棒状杆菌增殖。

毛孔堵塞，毛囊缺氧，导致厌氧痤疮棒状杆菌大量繁殖，产生溶脂酶、蛋白分解酶及透明质酸酶，酯酶分解甘油三酯产生游离脂肪酸，游离脂肪酸刺激毛囊及周围产生炎症反应,导致丘疹、脓疱出现。

第四阶段:炎症反应。

痤疮棒状杆菌激活炎症反应,各种细胞因子、白介素、补体、中性粒细胞参与炎症反应,加重红、肿,形成炎性丘疹、脓疱、结节、囊肿。

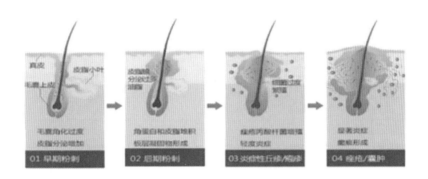

【临床表现】

(1)初期痤疮

闭合性粉刺:又称白头粉刺,由于毛囊皮脂腺口被角质细胞堵塞,角化物和皮脂充塞其中,与外界不通,从而在表皮形成稍稍突起的白头粉刺。在挤压时,能压出白色线状物,形似一个凸起的小米粒。

开放性粉刺:又称黑头粉刺,由于堵塞毛孔的皮脂表层直接暴露在外,与空气中的尘埃污垢接触及氧化作用而成,其特征为明显扩大的毛孔中的黑点,挤压有乳白色或米黄色脂栓,顶端呈黑色。

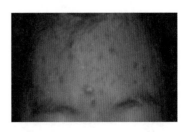

(2)中期痤疮

丘疹型:丘疹如针尖及小米粒大,肉眼见白头粉刺,周围色淡红,质地坚硬,按压有刺痛感。

脓疱型:丘疹皮损继发感染而成脓疱,如大米粒或绿豆大,中央可见脓疱,

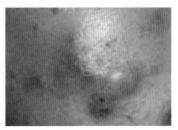

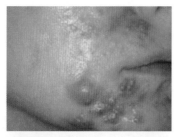

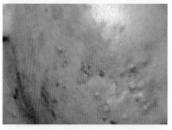

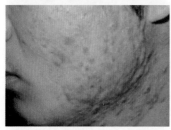

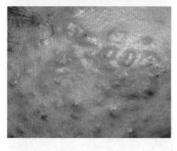

伴有轻度压痛。

囊肿型：为大小不等的皮脂腺囊肿，用手可触及皮下有囊性物，内含黏稠分泌物，指压有波动感，红肿疼痛，常继发化脓感染，破溃流脓，形成窦道及疤痕。

结节型：脓疱型痤疮继发感染，当炎症部位较深时，可发展成壁厚的结节，大小不等，呈淡红色或紫红色。有的位置较深，有的显著隆起呈半球型或圆锥型。可长期存在，有的渐渐吸收，有的化脓破溃而形成显著的瘢痕。

瘢痕型：由于丘疹型或脓疱型反复发作，日久形成瘢痕。瘢痕内及其周围可见丘疹或脓疱。

（3）重型痤疮

聚合性痤疮（环状痤疮）：皮损呈多形性，包括大量粉刺、丘疹、脓疱、结节及囊肿。以囊肿性皮损为主，皮损特征是多头（常为2或3个）囊肿，通过深在的窦道相连而成较大的脓肿，表现为暗红色、柔软的半球状隆起性肿块，破溃后可流出浓稠的脓、血混合性分泌物，可形成瘘管，愈合后留凹陷性瘢痕或瘢痕疙瘩。病情顽固，常持续多年，但全身症状轻微，偶见低热和关节痛，颌下或颈部淋巴肿大，常见于成人痤疮。

（4）恶病质痤疮

众多暗红色，紫红色丘疹、结节、脓疱，常流血脓。患者身体虚弱，可发低烧，颌下、颈淋巴结肿大，常见于成人痤疮和老年痤疮。另外，还可按患者的年龄分为小儿痤疮、成人痤疮、老年痤疮；库欣综合征痤疮，卤族元素痤疮（药疹），激素痤疮（不属于过敏），油脂性痤疮（职业性痤疮）等等。

（5）特殊型痤疮

职业性痤疮：指在生产劳动中接触矿物油类或某些卤代烃类引起的皮肤毛囊、皮脂腺系统的慢性炎症损害。由煤焦油、页岩油、天然石油及其高沸点分馏产品与沥青等引起的称为油痤疮，由某些卤代芳烃、多氯酚及聚氯乙烯热解物等引起的称为氯痤疮。

药物性痤疮：常见的药物有类固醇激素即肾上腺皮质激素，是由肾上腺皮质细胞所分泌的、具有甾体（即类固醇）母核的激素，包括糖皮质激素、盐皮质激素及性激素。

化妆品性痤疮：是由化妆品引起的面部痤疮样皮疹。主要因劣质油性或粉质化妆品填塞毛孔导致皮脂排泄障碍，由于护肤类面脂面霜、美容修饰类的粉底油彩、含粉质较多的增白霜等化妆品的基质（如凡士林、液状石蜡、矿物油）诱发痤疮的能力较强，加之化妆品阻塞皮脂腺汗腺毛囊口，或在患者皮脂腺分泌旺盛时不当使用，增加毛囊阻塞机会，皮脂不能顺畅排出，加之痤疮杆菌侵袭感染而积聚成痤疮。

【中医认识】

中医认为，本病的发生多因素体阳盛、过食肥甘辛辣食物、情志不畅所致。常分为肺经积热、脾胃湿热、脾虚痰湿、冲任不调、阴虚内热。痤疮初期往往与热毒有关，寻常性痤疮与气滞相关，结节性痤疮常因痰瘀互结导致。

（1）肺经风热型：头面部、背部多发，皮疹色红，以丘疹多见，伴口干，或伴便秘，舌红苔薄黄，脉浮数。

（2）脾胃湿热型：头面部皮肤油腻，皮疹为丘疹、脓疱、囊肿等，脘腹胀满，或伴口臭，尿少色黄，大便溏泄不爽，舌红苔黄腻，脉滑数。

（3）脾虚痰湿型：皮疹红而不鲜，反复发作，或结成囊肿，或有纳呆、便溏或完谷不化，神疲乏力，舌质淡，舌体常胖嫩而有齿痕，苔薄白或白腻，脉滑。

（4）冲任不调型：病情常有周期性变化，在月经前后加重，并可伴有乳房胀痛、月经不调或痛经；舌质暗红，脉弦细数。

（5）阴虚内热型：以丘疹多见，皮疹点不大，连成片状，分界不明显，色暗红，伴腰膝酸软，手足心热，咽干口渴舌燥，夜寐不宁，便干溲赤，或头发自额顶部稀疏脱落，月经色鲜量多。舌质红或暗、苔薄黄，脉弦细或弦数。

【治疗方案】

（1）毫针任针综合疗法（整体内调）

1）肺经风热型

取穴：选取肺俞、大椎、尺泽、合谷等穴。毫针。

操作：先督脉、膀胱经走罐至出痧，留罐7分钟，后触摸所选穴位处筋结，碘伏消毒并准确标记进针点，取0.40mm×25mm任针施刺，泻法，快速刺进皮肤进入皮下组织层，逆时针方向捻针将软组织硬结、硬块切开，均不留针，其中肺俞、大椎穴挤压出血，加拔罐7分钟，消毒后无菌粘贴。

2）脾胃湿热型

取穴：曲池、中脘、上巨虚、天枢、阴陵泉等穴。毫针。

操作：触摸所选穴位处筋结，碘伏消毒并准确标记进针点，取0.40mm×25mm任针施刺，泻法，快速刺进皮肤进入皮下组织层，逆时针方向捻针将软组织硬结、硬块切开，均不留针，其中曲池、天枢、中脘挤压出血，加拔罐7分钟，消毒后无菌粘贴。

3）脾虚痰湿型

取穴：选取脾俞、大横、带脉、足三里、阴陵泉、三阴交等穴。毫针。

操作：先在神阙、大横、带脉、阴陵泉穴闪罐3分钟，留罐7分钟，后触摸所选穴位处筋结，碘伏消毒并准确标记进针点，取0.40mm×25mm任针施刺，补法，顺时针方向缓慢捻针，将所刺穴位软组织硬结、硬块切开，消毒后无菌粘贴。其中关元、足三里穴留针30分钟，同步艾灸足三里穴。

4）冲任不调型

取穴：选取肝俞、关元、带脉、血海、阳陵泉、三阴交、太冲等穴。毫针。

操作：触摸所选穴位处筋结，碘伏消毒并准确标记进针点，取0.40mm×25mm任针施刺，泻法，快速刺进皮肤进入皮下组织层，将软组织硬结、硬块切开，均不留针。其中肝俞、血海、三阴交挤压出血，加拔罐7分钟，消毒后无菌粘贴。

5）肾阴不足型

取穴：选灵台、肾俞、关元、太溪、涌泉等穴，毫针。

操作：触摸所选穴位处筋结，碘伏消毒并准确标记进针点，取0.40mm×25mm任针施刺，补法，顺时针方向缓慢捻针，将所刺穴位软组织硬结、硬块切开，消毒后无菌粘贴。其中肾俞、涌泉穴留针30分钟，同步艾灸涌泉穴。

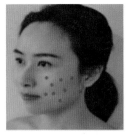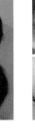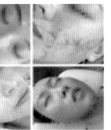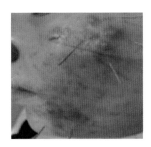

痤疮毫针局部取穴　　　　　　　　　痤疮 毫针

（2）任针疗法（局部治疗）

使用材料：选取任氏一次性0.5寸任针。

取穴：局部囊肿、结节、聚合型痤疮。

操作方法：局部碘伏消毒3遍后，用生理盐水脱碘擦拭。左手拇指和中指撑开囊肿边缘皮肤，右手持无菌任针从脓疱顶端最柔软的点或未化脓的囊肿中央顶端快速刺入皮下纤维组织，一点多向切割，将软组织硬结、硬块剥离开，快速拔针，再用小号三棱针在囊肿及边缘皮肤多点散刺，即时拔罐30秒，以便加大病灶出脓血量，即时碘伏消毒。注意拔罐时间不宜过长，吸力不可过大，以免局部留下罐印影响美观。起针时，病灶处逆向针尖迅速拔针，以出血为宜，正常皮肤穴位处针尖上挑，逆

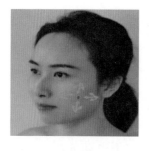

时针方向旋转缓慢退针，以免滞针或出血引起局部瘀青。

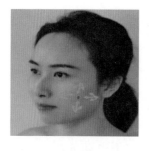
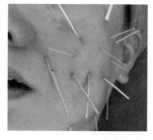
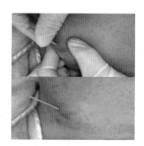

痤疮任针局部取穴设计　　　　　　　　痤疮 任针

（3）金针疗法

使用材料：选取任氏 0.5 寸金针。

取穴：太阳、印堂、四白、颧髎、地仓、颊车、承浆，局部病灶处。

操作：局部碘伏消毒 3 遍后，用生理盐水脱碘擦拭，用任氏一次性金针在穴位上斜刺或透刺，平补平泻，逆时针旋转行针；局部红色丘疹针刺，由丘疹顶端最高点直刺进针施泄法，针尖触及丘疹底端根部，提插、逆时针旋转行针；起针时，病灶处逆向针尖迅速拔针，以出血为宜，正常皮肤穴位处针尖上挑，逆时针方向旋转缓慢退针，以免滞针或出血引起局部瘀青。

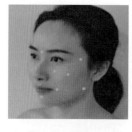
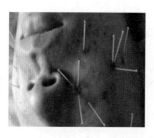
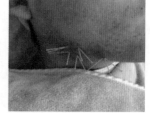

痤疮金针局部取穴　　　　　　　　　　痤疮 金针

（4）任氏针灸埋线疗法

使用材料：任氏 3cm 针线一体型埋线针。

取穴：大椎、风池、曲池、血海、肝俞、肝俞、肾俞、天枢、关元、阴陵泉，辨证加减。

操作：局部穴位用碘伏消毒，一针一穴一消毒；任氏一次性埋线针可在穴位上斜刺或直刺，背部穴位多斜刺；左手拇、食指绷紧或提起进针穴位皮肤，右手持埋线针直接刺入选定好的穴位内，得气后微微旋转针体，使线体留在体内，小海棉圈仍留在针体上；出针的时候将针管从穴位内退出，同时用消毒棉签按压针孔数秒后贴敷医用胶贴，15 天治疗一次。

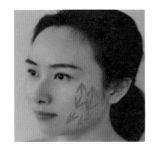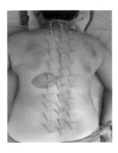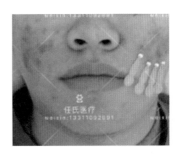

痤疮针灸埋线设计　　痤疮 身体针灸埋线　　痤疮 针灸埋线

（5）电针疗法

使用材料：低频脉冲电针仪。

取穴：金针取穴部位及红疹留针处。

操作方法：低频脉冲电针仪连接好电源，先将强度调节钮归零，针刺穴位得气后，再将电针仪上成对输出的鳄鱼夹分别连接在面部最重的病灶部位针灸的两根针柄上，负极接主穴，正极接配穴。一般将同一对输出电极连接在身体的同侧，调制连续波，时间 30 分钟，刺激强度由小到大，以患者能承受为度。

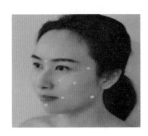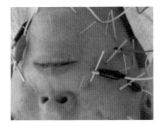

痤疮 电针

（6）任氏特色针清疗法

1）开放性黑头粉刺

操作方法：局部碘伏消毒3遍后，用生理盐水脱碘擦拭，左手撑开黑头粉刺周围皮肤，右手持一次性采血针轻轻向上挑刺黑头粉刺，即时用无菌棉球蘸生理盐水擦净；

2）闭合性白头粉刺

操作方法：局部碘伏消毒3遍后，用生理盐水脱碘擦拭，左手撑开白头粉刺周围皮肤，右手持一次性采血针顺毛孔张开方向轻轻刺破白头顶端，再用无菌痤疮针的环形部位轻压白头周围皮肤，使白头粉刺连根拔起，迅速崩出。若白头粉刺底端稍有红肿，需在白头崩出后，即时用一次性采血针刺红肿病灶，轻度挤压病灶周围正常皮肤，适量出血，以食指腹垂直按压无痛为度。即时碘伏消毒，注意挤压时力度适中，以不出痧为度。

3）脂肪粒

操作方法：局部碘伏消毒3遍后，用生理盐水脱碘擦拭，左手撑开病灶部位皮肤，右手持一次性采血针迅速刺入病灶表皮基底层，倾斜针身向上挑拨，挑断脂肪颗粒纤维组织并剥离，以不出血为度，再用生理盐水擦拭。

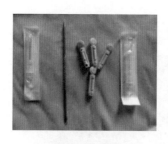 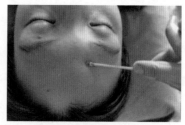

清疮针工具 清疮针使用

4）红色丘疹处面部局部点刺放血

操作方法：局部碘伏消毒3遍后，用生理盐水脱碘擦拭，选取丘疹边缘皮肤推按，使局部充血，即时用一次性采血针点刺至丘疹底端边缘皮肤真皮层，轻轻挤压出血，以丘疹颜色变浅变淡为度，即时用生理盐水擦拭干净。切勿直接点刺丘疹，以免病灶处留下色素沉着。

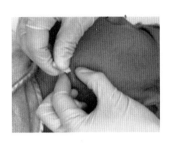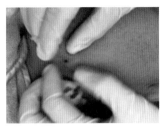

（7）腧穴刺络拔罐疗法

使用材料：1寸任针，消毒备好的3、4号玻璃罐。

取穴：大椎、肺俞、肝俞、膈俞、背俞穴及触摸穴位筋节处。祛脓，在肘窝处点刺放血；止痒，在神阙穴上下左右点刺放血；祛热，大椎点刺放血；驱寒，胃俞及足三里点刺放血。

操作：背部擦拭清洁，均匀涂抹专用润滑油，在背部督脉、膀胱经进行走罐3～5次，强度以患者能适应为度。操作者戴一次性无菌手套，触摸所选穴位处筋结，碘伏消毒并准确标记进针点，取用一次性采血针点刺或注射针头点刺3～9下，也可用1寸任针施刺，泻法，快速刺进皮肤进入皮下组织层，逆时针方向捻针将软组织硬结、硬块切开，均不留针。部分穴位可根据患者辨证情况挤压出血并进行拔罐7分钟，出血量2ml左右。操作结束后再次消毒，贴无菌贴，放血部位24小时内禁水。

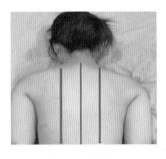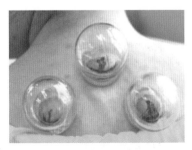

痤疮走罐设计　　　　　痤疮 刺络拔罐

（8）艾灸疗法

使用材料：一次性无烟艾灸条。

取穴：神阙、关元、足三里、涌泉。

操作方法：将局部穴位暴露，点燃艾条后在局部穴位进行温和灸，可在针灸治疗同时进行艾灸，艾灸温度宜温和。可以一手持艾条，一手食指、中指置于艾灸穴位两侧，以及时感受局部温度的变化，防止温度过高发生烫伤，时间同针灸治疗时间同步。也可采用艾灸架置于局部穴位上进行悬灸。治疗室温度宜温暖无风，艾灸结束后仍需注意保暖。

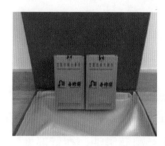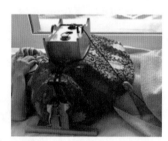

痤疮沉香艾灸

【预防调摄】

（1）养成良好的作息习惯，规律排便，早睡早起，坚持体育锻炼。

（2）忌吸烟，不饮烈酒、咖啡、可可和浓茶，少食甜食，少食油腻、辛辣刺激食物。

（3）做好皮肤日常护理，保证面部皮肤清洁，减少阳光直晒。

（4）少抹浓妆，不要挤压痘痘。

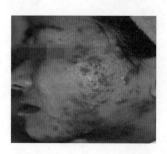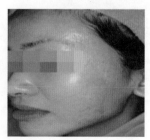

痤疮治疗前后对比

附：痤疮居家护理注意事项

（1）面部治疗 24 小时内，早晚用无菌纱布蘸生理盐水或温开水沏食用盐（0.9% 浓度）清洗面部，碘伏消毒，再用生理盐水擦净碘伏，迅速用无菌药棉擦干面部。随后用银杏仁浸泡 7 天后的白酒涂擦针清过粉刺的部位，丘疹、脓疱、囊肿、结节处涂擦口服级别茶树精油，其余部位正常皮肤涂擦纯芦荟胶即可。创伤皮肤在自我修复过程中会自然结痂，颜色逐步变暗变黑，直至完全脱落，切勿人为揭痂。

（2）面部治疗 24 小时后，早晚用清爽型防敏洁面乳清洁皮肤，无菌纱布迅速擦干，碘伏消毒，再用生理盐水擦净碘伏，迅速用无菌药棉擦干面部，随后用银杏仁浸泡 7 天后的白酒涂擦针清过粉刺的部位。丘疹、脓疱、囊肿、结节处涂擦口服级别茶树精油，其余部位正常皮肤涂擦纯芦荟胶即可，切勿涂擦其他护肤品。

（3）面部治疗 72 小时后血痂开始陆续脱落，皮肤开始痒、脱屑，常规防敏清洁，生理盐水擦拭并迅速擦干，全面部涂擦纯芦荟胶。

（4）血痂全部脱落后，面部常规防敏清洁，加强补水，多喷无添加玫瑰纯露，可每天敷一次无添加补水面膜，早晚注重补水、清爽保湿。

（5）面部治疗 24 小时内不洗澡，72 小时内洗澡避开头面部，快速冲洗颈部以下部位，以防热蒸汽熏蒸创面；血痂未完全脱落时，洗澡禁忌淋喷冲洗面部，以防血痂过早受外力影响脱落而留色素沉着。

（6）建议血痂完全脱落后常规护肤、化妆，治疗后 72 小时内是恢复的黄金期，切勿让水湿浸润创面，建议晚上 10 点前入睡，保持心情舒畅，当情绪波动时多做伸展、拉筋等运动，自我转换注意力。

（7）饮食禁忌辛辣刺激（如海鲜、羊肉、狗肉、香椿、茴香、菌类食物）、肥甘厚味、生冷寒凉（除冰冷食物外，寒性蔬果也不例外）。合理均衡配餐，高质量早餐以高蛋白、低脂肪、适量碳水化合物为宜；中餐主食、荤素菜合理搭配，七八分饱；晚餐以清淡蔬菜、粗纤维粥为宜。菜以清炒、清炖、清蒸为首选，尽量少吃或不吃凉拌菜，水果、酸奶等加餐不宜过量。

【痘坑 痘印】

痘印、痘坑的治疗除可进行以上的任氏针灸埋线疗法、金针疗法、艾灸疗法，还可进行以下治疗：

（1）面部手法配毫针治疗

取穴：太阳、印堂、四白、颧髎、迎香、地仓、颊车、翳风、听宫、听会、头维、神庭。

操作方法：采用面部补法开穴。面部清洁后，使用专用面部润滑油由额头、两颊、鼻子、下颌五点进行均匀涂抹，轻手法安抚面部，轻轻点揉太阳、印堂、四白、颧髎、迎香、地仓、颊车、翳风、听宫、听会、头维、神庭穴。时间10分钟，再行其他治疗。

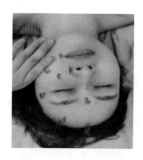 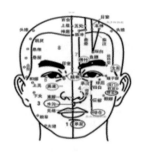 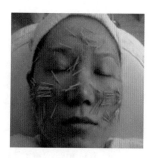

痘坑、痘印 手法治疗　　　痘坑、痘印 穴位　　　痘坑、痘印 针灸治疗

（2）刮痧、拨筋疗法

使用材料：任氏玉石刮痧板，任氏玉石拨筋棒。

取穴：承浆、地仓、颧髎、印堂、四白、太阳、地仓、颊车，面部反射区。

操作：先清洁面部，均匀涂抹面部专用润滑油，用刮痧板轻点面部穴位，平补平泻整脸刮拭，并找出结节、色素沉着部位痛点，刮拭5分钟即可；推刮面部肺、心、肝、脾、肾、胃、大肠、小肠、胆、膀胱等全息反射区；重点揉刮阳性反应点，边刮边揉太阳、印堂、阳白、四白、承浆、颊车、颧髎等穴位，操作20分钟。之后开始拨筋疗法：左手撑开皮肤，右手握拨筋棒用棒尖端由下向上（下轻上重）逆时针旋转拨皮下成串或散在的结块，松开筋结。

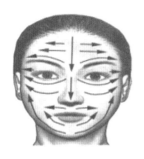
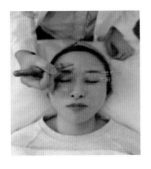
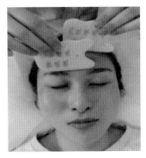

痘坑、痘印拨筋设计　　　　痘坑、痘印 拨筋　　　　痘坑、痘印 刮痧

（3）微针疗法

使用材料：任氏针长 0.25mm 微针。

取穴：局部病灶痘印处。

操作：清洁面部，碘伏消毒 3 遍后，用生理盐水脱碘擦拭。用生理盐水冲洗干净过氧化氢溶液浸泡的微针，医者左手撑开施术部位皮肤，右手轻轻滚动微针，滚动路径成"米"字状，微针每次滚动的路径单向直行，微针未离开皮肤时不得改变方向；手法要轻、柔、匀，以局部皮肤微红发热为度；行针过程中，据皮肤的实际情况可随时添加重组人表皮生长因子。治疗时间 15 分钟。微针结束后需注意休息或是同步艾灸治疗。

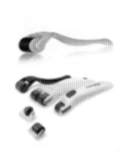
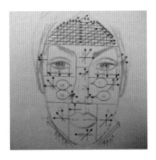
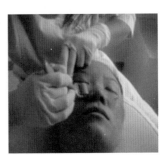

痘坑、痘印 微针

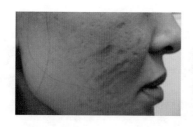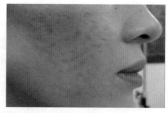

痘坑、痘印治疗前后对比

附：增生瘢痕居家护理

（1）面部治疗后、血痂完全脱落前，避开微针施术部位清洁皮肤，病灶部位外正常皮肤均匀涂抹芦荟胶保湿；

（2）血痂全脱落后，全脸多喷无添加玫瑰纯露，可每天睡前敷一次蚕丝补水面膜，并同步用大鱼际平整按压病灶部位，注意用力均衡；早晚注重补水，清爽保湿、防晒；

（3）24小时内不洗澡，黑痂未脱落前洗澡避开面部，快速冲洗颈部以下部位，以防热蒸汽熏蒸面部；

（4）72小时内是恢复的黄金期，切勿让水湿浸润面部，建议晚上10点前入睡，保持心情舒畅；

（5）饮食禁忌辛辣刺激、发散性食物。如海鲜、羊肉、狗肉、香椿、茴香、菌类食物。建议多补充富含维生素C类食物：如：樱桃、鲜枣、猕猴桃、橙子等；富含维生素E类坚果：如原味核桃、榛子、松子等；避开色素深的食物：如咖啡、巧克力、酱菜、腌菜等。

【毛囊炎】

毛囊炎，是指细菌感染毛囊导致的化脓性炎症，各个年龄段均会发生，且易反复发作。初期常表现为皮肤表面红色的丘疹，慢慢可发展成丘疹性脓疱，并伴有轻度的疼痛。成年人多发生在毛发比较茂盛的部位；婴幼儿患者多发生在头部，严重者会互相融合并遗留小片状的秃发斑。

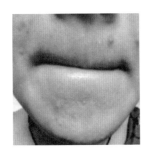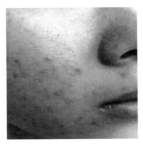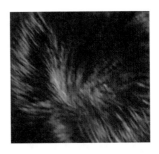

毛囊炎

（1）金针疗法

使用材料：选取任氏 0.5 寸金针。

取穴：局部病灶处及其周围穴位。

操作：局部碘伏消毒 3 遍后，用生理盐水脱碘擦拭，用任氏一次性金针在穴位上斜刺或透刺，平补平泻，逆时针旋转行针；局部红色丘疹针刺，由丘疹顶端最高点直刺进针施泄法，针尖触及丘疹底端根部，提插、逆时针旋转行针；起针时，病灶处逆向针尖迅速拔针，以出血为宜。

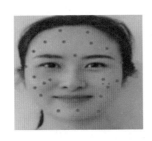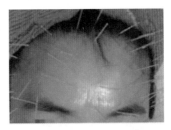

毛囊炎 金针

（2）任氏针灸埋线疗法

使用材料：任氏 3cm 针线一体型埋线针。

取穴：大椎、曲池、血海、肺俞、膈俞、肝俞、中脘、天枢、关元，辨证加减；面部局部。

操作：局部穴位用碘伏消毒，一针一穴一消毒；任氏一次性埋线针可在穴位上斜刺或直刺，背部穴位多斜刺；左手拇、食指绷紧或提起进针穴位皮肤，右手持埋线针直接刺入选定好的穴位内，得气后微微旋转针体，使线体留在体内，小海棉圈仍留在针体上；出针的时候将针管从穴位内退出，同时用消毒棉签按压针孔数秒后贴敷医用胶贴，15天治疗一次。

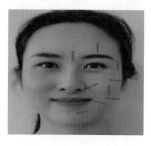
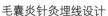
毛囊炎针灸埋线设计

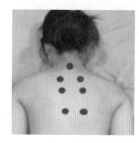
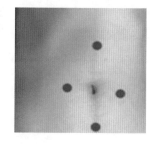
毛囊炎 针灸埋线

（3）任针疗法（局部治疗）

使用材料：选取任氏一次性1寸任针。

取穴：局部毛囊囊肿部位。

操作方法：局部碘伏消毒3遍后，用生理盐水脱碘擦拭。左手拇指和中指撑开囊肿边缘皮肤，右手持无菌任针从脓疱顶端最柔软的点或未化脓的囊肿中央顶端快速刺入皮下纤维组织，一点多向切割，将软组织硬结、硬块松解，快速拔针剥离。

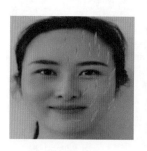
毛囊炎任针设计

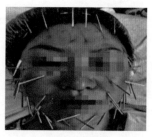
毛囊炎 任针

（4）火针疗法

使用材料：消毒备好的单头尖头火针。

取穴：毛囊炎部位。

操作方法：充分暴露毛囊炎病灶部位，施术者戴好无菌手套，患处根据情况做好消毒。点燃备好的酒精灯，用一只手的拇、食、中指握住针柄，另一只手持一盏点燃的酒精灯靠近施术部位，将针尖及前半部针身在酒精灯上加热至红透，将烧好的火针垂直迅速刺入患部肿块中央，停留 2 秒后将针拔出，连续此法操作 3 次。用已消毒干棉球挤压针孔两侧，使脓液排出。脓液流尽后，用止血钳夹干棉球按压 5 秒以闭合针孔；火针针刺部位禁水 3 天。

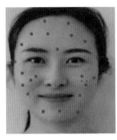

毛囊炎火针设计　　　　　　毛囊炎 尖头火针

（5）自血疗法

使用材料：5mL 注射器。

取穴：曲池、足三里、肺俞、心俞。

操作方法：采血部位肘静脉处及周围皮肤常规消毒，用 5mL 注射器抽取一侧肘静脉血 4mL，选取另一侧曲池、足三里，背部肺俞、心俞。每穴注射 1mL 血液，双侧穴位可交替使用，每周治疗 1 次。

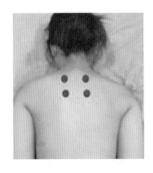
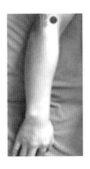
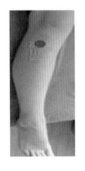

毛囊炎 自血疗法　　　　　毛囊炎 曲池穴　　　　　毛囊炎 足三里

【特别提示】真菌感染者容易反复，需要配合专科医生使用外用和口服抗菌药。

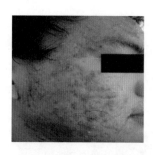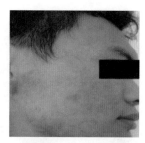

毛囊炎治疗前后对比

2. 酒糟鼻

【定义】酒糟鼻，又称"酒渣鼻""玫瑰痤疮""糟鼻子"，是发生于鼻部和颜面中央，以红斑、丘疹、毛细血管扩张以及脓疱为特征的一种慢性皮肤病。严重者可导致鼻尖及鼻翼部皮脂腺结缔组织增生，而使鼻部产生肥大改变，称为鼻赘。本病多发于中年人，以女性多见，以男性患者较重。

【病因】酒糟鼻病因尚不完全清楚，西医认为毛囊虫及局部反复感染是发病重要因素，嗜酒、茶、咖啡、吸烟、辛辣刺激性食物、胃肠功能紊乱、内分泌失调、扁桃体炎、牙龈炎、鼻窦炎、精神因素及冷热刺激等均可诱发颜面血管运动神经功能失调，从而导致毛细血管扩展，鼻毛囊炎细胞浸润、结节样改变。

【临床表现】

本病皮损主要发生在颜面中部，以红斑为主，多累及鼻头、鼻翼、两颊、前额、眉间、下颌部等部位，少数鼻部正常，只发于两颊和额部，依据临床症状分为三期。

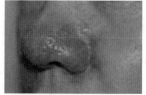

（1）红斑期：皮肤呈弥漫性潮红，开始时为暂时性的，时隐时现，寒风刺激或进食辛

辣，或精神紧张时更加明显，伴有树枝状毛细血管扩张，日久则持续不退。表面油腻光滑，可见毛细血管扩张，有些数年后可发展为丘疹型。

（2）丘疹脓疱期：在潮红斑片的基础上，出现散在的痤疮样丘疹或小脓包，有的呈豆大坚硬的丘疹，但无粉刺形成，鼻部有明显的毛细血管扩张，纵横交错，形如红丝缠绕，自觉轻微瘙痒，皮色由鲜红逐渐变成紫褐。迁延数年后，极少数可能发展成为鼻赘型。

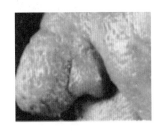

（3）鼻赘期：又称肥大期，较少见。多是病期长久，鼻部结缔组织增殖，皮脂溢出异常增大，致使鼻尖肥大，形成大小不等的结节状隆起，称为鼻赘。其表面凹凸不平，皮脂腺明显扩大，挤压有白色黏稠皮脂溢出，毛细血管显著扩张。

【中医认识】

中医认为本病主要由于肺经阳气偏盛、脾胃素有积热，或热邪上蒸、壅滞面部或感受风寒，日久郁而化热，血热入肺胃，热扰阳明，久之血瘀凝结发为本病。

临床上主要分为三型：肺胃热盛型、热毒蕴肤型、气滞血瘀型。

（1）肺胃热盛型

红斑多发于鼻尖和两翼，压之褪色。常嗜烟酒，便秘，饮食不节，口干口渴。舌红苔薄黄，脉弦滑，多见于红斑期，治宜清泄肺胃积热。

（2）热毒蕴肤型

在红斑上出现痤疮样丘疹、脓疱，毛细血管扩张明显，局部灼热，口干，便秘，舌红绛苔黄，多见于丘疹期，治宜凉血清热解毒。

（3）气滞血瘀型

鼻部组织增生，呈结节状，毛孔扩大。舌质紫红，脉沉缓，多见于鼻赘期，治宜活血化瘀，散结。

【治疗方案】

（1）毫针疗法

使用材料：面针选取 1 寸毫针，体针选取 1.5 寸毫针。

取穴：印堂、迎香、素髎、鱼际、内庭、合谷、列缺、曲池、足三里等。

操作方法：局部穴位常规消毒，进针宜斜刺，选用泻法；通过局部行针刺激，产生酸胀感并向四肢末端放射感效果更佳；面部穴位斜刺；留针 30 分钟。

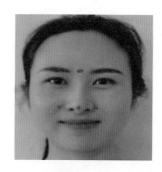 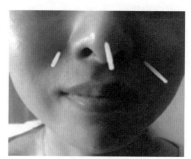

酒糟鼻毫针取穴　　　　　　　酒糟鼻 毫针

（2）金针疗法

使用材料：任氏 0.5 寸金针。

取穴：印堂、迎香、素髎、承浆，局部病灶处。

操作：局部穴位酒精消毒，使用任氏一次性金针在所取穴位上斜刺进针，手法平补平泻；局部红斑期，可使用金针在局部病灶外周围刺，根据病灶部位的范围选择围刺针的数量，留针 30 ~ 60 分钟。

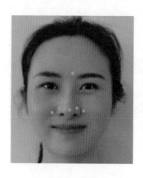 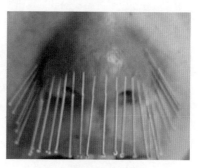

酒糟鼻金针取穴　　　　　　　酒糟鼻 金针

（3）任氏针灸埋线疗法

使用材料：任氏 3cm 针线一体型埋线针。

取穴：曲池、肺俞、隔俞、肝俞、血海、天枢、关元，临床辨证加减。

操作：局部穴位用碘伏消毒，一针一穴一消毒；任氏一次性埋线针在所取穴位上斜刺或直刺，背部穴位采用斜刺进针。左手拇、食指绷紧或提起进针穴位皮肤，右手持埋线针直接刺入选定好的穴位内，得气后微微旋转针体，使线体留在体内，小海棉圈仍留在针体上；出针时将针管从穴位内退出，同时用消毒棉签按压针孔数秒后贴敷医用胶贴，15 天治疗一次。

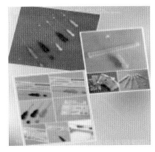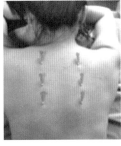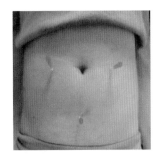

酒糟鼻针灸埋线工具　　　　　　　　酒糟鼻 埋线治疗

（4）火针疗法

使用材料：消毒备用单头火针。

取穴：肺俞、心俞、膈俞、脾俞、局部病灶处。

操作方法：点刺背俞穴：常规皮肤消毒后，取火针在酒精灯上将针尖烧红，迅速直刺双侧肺俞、膈俞、脾俞穴，每穴点刺 3 下，深度控制在 5mm 内。点刺局部病灶处：局部病灶处碘伏消毒后用盐水脱碘，红斑期伴有明显毛细血管扩张，以细火针在毛细血管上点刺 2～3 针；丘疹期以粗火针在丘疹、脓疱部位根据皮损大小点刺 1～3 针，每周治疗 1 次。

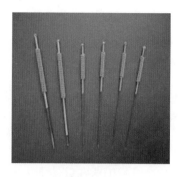

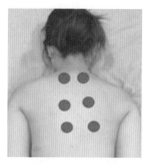

酒糟鼻火针工具　　　　　　酒糟鼻 火针取穴

（5）刺血疗法

使用材料：一次性采血针。

1）耳尖刺血疗法

取穴：耳尖

操作：操作者带一次性手套，刺血部位用碘伏消毒后，在刺血部位周围及整个耳朵周围揉按，使局部充血。手持一次性采血针迅速刺入穴位，随即退针。每穴出血量5～7滴即可，放血完毕再次消毒预防感染。双耳交替治疗，每周1～2次。放血部位24小时内禁水。

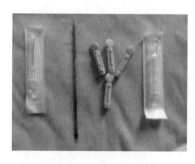

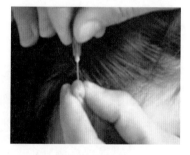

酒糟鼻耳尖刺血工具　　　　　　酒糟鼻 耳尖刺血

2）背俞穴刺络拔罐疗法

使用材料：一次性采血针，消毒备好的3、4号罐。

取穴：大椎、脊柱两侧背俞穴反应点。

操作：操作者戴一次性无菌手套，先在背俞穴触摸硬结反应点，刺血穴位用碘伏消毒后并标记。在穴位及反应点上进行多点散刺 5 ~ 7 针，针刺深度据穴位局部肌肉厚薄、血管深浅而定。迅速散刺，出血后配合拔罐 5 ~ 10 分钟，出血量 1 ~ 2mL。操作结束后擦净血迹再次消毒；放血部位 24 小时内禁水。

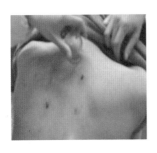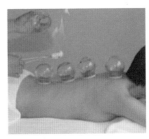

酒糟鼻 背俞穴刺络拔罐

3）鼻环穴点刺放血

取穴：鼻环穴，即位于鼻翼半月形纹中间。

操作方法：局部碘伏消毒 3 遍后，用生理盐水脱碘擦拭。使用一次性采血针快速点刺 1 ~ 2 针出血，出血 5 ~ 7 滴即可，双侧可交替操作。

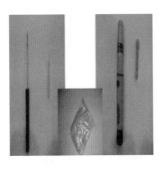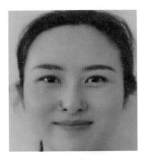

酒糟鼻鼻环穴点刺放血工具　　　　　鼻环穴

【预防调摄】

（1）忌食酒类、辛辣等刺激性食物，少吃脂肪性食物和糖类。

（2）多吃新鲜蔬菜、水果，保持大便通畅。大便秘结时可服牛黄解毒片、上清丸之类清热泻火通便药物。

（3）保持面部皮肤清洁，早晚可用市售硫黄皂清洗面部，去除油污，不使用油性化妆品。

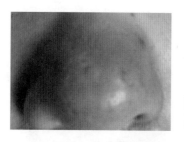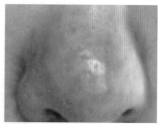

酒糟鼻治疗前后对比

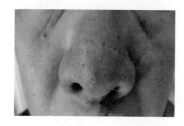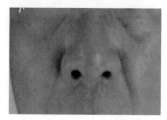

酒糟鼻治疗前后对比

3. 激素依赖性皮炎

【定义】激素依赖性皮炎，是因长期反复不当的外用激素引起的皮炎，表现为外用糖皮质激素制剂或含糖皮质激素的护肤品后原发皮肤疾病改善，但停用糖皮质激素后又出现炎性皮肤损害，需反复使用糖皮质激素以控制皮损症状但症状仍逐渐加重。好发于面颊部及额部，严重时可发展至全面部及颈项部。病情反复发作，病程越长，治疗越困难。

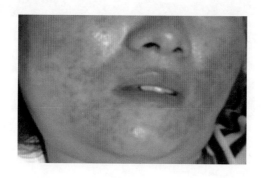

【病因】糖皮质激素因具有抗炎、免疫抑制和抗增生的作用被广泛应用于皮肤病的治疗。但由于有些患者药物选择不当或用药时间过长或使用不合格的含激素化妆品,使得皮肤屏障功能减弱并对激素产生依赖性,从而出现皮肤萎缩、变薄,毛细血管扩张,甚至出现色素斑及皮肤老化。

【临床表现】

面部潮红肿胀、红色小丘疹、小脓疱、结节,有毛细血管扩张。停用激素制剂症状加重,需用更强效或更大剂量激素制剂炎症方能缓解。如此反复形成恶性循环,病情逐渐加重,出现糜烂、渗液、结痂、皲裂。病久可出现皮肤干燥变薄,汗毛增多,毛细血管扩张,色素沉着等。自觉灼热痒感,遇冷热刺激后症状加重。

【中医认识】

中医认为本病主要由于素体禀赋不足,腠理疏松,加之外感风热之毒、药物之毒,反复发作日久,耗伤阴血,从而蕴郁化热,上蒸面部,或阴虚内热,生风化燥,肌肤不荣。

临床上主要分为两型:风热血热型、血虚风燥型。

(1)风热血热型

面部皮肤潮红肿胀发亮,红色丘疹、结节,干燥脱屑、灼痒刺痛,严重时皲裂渗液,遇冷热刺激、洗脸后症状加重,涂激素制剂症状可缓解,停用后又复发,周而复始,缠绵难愈。口干喜饮,便干尿赤,心情烦躁。舌红苔薄黄,脉弦数。

(2)血虚风燥型

面部皮肤干燥变薄,粗糙脱屑,汗毛增多、增粗,毛细血管扩张,色素沉着晦暗,自觉瘙痒,激素制剂外涂后症状可减轻。口燥咽干,五心燥热。舌红少苔,脉细数。

【治疗方案】

(1)金针疗法

使用材料:选取任氏0.5寸金针。

取穴:太阳、印堂、阳白、四白、颧髎、颊车、承浆,局部病灶处。

操作：局部穴位酒精消毒。使用任氏一次性金针在所取穴位上斜刺或透刺，平补平泻；对局部红色皮疹针刺，局部皮损严重处可围刺，施泻法，提插、逆时针旋转行针。病灶处起针时迅速拔针，以出血为宜；正常皮肤穴位起针时针尖上挑，逆时针方向旋转缓慢退针，以免滞针或出血引起局部瘀青。

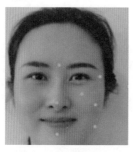
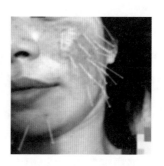

激素依赖性皮炎 金针取穴　　激素依赖性皮炎 金针

（2）任针疗法

使用材料：任氏一次性1寸任针。

取穴：局部囊肿、结节处。

操作方法：局部碘伏消毒3遍后，用生理盐水脱碘擦拭。在局部病灶处触及结节，用1寸任针针刺结节部位，泻法，快速刺入病灶皮下组织层，一点进针多向扫扇。以一点为中心，改变方向切割成"米"字形，将病灶处结缔组织硬结、硬块松开，出针后及时碘伏消毒，再用生理盐水擦拭干净。

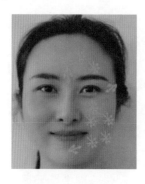
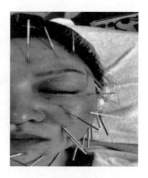

激素依赖性皮炎任针设计　　激素依赖性皮炎 任针

（3）任氏针灸埋线疗法

使用材料：任氏 3cm 针线一体型埋线针。

取穴：面部红疹处；大椎、曲池、肺俞、肾俞、天枢、关元、足三里，辨证加减。

操作：局部穴位碘伏消毒，一针一穴一消毒；手持任氏一次性埋线针可在穴位上斜刺或直刺，背部穴位多斜刺；面部皮疹处排列进针。左手拇、食指绷紧或提起进针穴位皮肤，右手持埋线针直接刺入选定好的穴位内，得气后微微旋转针体，使线体留在体内，小海棉圈仍留在针体上。出针的时候将针管从穴位内退出，同时用消毒棉签按压针孔数秒后贴敷医用胶贴。15 天治疗一次。

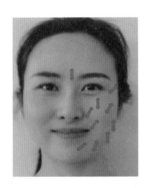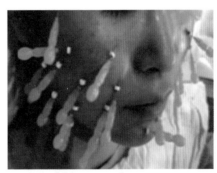

激素依赖性皮炎 针灸埋线

（4）电针疗法

使用材料：低频脉冲电针仪。

取穴：金针部分留针针柄处。

操作方法：低频脉冲电针仪连接好电源，先将强度调节钮归零，针刺穴位得气后，再将电针仪上成对输出的鳄鱼夹分别连接在面部最重的病灶部位针灸的两根针柄上。负极接主穴，正极接配穴，一般将同一对输出电极连接在身体的同侧，调制连续波，时间 30 分钟，刺激强度由小到大，以患者能承受为度。

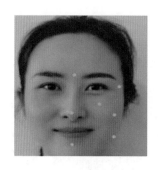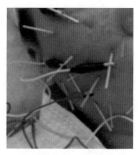

激素依赖性皮炎 电针疗法

（5）任氏特色刺血疗法

使用材料：一次性采血针、消毒备用3号玻璃罐、无菌痤疮针。

取穴：两颊、鼻子周围浮络。

操作方法：局部碘伏消毒3遍后，生理盐水脱碘擦拭。使用一次性采血针迅速刺入体表浮络0.1mm，随即退针并且拔罐30秒，以加大病灶出脓血量，即时碘伏消毒。注意拔罐时间不宜过长，吸力不可过大，以免局部留下罐印影响美观。

取穴：白头粉刺、脓疱处。

操作方法：局部碘伏消毒3遍后，生理盐水脱碘擦拭。左手撑开白头粉刺周围皮肤，右手持采血针顺毛孔张开方向轻轻刺破白头顶端，再用无菌痤疮针的环形部位轻压白头周围皮肤，使白头粉刺、脓疱连根拔起，迅速崩出。若病灶底端稍有红肿，需在白头崩出后，即时用采血针点刺红肿病灶，轻度挤压病灶周围正常皮肤，适量出血，以食指腹垂直按压无痛为度，即时生理盐水擦拭干净，注意挤压时力度适中，以不出瘀为度。

取穴：红色丘疹处。

操作方法：局部碘伏消毒3遍后，生理盐水脱碘擦拭。选取丘疹边缘皮肤推按，使局部充血，即时用采血针点刺至丘疹底端边缘皮肤真皮层，轻轻挤压出血，以丘疹颜色变浅变淡为度。操作结束用生理盐水擦拭干净，切勿直接点刺丘疹，以免病灶处留下色素沉着。

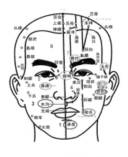 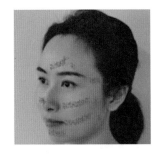 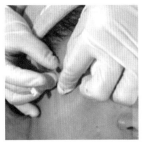

激素依赖性皮炎 刺血穴　　　　　　　激素依赖性皮炎 刺血疗法

（6）罐疗

使用材料：消毒备用 4 号玻璃罐。

取穴：大椎、肺俞、肝俞、脾俞、肾俞穴及背部督脉、膀胱经。

操作：背部擦拭清洁，均匀涂抹专用润滑油。95% 酒精棉球点燃后用玻璃罐沿背部督脉、膀胱经进行走罐 3 ~ 5 次，强度以患者可耐受为度。擦净背部润滑油后在背部腧穴留罐 10 分钟，留罐过程中要注意观察皮肤及颜色的改变，罐疗结束后要注意保暖避风寒。

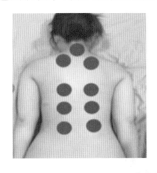 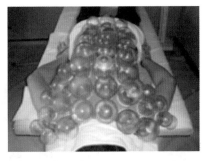

激素依赖性皮炎 罐疗

（7）艾灸疗法

使用材料：一次性无烟艾灸条。

取穴：神阙、关元、足三里、涌泉。

操作方法：将局部穴位暴露，点燃艾条后在局部穴位进行温和灸，可在针灸治疗时同时进行艾灸，艾灸温度宜温和。可以一手持艾条，一手食指、中指置于艾灸穴位两侧，以及时感受局部温度的变化，防止温度过高发生烫伤，采用温和灸，时间同针灸治疗时间同步。也可采用艾灸架置于局部穴位上进行悬灸。治疗室温度宜温暖无风，艾灸结束后仍需注意保暖。

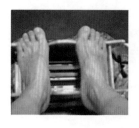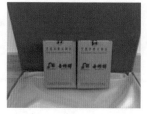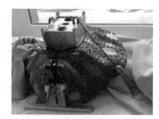

激素依赖性皮炎艾灸工具　　　　　　激素依赖性皮炎 艾灸

【预防调摄】

（1）尽早并逐渐停用激素制剂。若必须使用，则需尽可能减少用量及缩短疗程，切忌大面积、长期使用。

（2）对于激素依赖性皮炎的治疗较为棘手，停用激素后前几周最为痛苦，要有信心坚持下去，相信症状会逐渐改善。

（3）面部有皮疹时禁食海鲜发物及各种刺激性食品。

（4）平素多锻炼身体，生活规律，提高自身免疫功能。

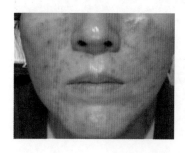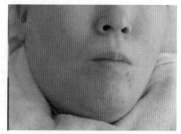

激素依赖性皮炎治疗前后对比

4. 脂溢性皮炎

【定义】脂溢性皮炎，中医又称"白屑风""面游风"，多发生于皮脂腺丰富区如面部、头皮皮肤，表现为多脂、脱屑、红斑，并伴不同程度瘙痒的一种慢性浅表炎症。该病常发于成人头部，可向身体面部、胸背部扩展，亦可见于新生儿，且具有慢性反复发作倾向，影响人们的生活质量。

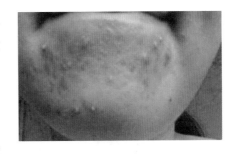

脂溢性皮炎

【病因】该病病因尚未明确，目前认为与自身皮脂腺分泌紊乱，长期精神抑郁，不健康的生活和饮食习惯，环境、免疫系统问题，内分泌系统问题，遗传因素、环境因素等对本病的发生发展都有一定影响。

【临床表现】初起为毛囊性丘疹，逐渐扩大融合成红斑，被覆油腻鳞屑或痂，可出现渗出、结痂和糜烂并呈湿疹样表现，严重者皮肤呈弥漫性潮红或者严重脱屑。

【中医认识】中医认为，此病常因过食辛辣肥甘厚味之物，或酗酒，导致脾胃运化失常，水湿内停，郁而化热，湿热搏结。又外感风热，风为阳邪，风邪久郁经络不散，导致阴血暗伤，血虚阴伤则肌肤失其涵养，郁久而生风化燥导致。根据症状程度的不同，可以分为以下三个类型：

（1）血热风燥型

头皮、颜面等处可见浅红斑或黄红斑，散在少量红丘疹，覆有灰白色糠秕状鳞屑，皮肤粗糙。

（2）阴伤血燥型

皮肤干燥缺水，脱屑，油脂减少，瘙痒严重，反复发作。

（3）脾胃湿热型

头面、胸背以及腋窝等处见大片红斑、黄红斑，覆有较多油腻性鳞屑，或少量渗出后结痂称黄色厚痂皮，自觉瘙痒。

【治疗方案】

（1）金针疗法

使用材料：任氏0.5寸金针。

取穴：印堂、阳白、四白、颧髎、颊车、迎香、承浆，局部病灶处。

操作：局部穴位酒精消毒。用任氏一次性金针在穴位上斜刺或透刺，平补平泻；病灶处起针时迅速拔针，以出血为宜；正常皮肤穴位起针时针尖上挑，逆时针方向旋转缓慢退针，以免滞针或出血引起局部瘀青。

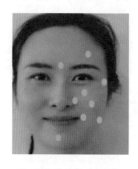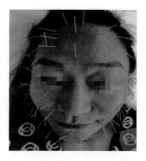

脂溢性皮炎金针取穴　　　　脂溢性皮炎 金针

（2）任针疗法

使用材料：任氏一次性 1 寸任针。

取穴：局部穴位筋结处。

操作方法：局部碘伏消毒 3 遍后，生理盐水脱碘擦拭。触摸到所选穴位处筋结，碘伏消毒并准确标记进针点。取 1 寸任针进针，泻法，快速刺进皮肤进入皮下组织层，逆时针方向捻针将软组织硬结、硬块松开，均不留针。部分穴位可根据患者辨证情况挤压出血并进行拔罐 7 分钟，出血量 2ml 左右。操作结束后再次消毒贴无菌贴；放血部位 24 小时内禁水。

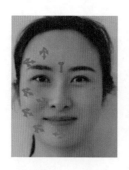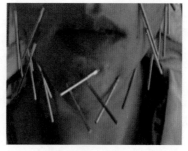

脂溢性皮炎任针设计　　　　脂溢性皮炎 任针

（3）任氏针灸埋线疗法

使用材料：任氏 3cm 针线一体型埋线针。

取穴：大椎、曲池、肺俞、肾俞、天枢、关元、血海，辨证加减；病灶局部。

操作：局部穴位碘伏消毒，一针一穴一消毒。使用任氏一次性埋线针在所取穴位上斜刺或直刺，背部穴位多斜刺。左手拇、食指绷紧或提起进针穴位皮肤，右手持埋线针直接刺入选定好的穴位内，得气后微微旋转针体，使线体留在体内，小海棉圈仍留在针体上；出针的时候将针管从穴位内退出，同时用消毒棉签按压针孔数秒后贴敷医用胶贴。15天治疗一次。

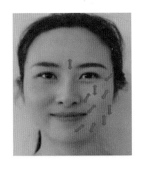
脂溢性皮炎针灸埋线设计

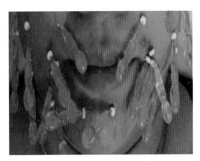
脂溢性皮炎 针灸埋线

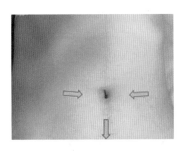
脂溢性皮炎针灸埋线腹部取穴

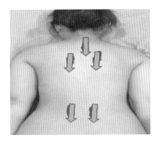
脂溢性皮炎针灸埋线背部取穴

（4）任氏特色针清放血疗法

使用材料：一次性采血针。

取穴：糠秕状鳞屑处。

操作方法：局部碘伏消毒3遍后，生理盐水脱碘擦拭。左手撑开病灶部位皮肤，右手持一次性采血针迅速刺入病灶表皮基底层，倾斜针身往上轻轻挑拨，以不出血为度，即时用酒精擦拭干净。

取穴：两颊、鼻子周围浮络。

操作方法：局部碘伏消毒 3 遍后，生理盐水脱碘擦拭。用采血针迅速刺入体表浮络 0.1mm，随即退针、拔罐 30 秒，以加大病灶出血量，即时碘伏消毒。注意拔罐时间不宜过长，吸力不可过大，以免局部留下罐印影响美观。

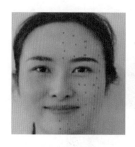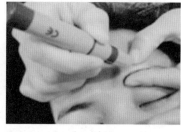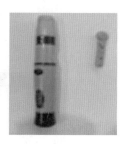

脂溢性皮炎放血疗法　　　　　　　脂溢性皮炎针清放血工具

（5）罐疗

使用材料：已消毒备用 4 号玻璃罐。

取穴：大椎、肺俞、肝俞、脾俞、肾俞穴及背部督脉、膀胱经。

操作：背部擦拭清洁，均匀涂抹专用润滑油。95% 酒精棉球点燃后用玻璃罐在背部督脉、膀胱经进行走罐 3～5 次，强度以患者可耐受为度；擦净背部润滑油后在背部腧穴留罐 10 分钟，留罐过程中要注意观察皮肤及颜色的改变，罐疗结束后要注意保暖避风寒。

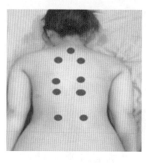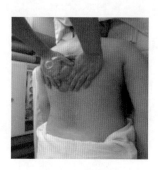

脂溢性皮炎罐疗取穴　　　　　　脂溢性皮炎 罐疗

（6）艾灸疗法

使用材料：一次性无烟艾灸条。

取穴：神阙、气海、足三里、涌泉。

操作方法：将局部穴位暴露，点燃艾条后在局部穴位进行温和灸，可在针灸治疗时同时进行艾灸，艾灸温度宜温和。可以一手持艾条，一手食指、中指置于艾灸穴位两侧，以及时感受局部温度的变化，防止温度过高发生烫伤，采用温和灸，时间同针灸治疗时间同步。也可采用艾灸架置于局部穴位上进行悬灸。治疗室温度宜温暖无风，艾灸结束后仍需注意保暖。

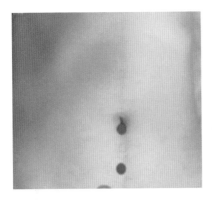

脂溢性皮炎艾灸取穴

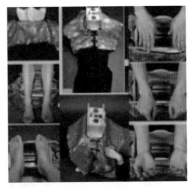

脂溢性皮炎 艾灸工具

（7）推拿点穴疗法

取穴：背部督脉、膀胱经、脾经、胃经。

操作方法：背部擦拭清洁，均匀涂抹身体润滑油。采用补法推背部督脉、膀胱经3～5遍，并重点点揉华佗夹脊穴，搓热肾俞穴、命门穴；针对脾经、胃经顺经络循行方向用补法揉推，逆时针揉腹至微微发热感，并点揉中脘、天枢、关元穴，操作完毕注意保暖避风寒。

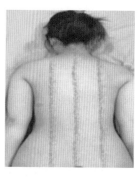
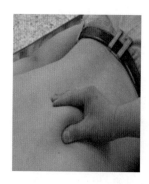
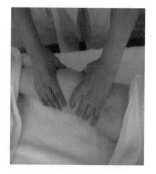

脂溢性皮炎推拿点穴设计　　　　　脂溢性皮炎 推拿点穴

【预防调摄】

（1）清淡饮食，限制油脂、糖分的摄入，少食辛辣刺激、油炸、熏烤食品等，多吃蔬菜水果以及含有较多维生素的食物。

（2）不熬夜，保证每日充足的睡眠。

（3）少化妆，不使用刺激性护肤品，不过度清洁或者去角质。

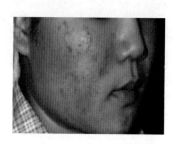
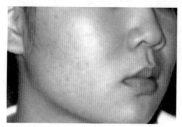

脂溢性皮炎治疗前后对比

5. 黄褐斑

【定义】黄褐斑，又称鼾黑斑，蝴蝶斑，是指颜面部出现的不规则片状黄褐或淡黑色斑块，边界清楚，表面皮肤光滑，无脱屑，抚之不碍手。好发于中青年妇女，妊娠期、妇科病、肝病、甲状腺疾病的妇女较为常见。通常对称地分布于眼周、额部、颧部、颊部、鼻部和口周，有的互相融合成蝴蝶状。

【病因】现代医学中黄褐斑的病因病机较为复杂，尚无明确的定论。

目前多认为其与紫外线照射，长期使用含铅、汞重金属的化妆品，女性妊娠，内分泌紊乱，某些慢性疾病，长期精神抑郁及家族遗传等因素有关。

【临床表现】

黄褐斑皮损主要表现为淡褐至棕黑色斑片、深浅大小不定，浮摊于皮肤，多对称性分布于颧、颊额、鼻翼及眼眶周围，压之不褪色，无痒痛感和全身症状。初起患处轻度潮红、瘙痒，继则出现青灰色斑，日久则呈深灰色，发展到一定程度则停止发展，颜色逐渐变淡呈黄褐色。

【中医认识】

中医认为本病标在气血瘀滞，导致颜面部易生色斑，主要是脏腑功能的失调。多因肝气郁结，肝失条达，郁久化热，灼伤阴血，颜面气血失和；或因肾气不足，肾水不能上乘；或因脾气不足，内生痰饮，阻滞气血而不能上荣于面部而产生色斑。

（1）气滞血瘀型（肝斑）

斑色黄褐，面色无华，性情急躁易怒或郁闷烦恼，胸胁胀痛，纳谷不馨，月经不调或痛经，月经前斑色加深，两乳胀痛。舌苔薄白，舌质暗红或紫暗，脉弦或弦细。

（2）肝肾阴虚型（肾斑）

斑色灰黑，腰膝酸软，头昏耳鸣，疲乏无力。舌红少苔，脉沉细。

（3）脾气不足型（脾斑）

面斑浅黄成片，常伴有胃纳差，乏力倦怠，便溏。舌质淡、苔白，脉沉细。

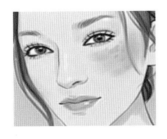

肝斑

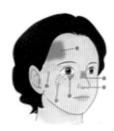

肾斑

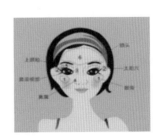

脾斑

【治疗方案】

（1）毫针疗法

使用材料：面针选取 0.3 寸毫针，体针选取 1 ~ 1.5 寸毫针。

取穴：印堂、太阳、丝竹空、四白、地仓、颊车、颧髎，局部斜刺。

体针取穴：脾俞、肾俞、肝俞、足三里、三阴交、血海、合谷、曲池，加临床辨证取穴。

操作方法：面部局部穴位常规消毒，进针宜斜刺，平补平泻。四肢穴位通过局部行针刺激，产生酸胀感并向四肢末端放射感效果更佳；留针 30 分钟。

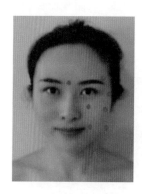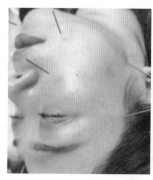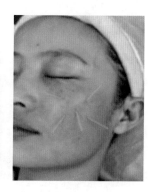

黄褐斑毫针取穴　　　　　　黄褐斑 毫针

（2）金针疗法

使用材料：任氏 0.5 寸金针。

取穴：颧髎、地仓、颊车、承浆、四白、太阳、丝竹空、阳白、印堂，局部色斑处。

操作：局部穴位酒精消毒。使用任氏一次性金针对所取穴位直刺或斜刺，同时在色斑部位直刺，针对成片色斑采用围刺法；色斑明显处（除眼周穴位）采取一点多向散刺、透刺，泻法，逆时针旋转行针。针刺层次在表皮下，宜浅刺不宜深刺，挂于面部即可。

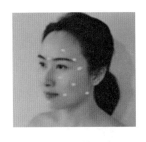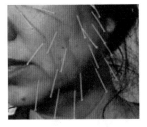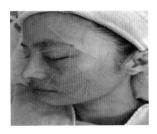

黄褐斑金针取穴　　　　　　　　黄褐斑 金针挂针

（3）任氏针灸埋线疗法

使用材料：任氏 3cm 针线一体型埋线针。

取穴：印堂、四白、地仓、颊车、太阳、丝竹空，局部斑点处。

操作：清洁面部后外敷利多卡软因软膏表皮麻醉。碘伏消毒 3 遍后用生理盐水擦拭脱碘。使用任氏一次性埋线针在穴位上斜刺或透刺，左手拇、食指绷紧或提起进针穴位皮肤，右手持埋线针直接刺入选定好的穴位内，得气后微微旋转针体，使线体留在体内，小海棉圈仍留在针体上。出针的时候将针管从穴位内退出，同时用消毒棉签按压针孔数秒后贴敷医用胶贴。20 天治疗一次。

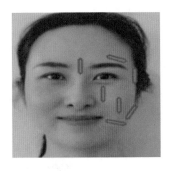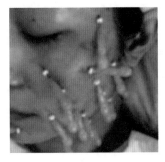

黄褐斑埋线设计　　　　　　　　黄褐斑 埋线

（4）电针疗法

使用材料：低频脉冲电针仪。

取穴：金针部分留针针柄处（避开眼周穴位）。

操作方法：低频脉冲电针仪连接好电源，先将强度调节钮归零，

237

针刺穴位得气后，再将电针仪上成对输出的两个电极分别连接在两根针柄上，负极接主穴，正极接配穴，一般将同一对输出电极连接在身体的同侧。调制疏密波，时间根据患者具体情况可调40 ~ 60分钟。根据患者适应度选择强度大小，刺激强度由小到大，以患者可接受的麻、刺感为度。

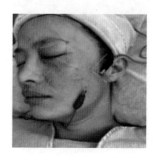 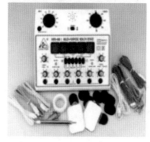 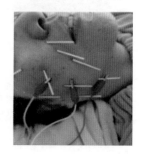

黄褐斑 电针

（5）微针疗法

使用材料：任氏针长 0.25mm 微针。

取穴：局部黄褐斑区域。

操作：清洁面部，碘伏消毒3遍后，生理盐水脱碘擦拭。手持微针在黄褐斑点处呈"米"字形滚动，微针每次滚动的路径单向直线行走，手法要轻、柔、匀，以局部皮肤微红发热为度。

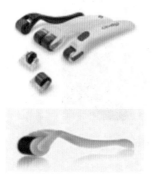 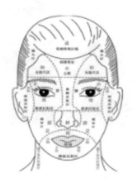 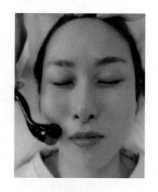

微针　　　　　　　黄褐斑微针区　　　　　黄褐斑 微针

（6）灸疗

使用材料：一次性无烟艾灸条。

取穴：神阙、关元、脾俞、肾俞、足三里。

操作方法：将局部穴位暴露，点燃艾条后在局部穴位进行温和灸，亦可将艾灸架置于穴位所在部位上悬灸，艾灸温度宜温和，时间在40分钟左右。

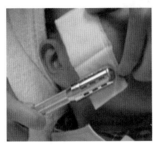
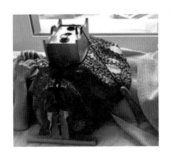

黄褐斑 面部灸疗　　　　　黄褐斑 大灸疗

（7）刺血疗法

使用材料：一次性采血针。

1）取穴：耳尖穴、耳背静脉。

操作：操作者戴一次性手套，刺血部位用碘伏消毒后，在刺血部位周围及整个耳朵周围揉按，使局部充血，然后用一次性采血针迅速刺入体表浮络0.1mm，随即退针。耳尖穴放血量15滴即可，耳背静脉放血1～3ml，放血完毕再次消毒预防感染。双耳可交替治疗，每周1～2次。

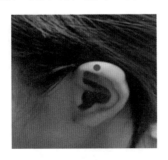
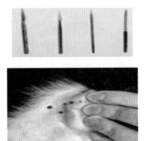

黄褐斑 刺血疗法

2）取穴：两颊、鼻子周围浮络。

操作：操作者戴一次性手套，刺血部位用碘伏消毒后用小号三棱针迅速刺入体表浮络 0.1mm，随即退针、拔罐 30 秒，以便加大病灶出脓血量，即时碘伏消毒。注意拔罐时间不宜过长，吸力不可过大，以免局部留下罐印影响美观。

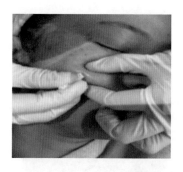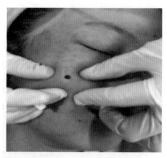

黄褐斑 刺血疗法

（8）刮痧疗法

使用材料：任氏玉石刮痧板。

取穴：承浆、地仓、迎香、颧髎、睛明、印堂、攒竹、鱼腰、丝竹空、四白、太阳、地仓、颊车、耳前肌、颈阔肌、胸锁乳突肌。

操作：清洁面部，均匀涂抹面部专用润滑油。手持刮痧板轻点面部穴位，由患侧到健侧，以患侧为主。可自承浆至听会方向、地仓至听宫方向、迎香穴至耳门方向、睛明至太阳方向。攒竹至太阳方向轻柔刮拭，再用刮痧板轻轻安抚全脸。刮痧时手法一定要轻柔，不可用力过大。

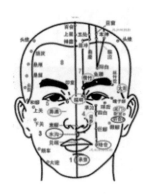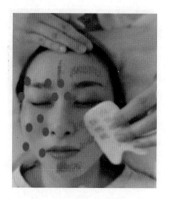

黄褐斑 刮痧

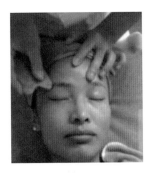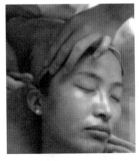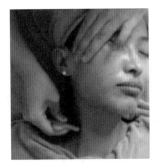

黄褐斑 刮痧

【预防调摄】

（1）面部治疗 24 小时内，早晚用无菌纱布蘸生理盐水或温开水沏食用盐（0.9% 浓度）清洗面部，迅速用无菌药棉擦干面部，涂擦纯芦荟胶。备太阳镜、太阳伞做好物理防晒。

（2）面部治疗 24 小时后 72 小时内，早晚用常温自来水及柔和型防敏洁面乳清洁皮肤，蒸馏水擦拭全脸，无菌纱布迅速擦干，涂擦纯芦荟胶。备太阳镜、太阳伞做好物理防晒，真丝口罩做好物理防晒。

（3）面部治疗 72 小时后常规防敏清洁，加强补水，多喷无添加玫瑰纯露，可每天敷一次无添加补水面膜，早晚注重补水、清爽保湿、防晒霜隔离。

（4）面部治疗 24 小时内不洗澡，72 小时内洗澡避开头面部，快速冲洗颈部以下部位，以防热蒸汽熏蒸创面。

（5）治疗后 72 小时内是恢复的黄金期，切勿让水湿浸润创面，切勿用含铅汞化妆品。建议晚上 10 点前入睡，保持心情舒畅。

（6）饮食禁忌辛辣刺激、肥甘厚味、生冷寒凉。建议多补充富含维生素 C 类食物，如樱桃、鲜枣、猕猴桃、橙子等；富含 VE 类坚果，如原味核桃、榛子、松子等；避开色素深的食物，如咖啡、巧克力、酱菜、腌菜等。

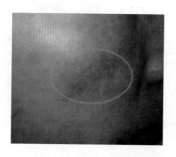
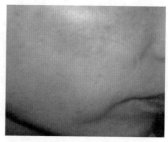

黄褐斑脾斑治疗前后对比

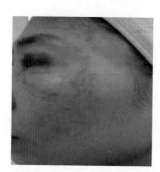
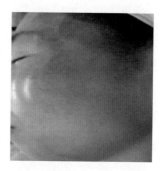

黄褐斑肾斑治疗前后对比

附：炎症后色素沉着

炎症后皮肤色素沉着为临床皮肤病变以后患者所遗留的后遗症，为常见获得性色素增多性症状。多数色素沉着在发病3～6个月内能够慢慢淡化、自行消退，但依然有部分色素沉着淡化不够理想，需及时进行相关治疗。

西医认为，炎症后色素沉着的发生，可能是由于患者在发生炎症反应时其表皮基底层受损导致。炎症出现后，破坏了基底细胞层，色素失禁，真皮浅层内噬黑色细胞增多，黑素细胞与基底层角质形成细胞被巨噬细胞所吞噬，真皮浅层中黑素会存在一定时间，故出现色素沉着现象。另外，机体表皮炎症反应造成部分炎性递质释放（如花生四烯酸和它的代谢产物白三烯及前列腺素等），炎性递质对表皮的黑色细胞产生刺激，改变相关免疫细胞与黑素细胞活性，导致黑素量增大，这些黑素转移至周边角质，使表皮色素量增多，出现色素的沉着。

中医认为，本病的发生多见于气滞血瘀型人。人体产生的废物需要依靠血液、体液运行代谢出体外，血液、体液的流动依赖气的推动完成，当气机阻滞，体液流动失去动力，代谢产物排出不畅，停留在面部，即形成瘀斑。

偏重于气滞者常表现为：面部色素沉着，胸闷喜叹息，两胁、胃、腹胀痛，嗳气，咽部如有异物梗阻，性格内向，忧郁寡欢，心胸狭窄，情绪波动时易腹痛腹泻，女性乳房、小腹胀痛。偏重于血瘀者常表现为：面部色素沉着，口唇爪甲紫暗，皮肤青紫斑或粗糙，局部刺痛或绞痛固定不移，或触及肿块，眼圈黑，黄褐斑、女性痛经，经色紫暗夹有血块，或闭经。

治疗方案同黄褐斑。

6. 面部黑变病

【定义】面部黑变病，又称瑞尔黑变病，是发生在以暴露部位为主的灰褐色色素沉着病，以面部为多见。中医称面黑、面䵟、面尘等，常见于中老年女性。

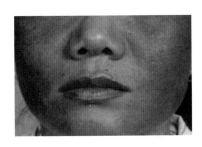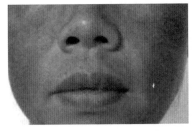

面部黑变病

【病因】本病病因复杂、发病机制尚不十分清楚，可能是内因、外因共同作用的结果。内因主要为营养不良、维生素缺乏、自主神经功能紊乱及性腺、垂体、肾上腺皮质等内分泌功能紊乱。外因主要为光敏性物质接触（如沥青、焦油、劣质化妆品）、日光照射等，均可引起暴露部位发生黑变。

【临床表现】

皮损初轻微发红、发痒，随后变成灰褐斑片，弥漫分布边界不清，边界外围常有与毛孔一致的点状色素沉着，也可扩展至耳后、颈侧、头皮和胸部，偶尔累及手和前臂，有时伴轻度网状毛细血管扩张，毛囊口角化和糠状鳞屑，尤多见于颈部等处。在身体覆盖部位，如皱襞和脐也可发生色素沉着。

【中医认识】

中医认为本病与肝、脾、肾三脏关系密切。多因情志失调、饮食不节、劳倦过度、房事过度或年老肾亏，导致气机紊乱、气血失和、燥伤血亏，气血不能上荣于面，故产生面部色斑。

（1）脾虚型

面及四肢有褐色斑片，食少纳差，食后腹胀，全身无力，倦怠，便溏。舌质淡，舌边有齿痕，苔白，脉沉细。

（2）肝肾亏虚型

面色灰暗不华，全身疲倦无力，腰膝酸软，女子月经量少甚至停经。舌质淡或微红，苔薄或无苔，脉沉细。

【治疗方案】

（1）毫针疗法

使用材料：面针选取 0.3 寸毫针，体针选取 1 ~ 1.5 寸毫针。

取穴：印堂、太阳、四白、地仓、颊车、承浆，局部斜刺。

体针取穴：脾俞、肾俞、肝俞、足三里、三阴交、太溪、关元，加临床辨证取穴。

操作：面部局部穴位常规消毒，进针宜斜刺，平补平泻。四肢穴位通过局部行针刺激，产生酸胀感并向四肢末端放射感效果更佳；留针 30 分钟。

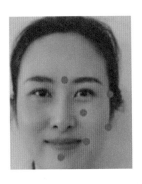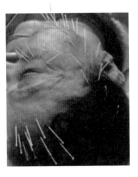

面部黑变病毫针取穴　　　　面部黑变病 毫针

（2）金针疗法

使用材料：任氏 0.5 寸金针

取穴：地仓、颊车、承浆、四白、太阳、丝竹空、阳白、印堂、头维，局部斑处。

操作：局部穴位酒精消毒。使用任氏一次性金针对所取穴位直刺或斜刺；同时在色斑部位直刺，针对成片色斑采用围刺法；色斑明显处（除眼周穴位）采取一点多向散刺、透刺，泻法，逆时针旋转行针。针刺层次在表皮下，宜浅刺不宜深刺。

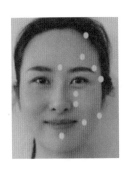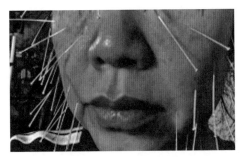

面部黑变病 金针

（3）任氏针灸埋线疗法

使用材料：任氏 3cm 针线一体型埋线针。

取穴：印堂、承浆、四白、阳白、迎香、地仓、颊车，局部色素沉着处。

操作：清洁面部后外敷利多卡因软膏表皮麻醉。碘伏消毒 3 遍后用生理盐水擦拭脱碘；使用任氏一次性埋线针在穴位上斜刺或透刺，左手拇、食指绷紧或提起进针穴位皮肤，右手持埋线针直接刺入选定好的穴位内，得气后微微旋转针体，使线体留在体内，小海棉圈仍留在针体上。出针的时候将针管从穴位内退出，同时用消毒棉签按压针孔数秒后贴敷医用胶贴，20 天治疗一次。

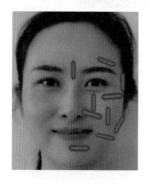 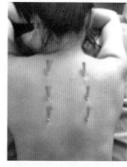 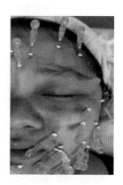

面部黑变病埋线设计　　　　　　　面部黑变病 埋线

（4）微针疗法

使用材料：任氏针长 0.25mm 微针。

取穴：局部灰褐色素沉着处。

操作：清洁面部，碘伏消毒 3 遍后，生理盐水擦拭脱碘。手持微针在面部色素沉着出处呈"米"字状滚动，微针每次滚动的路径单向直线行走，手法要轻、柔、匀，以局部皮肤微红发热为度，可在面部治疗前后涂抹专用修复原液。

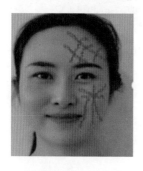 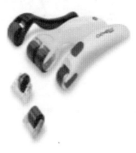 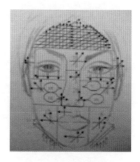

面部黑变病微针设计　　　　微针工具　　　　面部黑变病 微针

（5）刮痧疗法

使用材料：任氏玉石刮痧板。

取穴：印堂、攒竹、丝竹空、太阳、承浆、地仓、迎香、下关，背部督脉和膀胱经。

操作方法：清洁面部，均匀涂抹面部专用润滑油。局部穴位用刮痧板一角进行点揉刺激；手持刮痧板按顺序自印堂穴到太阳穴、迎香穴到耳门穴方向、地仓穴向听宫穴方向、承浆到听会穴方向，每条线刮拭2～3遍，力度要有渗透力。

清洁背部，均匀涂抹润滑油，手持刮痧板沿背部督脉、膀胱经自上而下刮拭，力度均匀、渗透有力。刮痧治疗一周1～2次即可。

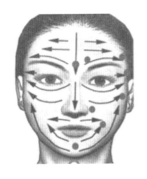 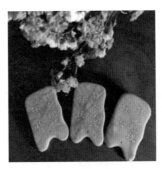 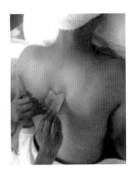

面部黑变病刮痧设计　　　　面部黑变病刮痧工具　　　　面部黑变病 督脉刮痧

（6）灸疗

使用材料：一次性无烟艾灸条。

取穴：关元、脾俞、肾俞、命门、足三里、三阴交。

操作方法：将局部穴位暴露，点燃艾条后在局部穴位进行温和灸，亦可将艾灸架置于穴位所在部位上悬灸，艾灸温度宜温和，时间在40分钟左右，艾灸结束后要注意保暖。

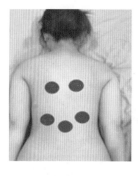
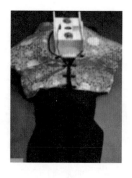
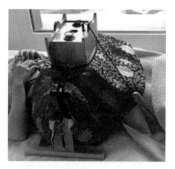

面部黑变病 灸疗取穴   背部 灸疗   腹部 灸疗

【预防调摄】

（1）避免日光暴晒。

（2）避免接触石油类物质。

（3）补充富含维生素 A、D 及烟酸的饮食。

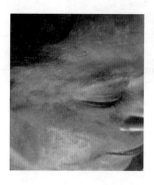
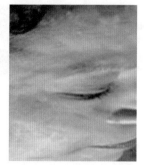

面部黑变病治疗前后对比

7. 面部皮肤过敏

【定义】面部皮肤过敏，是指面部皮肤受到过敏原的刺激后发生的反应，过敏原可以通过皮肤直接接触、吸入、食入、黏膜部位吸收或注射进入体内，机体常以皮疹的形式表现出来。

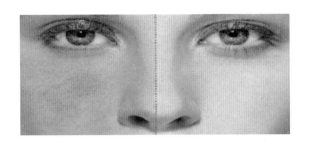

【病因】皮肤过敏的发生主要是由于各种外源性过敏原进入机体，导致异常免疫反应引起。过敏原通过皮肤黏膜接触、吸入、食入或注射等途径进入机体，通过一系列反应产生抗体，使机体致敏。当机体再次接触过敏原时，免疫系统活化攻击过敏原导致炎症反应的发生，可表现出皮肤症状。当患者脱离过敏原，炎症反应可缓解或消退。此外，皮肤过敏的发生也与遗传性过敏体质、感染、内分泌失调、心理压力、精神紧张等因素有关。

【临床表现】临床表现为，当患者与过敏原接触后出现红斑、紫癜、水肿、丘疹、斑疹、风团等多种皮疹，同时伴有疼痛、瘙痒等症状，严重者可产生过敏性休克。

【中医认识】中医认为，皮肤过敏的病机主要由于胃肠湿热，风邪入侵，肌肤内有血热，外有风热郁结，内外无法宣通、疏泄；阴血亏虚，肝火旺盛，生风生燥，亦可导致肌肤失养。

【治疗方案】

（1）毫针疗法

使用材料：面针选取 0.3 寸毫针，体针选取 1 ～ 1.5 寸毫针。

取穴：印堂、太阳、四白、地仓、颊车、承浆，局部过敏皮损处。

体针取穴：合谷、曲池、血海、足三里、三阴交、脾俞、肾俞，加临床辨证取穴。

操作：面部局部穴位常规消毒，进针宜浅刺，不施手法。四肢穴位通过局部行针刺激，产生酸胀感并向四肢末端放射感效果更佳，留针30分钟。

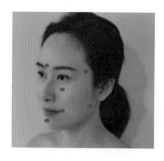
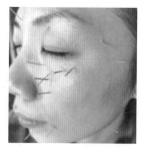

面部过敏毫针取穴　　　　　面部过敏 毫针

（2）金针疗法

使用材料：选取任氏 0.5 寸金针。

取穴：地仓、颊车、承浆、四白、太阳、印堂、局部过敏处。

操作：局部碘伏消毒 3 遍后，用生理盐水脱碘擦拭。使用任氏一次性金针在所取穴位上直刺或斜刺；同时在局部过敏处直刺进针，针刺层次在表皮下，宜浅刺不宜深刺。面部过敏在炎症发作期局部刺激宜少不宜多，以体针治疗为主。

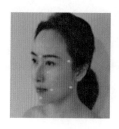
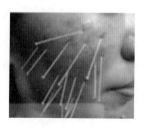

面部过敏金针取穴　　　　　面部过敏 金针

（3）任氏针灸埋线疗法

使用材料：任氏 3cm 针线一体型埋线针。

取穴：大椎、肺俞、曲池、血海、肝俞、膈俞，局部围刺埋法

操作：局部穴位用碘伏消毒，一针一穴一消毒；任氏一次性埋线针可在穴位上斜刺或直刺，左手拇、食指绷紧或提起进针穴位皮肤。右手持埋线针直接刺入选定好的穴位内，得气后微微旋转针体，使线体留在体内，小海棉圈仍留在针体上。出针的时候将针管从穴位内退出，同时用消毒棉签按压针孔数秒后贴敷医用胶贴，20 天治疗一次。

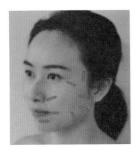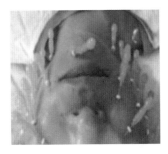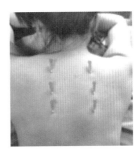

面部过敏埋线设计　　　　　　　　　　面部过敏 埋线

（4）艾灸疗法

使用材料：一次性无烟艾灸条。

取穴：神阙、三阴交、血海。

操作方法：将局部穴位暴露，点燃艾条后在局部穴位进行温和灸。可在针灸治疗时同时进行艾灸，艾灸温度宜温和，可以一手持艾条，一手食指、中指置于艾灸穴位两侧，以及时感受局部温度的变化，防止温度过高发生烫伤，采用温和灸，时间同针灸治疗时间同步。也可采用艾灸架置于局部穴位上进行悬灸。治疗室温度宜温暖无风，艾灸结束后仍需注意保暖。

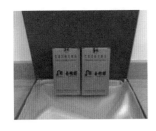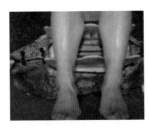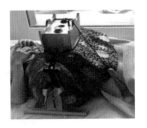

面部过敏 艾灸

（5）拔罐疗法

使用材料：已消毒备用4号罐。

取穴：神阙穴。

操作方法：备好物品放置床旁，充分暴露神阙穴，点燃的酒精棉棒在火罐内转动，使其罐内形成负压后并迅速叩至神阙穴上，待火罐稳定后方可离开，防止火罐脱落，留罐5分钟。拔罐过程中要随时观察火罐吸附情况和皮肤颜色，并注意保暖。

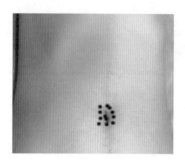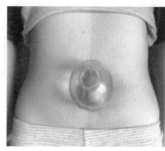

面部过敏 拔罐

（6）耳穴刺血疗法

使用材料：一次性采血针。

取穴：耳尖、肺、神门、内分泌。

操作：操作者戴一次性手套，耳尖部位用碘伏消毒，在耳尖周围及整个耳朵周围揉按，使局部充血，然后用一次性采血针迅速刺入穴位，随即退针。每穴出血量5～7滴即可，放血完毕再次消毒预防感染。肺、神门、内分泌用王不留行籽按压双耳可交替治疗，每周1～2次；放血部位24小时内禁水。

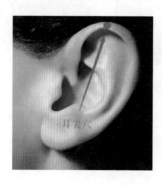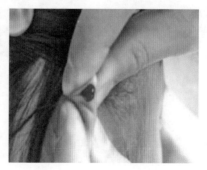

面部过敏 耳穴刺血

（7）腧穴刺络拔罐疗法

使用材料：一次性采血针，消毒备好的3、4号罐。

取穴：大椎、肺俞、肝俞、膈俞。

操作：操作者戴一次性无菌手套，刺血穴位用碘伏消毒后，在穴位上进行多点散刺5～7针，针刺深度据穴位局部肌肉厚薄、血管深浅而定。迅速散刺，出血后配合拔罐5分钟。操作结束后再次消毒，放血部位24小时内禁水。

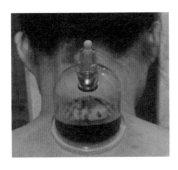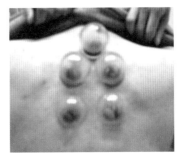

面部过敏 腧穴刺络拔罐

【预防调摄】

（1）避免接触过敏原。

（2）保持面部皮肤清洁干燥，避免搔抓及热水烫洗过敏处皮肤，避免强烈日光的照射或寒冷刺激。

（3）饮食应以清淡为原则，避免食用过敏性食物，同时忌烟酒与辛辣等刺激性食物。

（4）保持规律的休息与活动，避免熬夜及过度劳累。加强身体锻炼，以增强机体免疫力。

（5）调整心态，解除顾虑，增强自信心，保持乐观向上的生活态度。

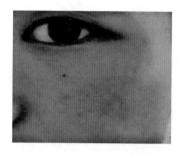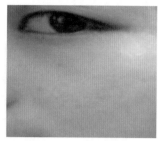

面部过敏治疗前后对比

附：面部毛细血管扩张症

【定义】面部毛细血管扩张症，又被称为"红血丝"，是一种常见的皮肤血管性疾病，表现为肉眼可见的面部浅表皮肤血管及面部皮肤泛红。面部毛细血管扩张多见于肤色白皙的女性，好发于鼻翼，鼻部及面颊中部，是皮肤光老化的重要表现之一。

【病因】毛细血管存在于皮肤真皮层，管径细，血流慢。通常认为在缺氧、激素、化学物质、感染、物理因素等多种因素的影响下，毛细血管受到外界刺激，释放或激活血管活性物质，导致毛细血管新生或扩张；血管内皮细胞间隙增宽、内皮细胞及基底膜受损，血管壁通透性升高，毛细血管的抵抗能力降低，收缩及舒张功能障碍。长期外用糖皮质激素等护肤品，影响局部皮肤的正常代谢，导致胶原变性，降低毛细血管弹性，增加毛细血管脆性，角质层变薄，易出现毛细血管扩张，此类毛细血管扩张常伴有激素依赖性皮炎。

【临床表现】临床表现为面部皮肤明显泛红，存在多条扩张的毛细血管，一些患者可以看到星状、线状、点状、斑状的红色或紫红色的斑块。

【中医认识】中医认为，心主血脉，其华在面，头面部血脉极其丰富，全身血气皆上注于面，心的阴阳盛衰直接显露于面部；另肺主皮毛，肺与皮毛相互为用，故该病的主因为心肺郁热，血行不畅，脉络瘀滞，肌肤失养所致。

【治疗方案】

面部毛细血管扩张症的治疗与面部过敏治疗大致相同，但在选穴上应以清心肺之热、疏肝理气为主，个人生活要注重情绪的调节与管理。还可配合耳穴埋豆法：取耳部穴位肺、神门、内分泌、交感、面颊区、内分泌、心、肺、皮质下，耳郭消毒后将粘有王不留行籽的胶布贴在耳穴上，用手指按压，使局部产生酸、胀、痛感；每日按压耳穴3次，每次3～5分钟，每次贴单耳，隔日双耳交替贴穴治疗。

8.扁平疣

【定义】扁平疣，俗称"扁瘊""晦气疮""千日疮"，是一种由病毒感染引起的皮肤疾病，其皮损表现为粟粒至黄豆大小的扁平隆起性丘疹，好发于颜面、手背及前臂。多见于青年人，尤以青春期前后的少女为多，有时皮疹可自行消失，不久可复发。

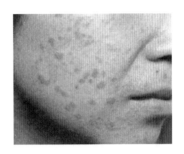

扁平疣

【病因】现代医学认为扁平疣与 HPV 感染有关。发生和消退与整体免疫功能状态有关，免疫功能的降低和缺陷可促使扁平疣的发生。

【临床表现】

扁平疣皮损表现为表面光滑的扁平丘疹，如针头、米粒到黄豆大小，圆形、椭圆形或多角形，质硬，呈正常肤色或浅褐色。散在分布或簇集成群，或互相融合，有的由于搔抓，新的疣目沿着老抓痕处分布成条形，形成一串，少则十数个，多则上百个，西医称此为"同形反应"。成批发生时略有痒感，若瘙痒加重，往往疣目突然加多、色红、鼓起，此预愈之佳兆，不久即可脱落。

【中医认识】

中医认为本病为风热之邪客于肌表或内动肝火、肝虚血燥所致。多因肝火妄动，致气血失和，气机失其畅达则致血瘀凝聚成结；或血不养肝，燥火内动，筋气外发；或肺脾气虚，腠理不固，复感风热湿毒，客于肌表凝聚而成。

【治疗方案】

（1）任氏针灸埋线疗法

使用材料：任氏 3cm 针线一体型埋线针。

取穴：大椎、曲池、肺俞、肝俞、血海、关元、足三里、阳陵泉，临床辨证取穴。

操作：局部穴位碘伏消毒，一针一穴一消毒。手持任氏一次性埋线针在所取穴位上斜刺或直刺，左手拇、食指绷紧或提起进针穴位皮肤，右手持埋线针直接刺入选定好的穴位内，得气后微微旋转针体，使线体留在体内，小海棉圈仍留在针体上。出针的时候将针管从穴位内退出，同时用消毒棉签按压针孔数秒后贴敷医用胶贴。

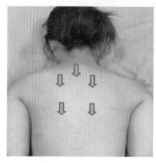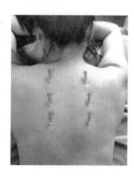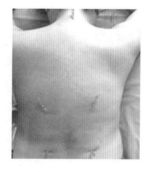

扁平疣针灸埋线设计　　　　　　　扁平疣 针灸埋线

（2）火针疗法

使用材料：消毒备用的平头火针。

取穴：局部扁平疣处。

操作：局部清洁，碘伏消毒 3 遍后用生理盐水擦拭脱碘。点燃备好的酒精灯，将火针在酒精灯上烧至红透，迅速刺入不留针，针尖刺到疣体基底部。若疣体表皮角质增厚，要先将增厚的扁平疣皮损角质剥离干净。要求垂直针法快进快退，进针稳准，不能超过皮损基底部，保证既不扩大病灶范围，又不灼伤过深。治疗结束后碘伏消毒并保持局部干燥，必要时可以盖以敷料并固定，直至结痂前局部禁水，结痂期不可用手搔抓。

结痂自行脱落后疣体若未完全消失可再次施以火针治疗。治疗扁平疣最佳季节选择在秋冬时节，伤口愈合快，不易复发。

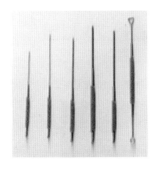 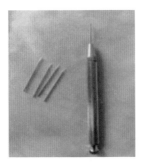 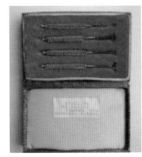

火针

（3）电频疗法

使用材料：多功能电离子治疗仪。

取穴：局部扁平疣处。

操作方法：患者取平卧位，清洁局部后外敷利多卡因软膏表皮麻醉，碘伏消毒3遍后生理盐水擦拭脱碘。将电离子治疗仪接通电源，选用单级触笔，将治疗仪调至短火档，将连接好的治疗触笔轻轻接触并对准扁平疣处，轻触疣体表面，使表面碳化，面积较大者可以用无菌棉签轻轻擦除碳化的痂皮。再将治疗仪调至长火档再次接触患处，直至彻底清除。治疗结束后要保持局部卫生，保持干燥，注意防晒。

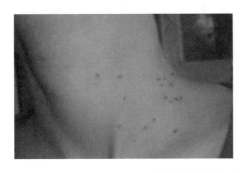 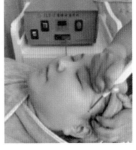

扁平疣 电频疗法

【预防调摄】

（1）加强运动，增强自身体质。

（2）出现扁平疣时避免搔抓，以避免复合感染。

（3）经常饮用薏苡仁粥，清淡饮食，忌煎炸油腻之食物。

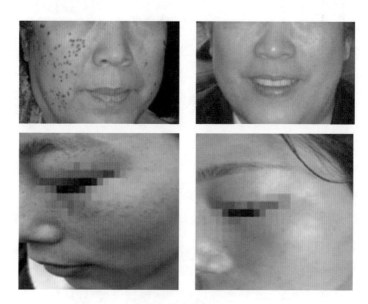

扁平疣治疗前后对比

附：1. 赘疣

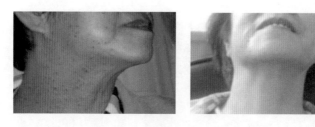

平头火针祛赘疣

（1）火针疗法

使用材料：消毒备用的单头火针。

取穴：局部赘疣处。

操作：局部清洁，碘伏消毒 3 遍后生理盐水擦拭脱碘，点燃备好的酒精灯，将火针在酒精灯上烧至红透。一手用镊子将赘疣体向外提拉，另一手手持烧红的火针向根基部轻快点刺。若赘疣体高出皮肤 1cm 以上的，可以在点刺时用一只手拇指食指将赘疣体紧紧捏起，既可减轻痛苦，又容易掌握点刺深度。点刺深度要根据疣体根基的大小来定，判断根基是否已破坏可观察点刺后的根基针孔处有无白色黏液渗出，有渗出说明已破坏。若有根基残留未净，可在自行脱痂后对新生赘疣再次使用火针治疗。

2. 睑黄疣

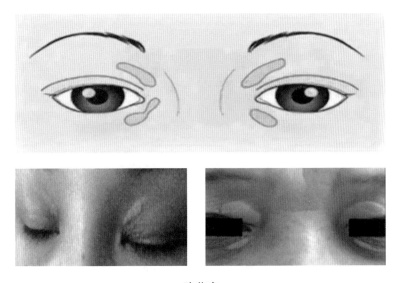

睑黄疣

（1）火针疗法

使用材料：消毒备用的单头平头火针。

取穴：局部眼部睑黄疣处。

操作：清洁局部后外敷利多卡软因软膏表皮麻醉，碘伏消毒 3 遍后生理盐水擦拭脱碘。该操作可在无影灯下操作，用无菌纱布盖住眼周，充分暴露睑黄疣局部，点燃备好的酒精灯，将火针针体及针尖在酒精灯上烧至红透，左手绷紧眼睑局部皮肤，右手以执毛笔式持针，对准疣体中心，垂直迅速入出，深达疣体的根部，可反复适度的点刺，直至疣体干缩、坏死。

点刺不宜过深，避免损伤深层组织，引发瘢痕增生。再用小号火针针尖轻灼点刺睑黄疣体周围边缘组织，针尖向病损中心划刺，以缩小创口，使整块疣体完全彻底凝缩、结痂。治疗结束患处消毒不必包扎，可涂抹红霉素眼膏。直至结痂前局部禁水，预防感染，待结痂自然脱落。

3. 色素痣

（1）火针

使用材料：消毒备用的多头火针，根据色素痣大小选择大小型号 3 头火针。

取穴：局部色素痣处。

操作：局部清洁，碘伏消毒 3 遍后生理盐水擦拭脱碘。点燃备好的酒精灯，将火针在酒精灯上烧至红透，一手食指、拇指撑开局部皮肤，迅速刺入不留针。可根据色素痣面积大小多次进针。要求垂直针法快进快退，进针稳准，保证既不扩大病灶范围，又不灼伤过深。治疗结束用无菌棉签清除干净局部病灶后，不必再擦创面，有利于结痂形成。直至结痂前局部禁水，预防感染，注意防晒，待结痂自然脱落。

（2）电频疗法

使用材料：多功能电离子治疗仪。

取穴：局部色素痣处。

操作：患者取平卧位，清洁局部后外敷利多卡因软膏表皮麻醉，碘伏消毒 3 遍后生理盐水擦拭脱碘。用左手拇指和食指捏起病损的四周以减轻痛感，采用单极触笔，调至短火档，将电压调至 8 ~ 12V，用针头轻触病损部位，逐点气化。当气化完病损后，抹出碳化层会有渗血，这时将机器拨向长火档并加大输出，快速对出血处触碰几下即可止血并形成保护层。治疗中，根据需要，可用酒精棉球擦拭治疗部位，以观察清楚病损是否完全气化。治疗结束，确认病损已清除干净，不必再擦创面，有利于结痂形成。若色素痣面积大可采用分次治疗的方法。操作治疗结束后应保持局部干燥，让结痂皮自然脱落，注重防晒，不涂粉质化妆品，可减轻色素的形成，反之则易加重。

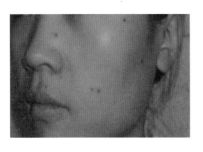
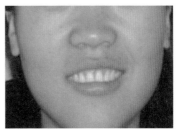

三头火针及尖头火针祛色素痣

9. 面肌痉挛

【定义】面肌痉挛，属于中医"筋惕肉""筋急""风证"范畴，又称面肌抽搐，是指一侧面神经所支配的肌肉阵发性、不自主且不规则的抽搐，并无其他神经系统阳性体征的周围神经病。典型的面肌痉挛常由一侧眼轮匝肌开始向下发展，累及面颊部表情肌等下部面肌，多见于老年人，女性多发。

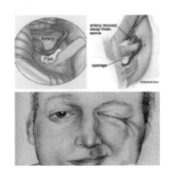
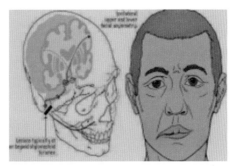

面肌痉挛

【病因】面肌痉挛多由血管压迫面神经所致。面神经在出脑干处受到异位血管压迫，刺激面神经核而表现为面部一侧或两侧肌肉反复发作的抽搐。常在情绪激动或紧张时加重，严重时可出现睁眼困难、口角歪斜及耳内抽动样杂音。

【临床表现】各型患者均以颜面抽搐为主症，表现为面神经所支配的肌肉阵发性、不自主、无痛且不规则的抽搐。其轻者可表现为眼睑、或嘴角、或半侧面颊肌肉抽搐，严重者则出现双侧肌肉痉挛，入夜尤甚，精神欠佳。

【中医认识】

中医认为本病多因正气不足、风邪外袭，或气血不足、血虚生风，或肝阳化火生风、循经上扰，或肝肾阴虚、虚风内动所致。

（1）外感风邪

面部不自主抽动，面部麻木浮虚，皮肤瘙痒、咽干，眼睛流泪，视物不清，脉虚浮无力而数促。

（2）肝血不足

面部不自主抽动，头晕目眩，心悸，咽燥，月经延期减少，甚至停经，脉弦细数。

（3）肝瘀气滞

面部不自主抽动，性情急躁或郁闷烦恼，胁肋胀满，月经不调，舌苔薄白，舌质暗红，脉弦缓。

（4）肝肾阴虚

面部不自主抽动,腰膝酸软,头昏耳鸣,疲乏无力,舌红少苔,脉沉细。

【治疗方案】

（1）毫针疗法

使用材料：面针选取 0.3 寸毫针、体针选取 1～1.5 寸毫针。

取穴：阳白、四白、迎香、听宫、听会、翳风、下关、地仓、颊车、风池，局部斜刺。

体针取穴：百会、肝俞、曲池、合谷、太冲、外关、阳陵泉，加临床辨证取穴。

操作：面部局部穴位常规消毒，斜刺或平刺进针，平补平泻。四肢穴位通过局部行针刺激，产生酸胀感并向四肢末端放射感效果更佳；留针 30 分钟。

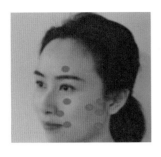 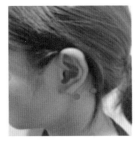 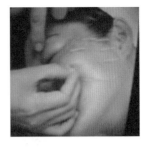

面肌痉挛毫针取穴　　　　　　　　　　面肌痉挛 毫针

（2）金针疗法

使用材料：选取任氏 0.5 ~ 1 寸金针。

取穴：瞳子髎、太阳、攒竹、鱼腰、四白、颧髎、地仓、颊车、翳风、风池等。

操作：局部穴位酒精消毒。使用任氏一次性金针在所取穴位上斜刺或透刺，瞳子髎透太阳、攒竹透鱼腰、四白透颧髎、地仓透颊车、翳风可直刺。穴位刺激以轻手法、透刺法为主。若患者面部能有针感，效果更佳。

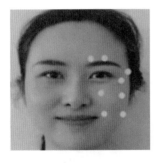 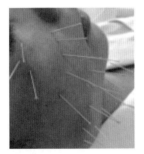

面肌痉挛金针取穴　　　　　　　　　　面肌痉挛 金针

（3）电针疗法

使用材料：低频脉冲电针仪。

取穴：毫针或金针穴位部分留针针柄处，加曲池、合谷。

操作方法：低频脉冲电针仪连接好电源，先将强度调节钮归零，针刺穴位得气后，再将电针仪上成对输出的鳄鱼夹分别连接在面部患侧针灸两根针柄上，调制连续波，采用小强度电流，时间 30 分钟。刺激强度由小到大，微微有感觉即可，不可强刺激。

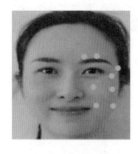 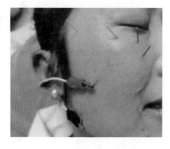 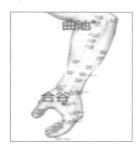

面肌痉挛电针取穴　　　　面肌痉挛 电针

（4）任氏针灸埋线疗法

使用材料：任氏 3cm 针线一体型埋线针。

取穴：印堂、四白、地仓、颊车、太阳、丝竹空、迎香、颧髎。

操作：清洁面部后外敷利多卡因软膏表皮麻醉。碘伏消毒 3 遍后用生理盐水擦拭脱碘。任氏一次性埋线针在选取穴位上斜刺或平刺，左手拇、食指绷紧或提起进针穴位皮肤，右手持埋线针刺入选定好的穴位内，得气后微微旋转针体，使线体留在体内，小海棉圈仍留在针体上。出针的时候将针管从穴位内退出，同时用消毒棉签按压针孔数秒后贴敷医用胶贴，20 天治疗一次。

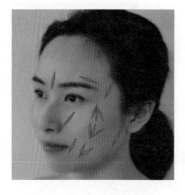 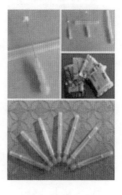 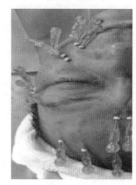

面肌痉挛针灸埋线设计　　　针灸埋线工具　　　面肌痉挛 针灸埋线

（5）灸疗

使用材料：一次性无烟艾灸条。

取穴：神阙、关元、患侧地仓、颊车、四白、太阳、鱼腰、下关。

操作方法：将局部穴位暴露，点燃艾条后在局部穴位进行温和灸，亦可将艾灸架置于腹部关元、神阙穴上悬灸。面部穴位可在针灸治疗时同时进行艾灸，艾灸温度宜温和，可以一手持艾条，一手食指、中指置于艾灸穴位两侧，以及时感受局部温度的变化，防止温度过高发生烫伤，时间同针灸治疗时间同步。治疗室温度宜温暖无风，艾灸结束后仍需注意保暖。

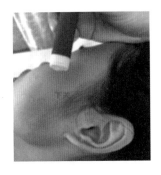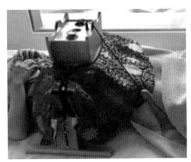

面肌痉挛 面部灸疗   面肌痉挛 腹部灸疗

【预防调摄】

（1）保持良好情绪，避免精神紧张、焦虑、愤怒等不良情绪诱发。

（2）在治疗过程中应保持乐观，树立信心，积极配合治疗。

（3）规律作息，劳逸结合，避免劳累。

10. 面 瘫

【定义】面瘫即面神经麻痹，是以面部表情肌群运动功能障碍为主要特征的一种常见病，一般症状为口眼歪斜。

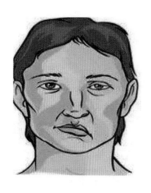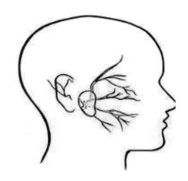

【病因】引起面瘫的病因有多种，临床上根据损害发生部位可分为中枢性面瘫和周围性面瘫两种。中枢性面瘫病变位于面神经核以上至大脑皮层之间的皮质延髓束，通常由脑血管病、颅内肿瘤、脑外伤、炎症等引起。周围性面瘫多由于面部神经受到细菌、病毒感染，或者外界寒冷刺激因素诱发等等所引起的一种病变。

【临床表现】

起病突然，常在睡眠醒来时病人发现一侧面颊动作不灵、口角向健侧歪斜。病侧前额皱纹消失、眼裂扩大、鼻唇沟平坦、口角下垂。病侧不能做皱额、蹙眉、闭目、鼓气和噘嘴等动作。鼓腮和吹口哨时，因病侧口唇不能闭合而漏气。进食时，食物残渣常滞留于病侧的齿颊间隙内，并常有口水自该侧淌下。由于泪点随下睑内翻，使泪液不能按正常引流而外溢。

【中医认识】

中医认为劳累、睡眠，外伤等，脉络空虚，风寒之邪乘虚侵袭阳明、少阳经，导致经气阻滞，经筋失养，筋肌纵缓不能收，而发为本病。

【治疗方案】

（1）毫针疗法

使用材料：面针选取 0.3 寸毫针，体针选取 1 ~ 1.5 寸毫针。

取穴：太阳、阳白、攒竹、四白、迎香、地仓、颊车、下关、承浆、风池等。

体针取穴：合谷、太冲、百会、曲池、内关、足三里，加临床辨证取穴。

操作：面部局部穴位常规消毒，斜刺或平刺进针，平补平泻。四肢穴位通过局部行针刺激，产生酸胀感并向四肢末端放射感效果更佳，留针 30 分钟。

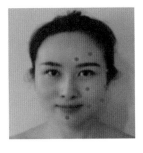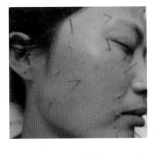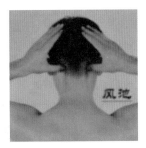

面瘫毫针取穴　　　　　　　　面瘫 毫针　　　　　　　　风池穴

（2）金针疗法

使用材料：选取任氏 0.5 ~ 1 寸金针。

取穴：瞳子髎、太阳、攒竹、鱼腰、四白、颧髎、地仓、颊车、翳风、风池等。

操作：局部穴位酒精消毒。使用任氏一次性金针在所取穴位上斜刺或透刺，瞳子髎透太阳、攒竹透鱼腰、四白透颧髎、地仓透颊车、翳风可直刺。穴位刺激以轻手法、透刺法为主，若患者面部能有针感，效果更佳。发病一周内不宜面部针刺，急性期后到 3 个月内针灸效果最佳。

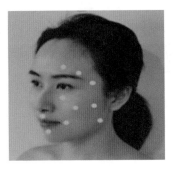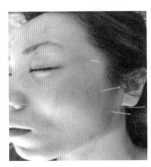

面瘫金针取穴　　　　　　　　面瘫 金针

（3）电针疗法

使用材料：低频脉冲电针仪。

取穴：毫针或金针部分穴位留针针柄处。

操作方法：低频脉冲电针仪连接好电源，先将强度调节钮归零，针刺穴位得气后，再将电针仪上成对输出的鳄鱼夹分别连接在面部患侧针灸穴位两根针柄上。调制连续波，采用小强度电流，时间45分钟。刺激强度由小到大，微微有感觉即可，不可强刺激。

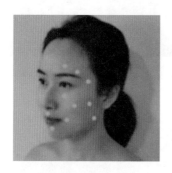 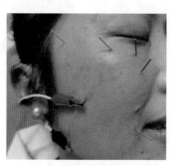

面瘫电针取穴　　　　　　　　面瘫 电针

（4）任氏针灸埋线疗法

使用材料：任氏3cm针线一体型埋线针。

取穴：印堂、四白、地仓、颊车、太阳、丝竹空、颧髎、翳风、大椎，背部督脉。

操作：清洁面部后外敷利多卡软因膏表皮麻醉。碘伏消毒3遍后用生理盐水擦拭脱碘；任氏一次性埋线针可在穴位上斜刺或透刺。

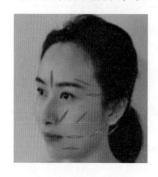 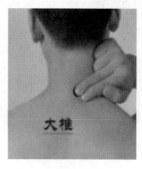 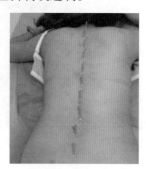

面瘫针灸埋线设计　　　　　大椎穴面瘫　　　　　督脉埋线

（5）灸疗

使用材料：一次性无烟艾灸条。

取穴：患侧完骨、翳风、下关、耳垂下、神阙。

操作方法：将局部穴位暴露，点燃艾条后在局部穴位进行温和灸。面部穴位可在针灸治疗同时进行艾灸，艾灸温度宜温和，可以一手持艾条，一手食指、中指置于艾灸穴位两侧，以及时感受局部温度的变化，防止温度过高发生烫伤。采用温和灸，时间同针灸治疗时间同步。治疗室温度宜温暖无风，艾灸结束后仍需注意保暖。

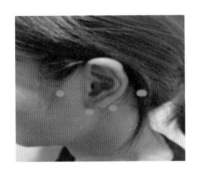
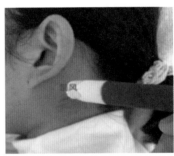

面瘫灸疗取穴　　　　　　面瘫 灸疗

（6）手法按摩

取穴：患侧地仓、颊车、阳白、四白、迎香、翳风。

操作方法：患者取平卧位，头枕部垫一薄枕，医者坐于床头椅子上，一手固定其头部，另一手用指腹按摩患侧地仓、颊车、阳白、四白、迎香、翳风等穴位，或按照健肌运动方向按揉，因面肌非常薄弱，按摩用力应轻柔、适度、持续、稳重。掌摩法操作于颜面部 3 ~ 5 次。双手以拇指掌面和大鱼际肌从额正中线开始向两侧推至太阳穴，再向前下至颊部，掌揉至下颌，手法宜轻，放松耳部，操作 2 ~ 3 分钟。一指禅推法施术于对侧风池、翳风及颈项部，操作 3 分钟，以局部出现酸、麻、胀、痛感为度。拿肩井穴 1 分钟。手法按摩可在针灸治疗结束后进行，每日一次。

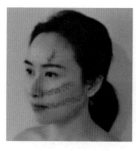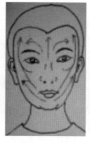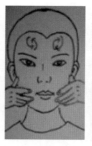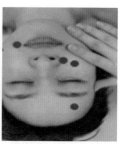

面瘫手法按摩设计　　　　　　　　面瘫 手法按摩

【预防调摄】

（1）心理护理：患者多为突然起病，难免会产生紧张、焦虑、恐惧的情绪，有的担心面容改变而羞于见人及治疗效果不好而留下后遗症。这时要根据患者不同的心理特征，耐心做好解释和安慰疏导工作，缓解其紧张情绪，使病人情绪稳定，身心处于最佳状态接受治疗及护理，以提高治疗效果。

（2）护眼：由于眼睑闭合不全或不能闭合，瞬目动作及角膜反射消失，角膜长期外露，易导致眼内感染，损害角膜，因此眼睛的保护的非常重要的。减少用眼，外出时戴墨镜保护，同时滴一些有润滑、消炎作用的眼药水，睡觉时可戴眼罩或盖纱布块保护。

（3）局部护理：热敷祛风：以生姜末局部敷于面瘫侧，每日 1 ~ 2 小时。温湿毛巾热敷面部，每日 2 ~ 3 次，并于早晚自行按摩患侧，按摩时力度要适宜、部位准确。只要患侧面肌能运动就可自行对镜子做皱额、闭眼、吹口哨、示齿等动作，每个动作做 2 个八拍或 4 个八拍，每天 2 ~ 3 次。这对于防止麻痹肌肉的萎缩及促进康复是非常重要的。

此外，面瘫患者应注意不能用冷水洗脸，避免直接吹风，注意天气变化，及时添加衣物，防止感冒。

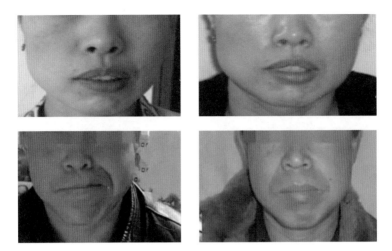

面瘫治疗前后对比

第三节　损形性疾患

一、肥胖、松垂

（一）肥胖

【定义】肥胖是指由于摄入热量过多或（和）内分泌失调等原因导致的体内脂肪沉积过多或体内脂肪分布异常而呈现的一种状态。与标准体重（标准体重 kg =（身高－100）×0.9）比较，超过标准体重 10% 为超重，＞20% 为轻度肥胖，＞30% 为中度肥胖，＞50% 为重度肥胖。肥胖是体内脂肪过多的状态。当体重超过标准体重 20% 或体重指数（BMI）＞25kg/m2 时，即可定义为肥胖症。

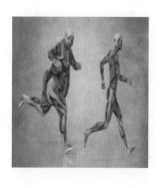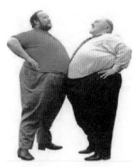

肥胖症的主要表现为体内脂肪含量增加、体脂分布失调以及局部脂肪沉积等，可引发多种疾病，如心脑血管疾病、糖尿病、呼吸系统疾病、

高脂血症等，还可增加罹患恶性肿瘤的概率。世界卫生组织（WHO）已将肥胖确定为一种慢性非传染性流行病，其已日益成为影响人类健康的主要疾病之一。

【相关解剖结构】

脂肪组织是一种特殊的结缔组织，它是由大量脂肪细胞聚集的疏松结缔组织。肥胖的发生主要与白色脂肪的过量生成有关，脂肪细胞数目增多，体积增大均是导致脂肪组织整体体积变大的原因。

正常情况下，人体脂肪细胞的数目是一定的，但在过度肥胖的人中脂肪细胞可以产生增多现象，即细胞数目的增加。成人肥胖主要由于脂肪细胞增大导致，而青少年肥胖则多由脂肪细胞的增生引起。中老年人肥胖时脂肪细胞数量、脂肪厚度均会增加，形成脂肪在局部组织的堆积，呈现出特殊的中老年肥胖体型。男性脂肪分布以颈项部、颏下、躯干部和头部为主，而女性则以上臂后外侧、下腹部、腰部、大腿内侧及臀部为主。

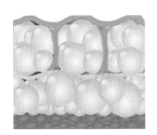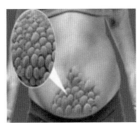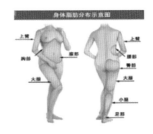

【红外热成像显示图】

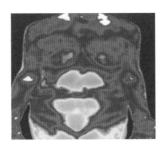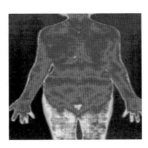

减肥前　　　　　　　　　　减肥后

【产生的原因】

西医认为，肥胖的产生主要与遗传因素，饮食习惯及嗜好，摄取过多，运动不足，或食物的调节中枢异常，精神的压力、不安、抑郁等精神心理因素相关。也与内分泌失调，口服激素类的药物等有关。

根据其原因不同，将肥胖分为：

（1）单纯性肥胖：单纯性肥胖是各种肥胖中最常见的一种，约占肥胖人群的95%左右，无明显内分泌及代谢性疾病，主要由遗传因素及营养过度引起。

（2）继发性肥胖：主要由内分泌和代谢障碍引起，占肥胖人群的2%～5%左右。如皮质醇增多症、甲状腺激素减低、库欣综合征、性功能减退等，同时伴有原发性疾病临床表现及肥胖特点。

（3）药源性肥胖：是因用药导致身体肥胖，如肾上腺皮质类激素药如氢化可的松等；治疗过敏性疾病药物，如风湿、哮喘等疾病的药物，都可使身体发胖，一般情况下停止服药后，肥胖情况可自行缓解，但有些人可能因此形成顽固性肥胖。

【肥胖分型】

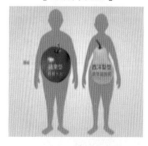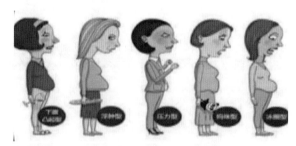

【临床表现】

轻至中度原发性肥胖可仅表现为体重超标、脂肪堆积，无任何自觉症状；重度肥胖者则多有怕热，活动能力降低，甚至活动时有轻度气促，睡眠时打鼾等。对于继发性肥胖还会出现原发病症状，如甲状腺功能减低者可能表现出非凹陷性水肿、表情呆滞、动作缓慢、畏寒少汗、便秘；

库欣综合征患者多为向心性肥胖、满月脸、多血质外貌、皮肤紫纹、痤疮等。此外，肥胖患者因外貌体型问题，易产生焦虑、忧郁等异常心理状态，影响工作和生活。

【中医认识】

中医认为，肥胖的发生与个人体质及生活方式有明显的关系。形体粗壮者往往饮食嗜食肥甘、辛辣刺激，胃火亢盛，消谷善饥，多饮多食，气血有余则化为膏脂储存于身体，我们称为"撑出来的肥胖"。年轻人不注意穿衣保暖，裸露脚踝、肚脐、腰部（三阴交、神阙、命门穴），导致寒邪侵袭，经脉受寒，脉络不通，日久影响肾脏、脾脏功能，肾阳亏虚，温煦功能失调，五脏受累，脾失健运，湿邪内生湿聚成痰，痰浊转化为膏脂积于体内，我们称为"冻出来的肥胖"。肝郁忧思，郁怒则气结痰凝，痰湿内生、横犯脾胃，脾失健运聚湿生痰，留于肌肤而形成肥胖，常见于女性，我们称为"气出来的肥胖"。素体阳虚，或喜食寒凉，长期导致脾胃虚寒，脾胃功能失调，水湿不化，聚而成痰，常见于老人或小儿。临床分型如下：

（1）脾胃实热型（撑的）

临床表现：形体肥胖，嗜食肥甘或消谷善饥，口渴喜饮，大便秘结，舌质红、舌苔黄腻，脉滑数。

（2）脾肾阳虚型（冻的）

形体肥胖，精神疲乏，少气懒言，动而喘息，头晕目眩，畏寒肢冷，食少纳差，腰膝冷痛，大便溏薄或五更泄泻。舌质淡体胖、苔薄白，脉沉细。

（3）肝郁气滞型（气的）

形体肥胖，两胁胀满，胃脘痞满，时有呃逆，胸闷气短，烦躁易怒，头晕目眩、失眠多梦，月经不调或闭经，失眠、多梦。舌质暗有瘀斑，脉弦数或细弦。

（4）脾胃虚寒型（阳虚）

肥胖伴疲乏无力，畏寒肢冷，精神萎靡不振，腹胀腹满，腹痛，纳差，大便稀溏，舌质胖大、舌苔薄白，脉沉细。

脂肪可囤积于身体各部位，以下就肩背部、上臂、小臂、腹部、臀部、大腿、小腿及全身肥胖治疗方案进行分别介绍。

1. 肩背部肥胖

（1）毫针治疗

使用材料：选取 1 ~ 1.5 寸毫针。

取穴：大椎、肩井、天宗、大杼、脾俞、身柱、关元、天枢、中脘、大横等。

操作：局部穴位用碘伏消毒，无菌棉签一穴一消毒，对局部穴位选择直刺或斜刺，留针时间 40 ~ 60 分钟。通过对穴位的刺激改善机体新陈代谢，调节内分泌。

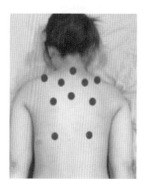
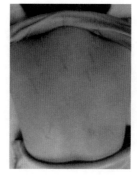
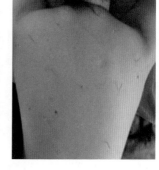

肩背部肥胖毫针取穴　　　　　　　　肩背部肥胖 毫针

（2）任氏针灸埋线疗法

使用材料：任氏 3cm 针线一体型埋线针。

取穴：中脘、关元、大椎、肩井、肩贞、天宗，局部肥胖处。

操作：肩背部靠近肺脏，在背部埋线多以斜刺为主。常采用的方法有扬刺法与柳刺法。肩背部肥胖常见有局部脂肪挤压突出，易在肩贞穴、大椎穴等部位形成脂肪包，可采用扬刺法，即在肥胖部位最高点针刺一针，之后在上下左右各斜刺一针，针尖指向局部肥胖部位最高点。若背部肥胖范围较大，可采用柳刺法，即选择肥胖明显部位自上而下或自下而上斜刺成一直线型，再由两侧向在此直线埋线处进行斜刺，形似柳叶而称柳刺埋线法。进针方法：局部穴位用碘伏消毒，一针一穴一消毒。左手拇、食指绷紧或提起进针穴位皮肤，右手持埋线针直接刺入选定好的穴位内，得气后微微旋转针体，使线体留在体内，小海棉圈仍留在针体上。出针的时候将针管从穴位内退出，同时用消毒棉签按压针孔数秒后贴敷医用胶贴，15 天治疗一次。

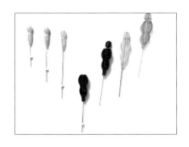 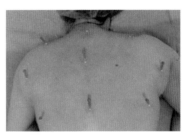

任氏针灸埋线工具　　　　　　肩背部 针灸埋线

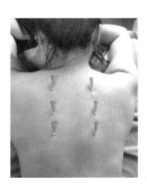 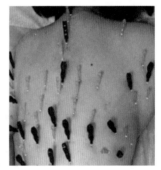

肩背部 针灸埋线

（3）任针疗法

使用材料：选取任氏一次性 1.5 寸任针。

取穴：天宗、臑俞、曲垣、肩外俞，局部肥胖明显处。

操作方法：局部用碘伏消毒，一手持针快速破皮后，将针体倾斜刺入局部肥胖处脂肪层，呈扇形扫散，对局部肥厚脂肪进行分离破坏，达到局部塑形效果。针刺治疗完毕，缓慢出针，并用无菌棉签按压针孔数秒。

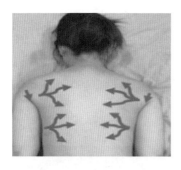

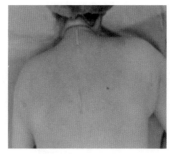

肩背部肥胖任针设计　　　　肩背部肥胖 任针

（4）电针疗法

使用材料：低频脉冲电针仪。

取穴：部分毫针留针针柄处。

操作方法：低频脉冲电针仪连接好电源，将强度调节钮归零，针刺穴位得气后，将电针仪上成对输出的鳄鱼夹分别连接在中脘穴、大横穴两穴毫针针柄上，或是局部大椎穴、曲垣穴两穴毫针针柄上，可以身体正面背面交替电针治疗；电针调制疏密波，采用中等强度电流，以患者可耐受为度，留针时间40分钟。

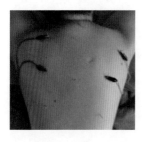

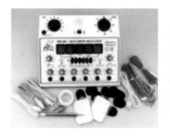

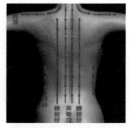

肩背部肥胖电针治疗　　　　电针仪

（5）拔罐疗法

使用材料：消毒备用4号罐。

取穴：肩背部局部肥胖处。

操作：清洁局部，均匀涂抹身体专用润滑油。95%酒精棉棒点燃后用玻璃罐在局部肥胖处行走罐法，局部微微发红即可，之后留罐

10 ～ 15 分钟；通过拔罐时强大的吸拔力使汗毛孔充分张开，汗腺和皮脂腺功能受到刺激而加强，从而使体内毒素、废物加速排出。

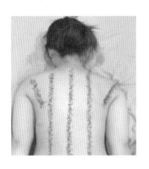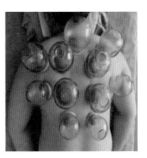

肩背部肥胖拔罐设计　　　　肩背部肥胖 拔罐

（6）点穴推拿疗法

取穴：肩中俞、肩外俞、曲垣、秉风、天宗及肥胖处。

操作方法：患者取俯卧位，操作者站至一侧，局部放好按摩巾，采用拿法、搓法、拍法推拿肩背部肌肉，轻重以病友舒适不痛为宜，反复 3 ～ 4 遍。二指叠按法施穴于肩中俞、肩外俞、曲垣、秉风、天宗穴，每穴按揉 2 ～ 3 分钟，每按 1 穴后施波浪推压法 2 ～ 3 遍；每次操作 20 分钟，每日 1 次。

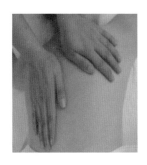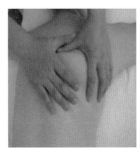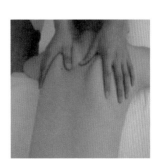

肩背部肥胖 推拿

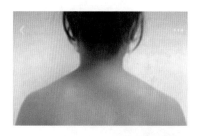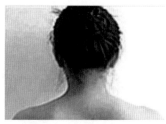

肩背部肥胖治疗前后对比

附：富贵包

富贵包，指颈后软组织增生、脂肪化凸起的大包，由于常出现于形体肥胖、体态富贵之人，故多被称为"富贵包"，其位置在第7颈椎及第1胸椎处。富贵包的产生多由于不良姿势体态导致，常见于体力劳动者或长时间从事低头工作者。

富贵包位于大椎穴附近，大椎穴是人体颈肩背的枢纽，有着承上启下的作用，督脉、膀胱经、大肠、小肠、三焦经、胆经、胃经均经过此处，富贵包的产生多由于此处长期淤堵不通导致，不仅影响美观，还会导致颈肩背部肌肉的酸痛、僵硬，进而出现胸闷、心慌、失眠，心跳减速、心律不齐、高血压等问题。

（1）毫针治疗

使用材料：选取 1 ~ 1.5 寸毫针。

取穴：大椎、风池、肩井、肩中俞、肩外俞、天宗、阿是穴。

操作：局部穴位碘伏消毒，用无菌棉签一穴一消毒，根据所取穴位选择直刺或斜刺，留针时间 40 ~ 60 分钟。

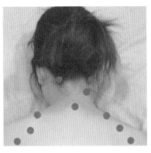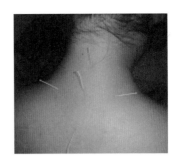

富贵包毫针取穴　　　　　　富贵包 毫针治疗

（2）任氏针灸埋线疗法

使用材料：任氏 3cm 针线一体型埋线针。

取穴：大椎、天宗、局部肥胖处。

操作：富贵包埋线多以斜刺、直刺为主。常采用扬刺法：脂肪挤压突出脂肪包部位多采用扬刺法，即在肥胖部位最高点针刺一针，之后在上下左右各斜刺一针，针尖指向局部肥胖部位最高点。进针方法：局部穴位用碘伏消毒，一针一穴一消毒。左手拇、食指绷紧或提起进针穴位皮肤，右手持埋线针直接刺入选定好的穴位内，得气后微微旋转针体，使线体留在体内，小海棉圈仍留在针体上。出针时将针管从穴位内退出，同时用消毒棉签按压针孔数秒后贴敷医用胶贴。15 天治疗一次。

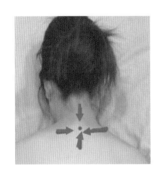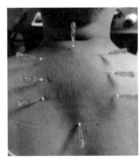

富贵包针灸埋线设计　　　　　　富贵包 针灸埋线

（3）任针疗法

使用材料：选取任氏一次性 1.5 寸任针。

取穴：大椎、肩井、肩中俞、肩外俞，富贵包中部高点及四周。

操作方法：选取包块最高点，局部用碘伏消毒后，一手持针快速破皮，将针体直刺入皮下增生组织0.8～1寸，提插行针5～7次出针。包块周围上下左右各选一穴，局部碘伏消毒后，针尖朝向中心，斜刺刺入局部肥厚处脂肪层，呈扇形扫散，对局部增生组织进行分离破坏。针刺治疗完毕，缓慢出针，并用无菌棉签按压针孔数秒。选取包块附近腧穴，如肩井、肩中俞、肩外俞等，碘伏消毒，斜刺，轻微扫散皮下粘连后出针。

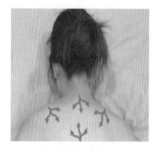 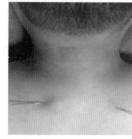 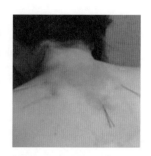

富贵包任针设计　　　　　　　　　　　　富贵包 任针

（4）拔罐疗法

使用材料：消毒备用4号罐。

取穴：大椎、包块局部部位。

操作：大椎穴用碘伏消毒，采血针刺络放血，选取消毒好的4号火罐吸附于大椎穴位置，留罐10～15分钟，使瘀血排出，加快体内瘀血、废物排出。

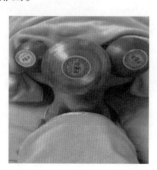 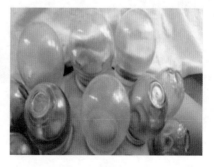

富贵包 拔罐治疗

（5）点穴推拿疗法

取穴：大椎、肩井、肩中俞、肩外俞、曲垣、秉风、风池、天宗、大杼，局部组织堆积处。

操作方法：患者取俯卧位，操作者站至一侧，局部放好按摩巾，采用拿法、搓法、拍法推按肩部背部肌肉，轻重以病友舒适不痛为宜，反复操作3～4遍。二指叠按法施穴于大椎穴、风池、肩井、肩中俞、肩外俞、曲垣、秉风、天宗，每穴按揉2～3分钟，每按1穴后施波浪推压法2～3遍；每次2～3遍，每次操作20分钟，每日一次。

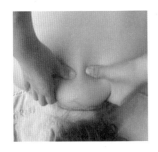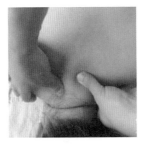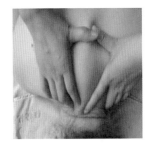

富贵包 推拿疗法

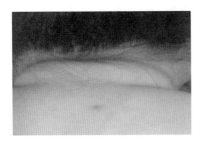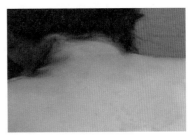

富贵包治疗前后对比

2. 上臂肥胖

（1）毫针治疗

使用材料：选取1～1.5寸毫针。

取穴：肩贞、肩髃、肩髎、臂臑、臑会，加临床辨证取穴。

操作：局部穴位碘伏消毒，用无菌棉签一穴一消毒，对局部穴位选择直刺或斜刺，留针时间 40 ~ 60 分钟，通过对穴位的刺激提高机体新陈代谢功能。

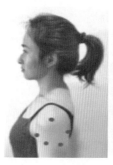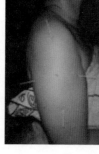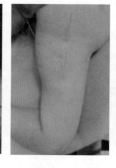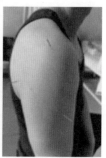

上臂肥胖毫针取穴　　　　　　　　上臂肥胖 毫针

（2）任氏针灸埋线疗法

使用材料：任氏 3cm 针线一体型埋线针。

取穴：肩髃、臂臑、臑会，局部肥胖明显处。

操作：上臂部穴位埋线多以斜刺为主。常采用的方法有：扬刺法、柳刺法。上臂部脂肪多易堆积于肩外侧及臂臑穴、臑会穴位置，多见局部脂肪堆积突出，形成脂肪包，可采用扬刺法。即在肥胖部位最高点针刺一针，之后在上下左右各斜刺一针，针尖指向局部肥胖部位最高点。若整体上臂部肥胖，可采用柳刺法，可根据患者具体肥胖部位，在上臂部选取 1 ~ 3 条纵行直线，自上而下或自下而上斜刺，再由两侧向在此直线呈柳叶型斜刺埋线。进针方法：局部穴位用碘伏消毒，一针一穴一消毒。左手拇、食指绷紧或提起进针穴位皮肤，右手持埋线针直接刺入选定好的穴位内，得气后微微旋转针体，使线体留在体内，小海棉圈仍留在针体上。出针时将针管从穴位内退出，同时用消毒棉签按压针孔数秒后贴敷医用胶贴，15 天治疗一次。

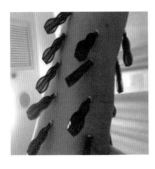
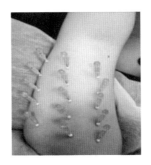
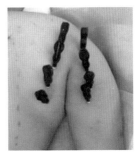

上臂肥胖 外侧埋线　　　上臂肥胖 内侧埋线　　　上臂肥胖 背侧埋线

（3）任针疗法

使用材料：选取任氏一次性 1.5 寸任针。

取穴：肩贞、肩髃、肩髎、臂臑、臑会、手五里、曲池，局部肥胖明显处。

操作方法：局部碘伏消毒后，一手持针快速破皮，将针体斜刺刺入局部肥胖处的脂肪层，呈扇形扫散，对局部肥厚脂肪进行分离破坏，达到局部塑形的效果。针刺治疗完毕，缓慢出针，并用无菌棉签按压针孔数秒。

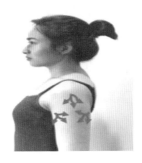
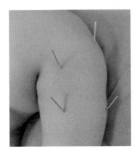

上臂肥胖任针设计　　　上臂肥胖 任针治疗

（4）电针疗法

使用材料：低频脉冲电针仪。

取穴：部分毫针留针针柄处。

操作方法：低频脉冲电针仪连接好电源，先将强度调节钮归零，针刺穴位得气后，再将电针仪上成对输出的鳄鱼夹分别连接在同侧的毫针针柄上。电针调制疏密波，采用中等强度电流，以患者可耐受为度，留针时间40分钟。

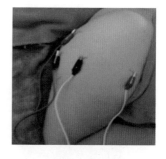

上臂肥胖 电针治疗

（5）拔罐疗法

使用材料：消毒备用4号罐。

取穴：肩背部局部肥胖处。

操作：清洁局部，均匀涂抹身体专用润滑油。95%酒精棉棒点燃后用玻璃罐在局部肥胖处行闪罐法、走罐法，使局部微微发红即可，之后局部留罐10～15分钟。通过拔罐时强大的吸拔力使汗毛孔充分张开，汗腺和皮脂腺功能受到刺激而加强，从而使体内毒素、废物加速排出。

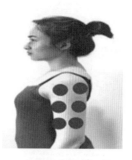
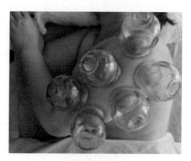

上臂肥胖拔罐取穴　　　　上臂肥胖拔罐治疗

（6）点穴推拿疗法

取穴：肩贞、肩髃、臂臑、曲池、手五里，局部肥胖处。

操作方法：患者取卧位，操作者站至一侧，局部放好按摩巾，先对局部所取穴位点揉按摩，每穴按摩1～2分钟。采用拿法、搓法、拍法推按上臂肌肉，针对脂肪堆积较多处适当加重手法力度，自上而下，自前向后，使肌肉毛细血管扩张，改善代谢功能，增加脂肪消耗。

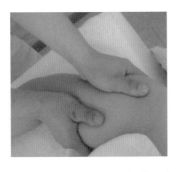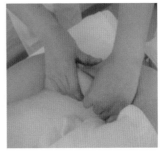

上臂肥胖 点穴推拿

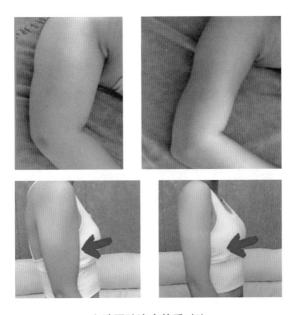

上臂肥胖治疗前后对比

3. 小臂肥胖

（1）毫针治疗

使用材料：选取 1 ~ 1.5 寸毫针。

取穴：曲池、手三里、外关，局部肥胖明显处。

操作：局部穴位碘伏消毒，用无菌棉签一穴一消毒。局部穴位直刺或斜刺，留针时间 40 ~ 60 分钟，改善局部机体新陈代谢功能。

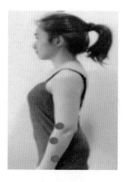
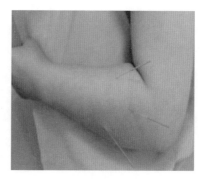

小臂肥胖 毫针取穴　　　　　　小臂肥胖 毫针治疗

（2）任氏针灸埋线疗法

使用材料：任氏3cm针线一体型埋线针。

取穴：曲池、手三里、外关，局部肥胖处。

操作：小臂部皮下组织较身体其他部位薄弱，局部埋线多斜刺进针，防止针刺过深伤及皮下神经、血管。小臂肥胖埋线治疗常采用的方法有对刺法与柳刺法，小臂常见手三里穴周围脂肪堆积，于局部肥胖处可采用对刺法，即选取两个进针部位，针尖相对进针埋线。若整条小臂肥胖，可采用柳刺法，根据患者具体肥胖部位，在小臂部选取1～2条纵行直线，自上而下或自下而上斜刺，再由两侧向在此直线呈柳叶型斜刺埋线。进针方法：局部穴位碘伏消毒，一针一穴一消毒。左手拇、食指绷紧或提起进针穴位皮肤，右手持埋线针直接刺入选定好的穴位内，得气后微微旋转针体，使线体留在体内，小海棉圈仍留在针体上。出针时将针管从穴位内退出，同时用消毒棉签按压针孔数秒后贴敷医用胶贴，15天治疗一次。

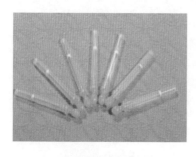
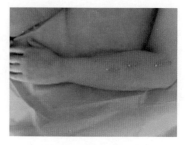

小臂肥胖 埋线针　　　　　　　小臂肥胖 埋线治疗

（3）任针疗法

使用材料：任氏一次性 1.5 寸任针。

取穴：手三里、下廉，局部肥胖明显处。

操作方法：局部碘伏消毒后，一手持针快速破皮，将任针斜刺刺入所选穴位脂肪层，呈扇形扫散，对局部肥厚脂肪进行分离破坏，达到局部塑形的效果。针刺治疗完毕后，缓慢出针，用无菌棉签按压针孔数秒。

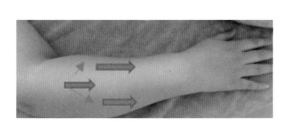 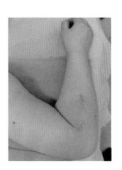

小臂肥胖任针设计　　　　　　　　　小臂肥胖 任针治疗

（4）拔罐疗法

使用材料：消毒备用 4 号罐。

取穴：小臂局部肥胖处。

操作：清洁局部，均匀涂抹身体专用润滑油。95% 酒精棉棒点燃后用玻璃罐在局部肥胖处行闪罐法、走罐法，使局部微微发红即可，局部留罐 10 ~ 15 分钟。通过拔罐时强大的吸拔力使汗毛孔充分张开，汗腺和皮脂腺功能受到刺激而加强，从而使体内毒素、废物加速排出。

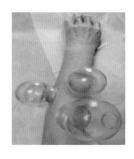 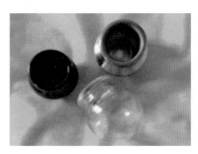

小臂肥胖 拔罐　　　　　　小臂肥胖拔罐工具

（5）点穴推拿疗法

取穴：曲池、手三里、外关、内关、合谷，局部肥胖处。

操作方法：患者取卧位，操作者站至一侧，局部放好按摩巾，先对局部所取穴位点揉按摩，每穴按摩 1 ~ 2 分钟。采用拿法、搓法、拍法推按上臂肌肉，针对脂肪堆积较多处适当加重手法力度，自上而下，自前向后，使肌肉毛细血管扩张，改善代谢功能，增加脂肪消耗。

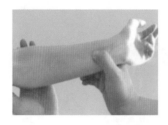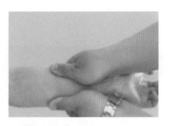

小臂肥胖 点穴推拿治疗

4. 腹部肥胖

（1）毫针治疗

使用材料：选取 1.5 ~ 2 寸毫针。

取穴：关元、天枢、中脘、大横、滑肉门、梁门、水分、外陵、大巨、梁丘、足三里、丰隆、上巨虚、三阴交、曲池等

操作：局部穴位碘伏消毒，无菌棉签一穴一消毒。局部穴位选择直刺或斜刺，留针时间 40 ~ 60 分钟。

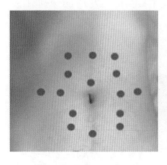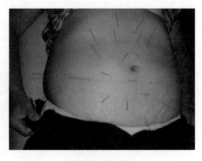

腹部肥胖毫针取穴　　　　　　腹部肥胖 毫针

（2）任氏针灸埋线疗法

使用材料：任氏 3cm 针线一体型埋线针。

取穴：中脘、关元、天枢、大横、滑肉门、水分、水道、带脉，局部肥胖明显处，辨证取穴。

操作：腹部穴位埋线以直刺、斜刺为主。常采用的方法有束带法与包围埋线法，临床胃脘部、下腹部为常见肥胖部位。针刺腹部"游泳圈"肥胖，常采用束带法，即沿选定的两条线横行接力埋线，像两条束带一样固定收紧脂肪，形象地称为束带法。包围埋线法，即在肥胖处由内向外一圈圈围刺埋线，针尖指向神阙穴；针刺圈数根据患者腹部肥胖程度决定，常取 3 圈、5 圈、7 圈。进针方法为：左手拇、食指绷紧或提起进针穴位皮肤，右手持埋线针直接刺入选定好的穴位内，得气后微微旋转针体，使线体留在体内，小海棉圈仍留在针体上；出针时将针管从穴位内退出，同时用消毒棉签按压针孔数秒后贴敷医用胶贴，15 天治疗一次。

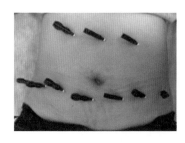 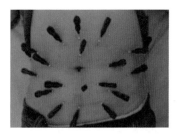

束带法 围刺法

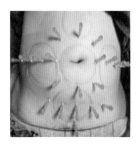 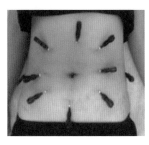 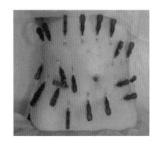

腹部分层次法 腹部埋线八卦针法 腹部埋线横竖针法

（3）任针疗法

使用材料：任氏一次性 1.5 寸任针。

取穴：中脘、下脘、滑肉门、梁门、天枢、大横，局部肥胖明显处。

操作方法：局部穴位碘伏消毒，一手持针快速破皮，将任针斜刺刺入局部肥胖处的脂肪层，呈扇形扫散，对局部肥厚脂肪进行分离破坏，达到局部塑形的效果。或是在明显肥胖高点用任针进行单方向摇撸法 10 分钟左右，缓慢出针，用无菌棉签按压针孔数秒。

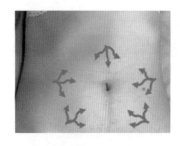 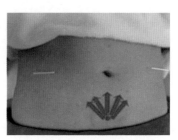

腹部肥胖任针设计　　　　　　　腹部肥胖任针治疗

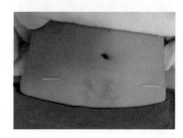 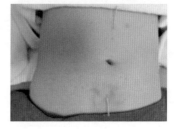

腹部肥胖 任针

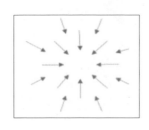 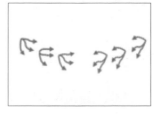 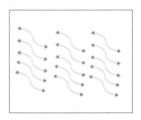

任针腹部碎脂法设计　　　任针带脉扫散法设计　　　任针脂肪移位法

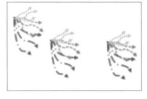

任针分层次剥离法设计

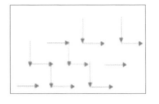

任针网格塑形法

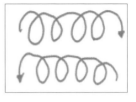

任针消脂摇撸针法

（4）电针疗法

使用材料：低频脉冲电针仪。

取穴：中脘、梁门、滑肉门、天枢、大横等部分毫针留针针柄处。

操作方法：低频脉冲电针仪连接好电源，将强度调节钮归零，针刺穴位得气后，将电针仪上成对输出的鳄鱼夹分别连接在同侧天枢穴、大横穴、滑肉门、梁门穴毫针针柄上。电针调制疏密波，采用中等强度电流，以患者可耐受为度，留针时间40分钟。

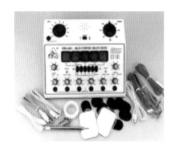

电针治疗仪

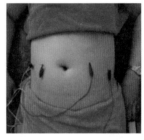

腹部肥胖 电针治疗

（5）拔罐疗法

使用材料：消毒备用4号罐。

取穴：腹部局部肥胖处。

操作：清洁局部，均匀涂抹身体专用润滑油。95%酒精棉火棒点燃后用玻璃罐在局部肥胖处行走罐法，使局部微微发红即可，留罐10～15分钟。通过拔罐时强大的吸拔力使汗毛孔充分张开，汗腺和皮脂腺功能受到刺激而加强，使体内毒素、废物加速排出。

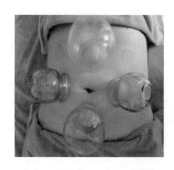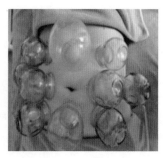

腹部肥胖 拔罐

（6）点穴推拿疗法

取穴：中脘、天枢、大横、气海、关元，腹部肥胖处。

操作方法：患者取仰卧位，腹部覆盖专用按摩巾。腹部推拿常使用二指叠按法、波浪式推压法。二指叠按法，即两拇指重叠，施力向下按压，按揉腹部时术者手下可有脉搏跳动感，力量以患者可耐受为度。波浪式推压法，即两手手指并拢，自然伸直，左手掌置于右手指背上，右手掌指平贴腹部，用力向前推按，而后左掌用力向后压，一推一回，由上而下慢慢移动，似水中浪花波动。操作：使用波浪式的推压法从上腹推移至小腹 3 ~ 4 遍；二指叠按法施于中脘、天枢、大横、气海、关元穴，每穴按压 2 ~ 3 分钟，每按 1 穴后施波浪推压法 2 ~ 3 遍。轻重以患者舒适不痛、动脉应手为度。操作时间 20 分钟，每日 1 次。

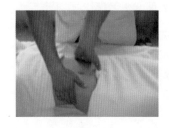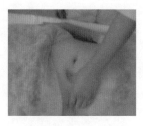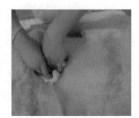

腹部肥胖 点穴推拿

（7）灸疗

使用材料：一次性无烟艾灸条。

取穴：神阙、关元、中脘、天枢、大横、水分等。

操作方法：将局部穴位暴露，点燃艾条在局部所取穴位行温和灸或雀啄灸，亦可将艾灸架置于腹部上进行悬灸，艾灸温度宜柔和，时间40分钟左右，艾灸过程中要注意保暖避风寒。

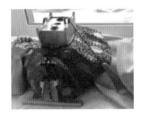 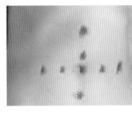 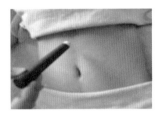

腹部肥胖 灸疗　　　　腹部肥胖灸疗取穴　　　　腹部肥胖 灸疗

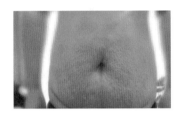 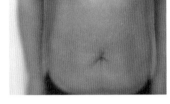

腹部肥胖治疗前后对比

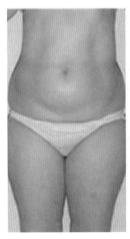 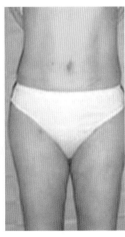 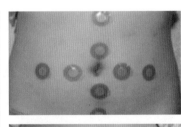

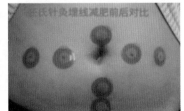

腹部肥胖治疗前后对比

5. 臀部肥胖

（1）毫针治疗

使用材料：选取 1.5 ~ 2 寸毫针。

取穴：环跳、居髎、八髎、承扶、丰隆、足三里、梁丘，局部肥胖处

操作：局部穴位碘伏消毒，用无菌棉签一穴一消毒。对局部所取穴位选择直刺或斜刺，留针时间 40 ~ 60 分钟。

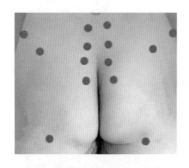
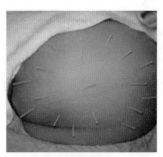

臀部肥胖毫针取穴　　　　　臀部肥胖 毫针

（2）任针疗法

使用材料：任氏一次性 1.5 寸任针。

取穴：环跳、居髎、承扶、秩边，局部肥胖处。

操作方法：局部穴位碘伏消毒，一手持针快速破皮，将任针斜刺刺入局部肥胖处的脂肪层，呈扇形扫散，对局部肥厚脂肪进行分离破坏，达到局部塑形的效果。或是在明显肥胖高点用任针进行单方向摇撸法，缓慢出针用无菌棉签按压针孔数秒。

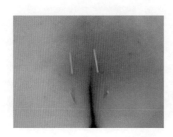
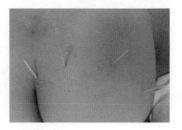

臀部肥胖 任针

（3）任氏针灸埋线疗法

使用材料：任氏 3cm 针线一体型埋线针。

取穴：环跳、居髎、秩边、承扶，局部肥胖明显处。

操作：臀部脂肪及肌肉丰厚，可适当增加埋线数量及进针深度，进针方向以向上斜刺为主。常采用的方法有：扬刺法、对偶埋线法、围刺法。对于臀部脂肪较丰厚的患者可采用扬刺法、对偶埋线结合，也可采用围刺法，即在沿臀部高点由内向外一圈圈围刺埋线，针尖指向臀部中心高点。根据肥胖程度选择埋线数量及进针深度。进针方法：左手拇、食指绷紧或提起进针穴位皮肤，右手持埋线针直接刺入选定好的穴位内，得气后微微旋转针体，使线体留在体内，小海棉圈仍留在针体上；出针时将针管从穴位内退出，同时用消毒棉签按压针孔数秒后贴敷医用胶贴，15 天治疗一次。

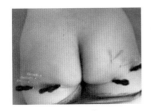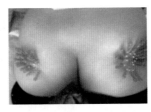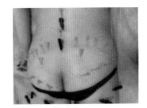

臀部肥胖针灸埋线

（4）电针疗法

使用材料：低频脉冲电针仪。

取穴：部分毫针留针针柄处。

操作方法：低频脉冲电针仪连接好电源，将强度调节钮归零，针刺穴位得气后，将电针仪上成对输出的鳄鱼夹分别连接在局部穴位或肥胖处毫针针柄上。电针调制疏密波，采用中等强度电流，以患者可耐受为度。留针 40 分钟。

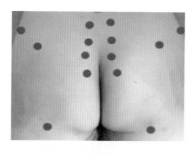
臀部肥胖取穴

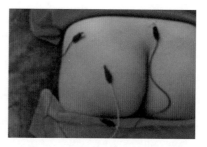
臀部肥胖 电针治疗

（5）拔罐疗法

使用材料：消毒备用4号罐。

取穴：局部肥胖处。

操作：清洁局部，均匀涂抹身体专用润滑油。95%酒精棉棒点燃后用玻璃罐在局部肥胖处行走罐法，使局部微微发红即可，留罐10~15分钟。

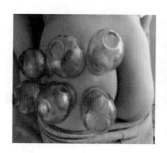 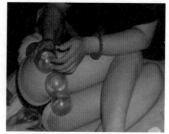
臀部肥胖 拔罐治疗

（6）点穴推拿疗法

取穴：环跳、承扶、居髎、殷门、秩边，局部肥胖处。

操作方法：患者取俯卧位，局部覆盖专用按摩巾。施术部位涂抹专用按摩油，在臀部及腰部用掌根摩法、揉法、滚法等推拿手法，用力由轻至重，使患者感到轻度疼痛。局部肌肉痉挛的部位，用拇指推法使之放松。取环跳、承扶、居髎、中膂穴、白环俞、秩边诸穴，用指按、双手叠按法按揉，进一步疏通局部气血。臀部肌肉丰厚，可适当增加按揉力度，但仍需在患者可耐受范围内。操作时间30分钟，每日1次。

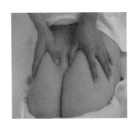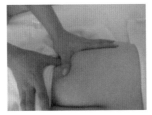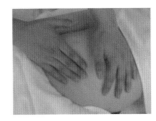

臀部肥胖 点穴推拿

（7）灸疗

使用材料：一次性无烟艾灸条。

取穴：臀部肥胖处。

操作方法：将局部穴位暴露，点燃艾条在局部行温和灸，亦可选择艾灸架置于臀部肥胖处上进行悬灸。艾灸温度宜柔和，每次时间40分钟左右，治疗过程中要注意保暖避风寒。

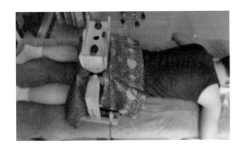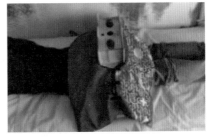

臀部肥胖 灸疗

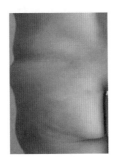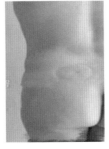

臀部肥胖治疗前后对比

6. 大腿肥胖

（1）毫针治疗

使用材料：选取 1 ~ 1.5 寸毫针。

取穴：髀关、伏兔、梁丘、足五里、箕门、血海、风市、中渎、承扶、殷门、局部肥胖处。

操作：局部穴位碘伏消毒，无菌棉签一穴一消毒。局部穴位选择直刺或斜刺，留针时间 40 ~ 60 分钟。

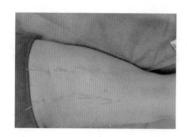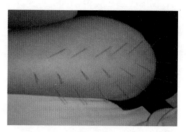

大腿肥胖 毫针治疗

（2）任氏针灸埋线疗法

使用材料：任氏 3cm 针线一体型埋线针。

取穴：髀关、伏兔、梁丘、足五里、箕门、血海、风市、中渎、承扶、殷门、局部肥胖明显处。

操作：大腿部脂肪及肌肉丰厚，针刺安全性高。大腿部肥胖处埋线多采用直刺或斜刺，以斜刺为主。常采用的方法有：柳刺法，扬刺法。柳刺法，即在大腿肥胖处自上而下或自下而上斜刺成一直线型，再由两侧向此直线进针斜刺；或是采用扬刺法，即在肥胖突出处最高点针刺一针，之后在上下左右各斜刺一针，针尖指向局部肥胖部位最高点。进针方法：局部穴位碘伏消毒，一针一穴一消毒。左手拇、食指绷紧或提起进针穴位皮肤，右手持埋线针直接刺入选定好的穴位内，得气后微微旋转针体，使线体留在体内，小海棉圈仍留在针体上。出针的时候将针管从穴位内退出，同时用消毒棉签按压针孔数秒后贴敷医用胶贴，15 天治疗一次。

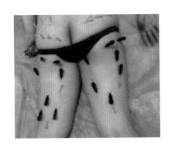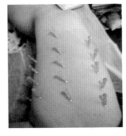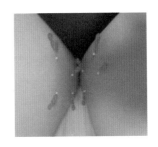

大腿肥胖埋线治疗

（3）任针疗法

使用材料：任氏一次性 1.5 寸任针。

取穴：局部肥胖明显处。

操作方法：局部穴位碘伏消毒，一手持针快速破皮，将任针斜刺刺入局部肥胖处的脂肪层，呈扇形扫散，对局部肥厚脂肪进行分离破坏，达到局部塑形的效果。缓慢出针，用无菌棉签按压针孔数秒。

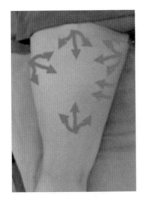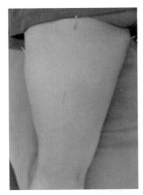

大腿肥胖任针设计　　　　　　　　　　　大腿肥胖 任针

（4）电针疗法

使用材料：低频脉冲电针仪。

取穴：部分毫针留针针柄处。

操作方法：低频脉冲电针仪连接好电源，将强度调节钮归零，针刺穴位得气后，将电针仪上成对输出的鳄鱼夹分别连接在同侧大腿毫针针柄上。电针调制疏密波，采用中等强度电流，以患者可耐受为度，留针时间 40 分钟。

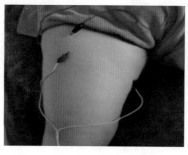
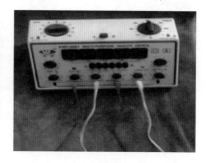

大腿肥胖 电针 　　　　　　　　　　电针仪

（5）拔罐疗法

使用材料：消毒备用 4 号罐。

取穴：局部肥胖处。

操作：清洁局部，均匀涂抹身体专用润滑油。95% 酒精棉棒点燃后用玻璃罐在大腿部由下向上走罐，使局部微微发红即可，走罐完成后留罐 10 ~ 15 分钟。

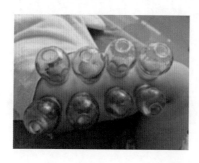
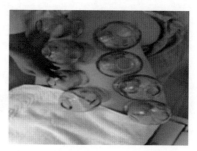

大腿肥胖 拔罐

（6）点穴推拿疗法

取穴：髀关、伏兔、梁丘、足五里、箕门、血海、风市、中渎、承扶、殷门、局部肥胖明显处。

操作方法：患者取卧位，操作者站至一侧，局部放好按摩巾，先对局部所取穴位点揉按摩，每穴按摩 1 ~ 2 分钟。采用拿法、搓法、拍法推按大腿部肌肉，针对脂肪堆积较多处适当加重手法力度，自上而下，自前向后，使肌肉毛细血管扩张，改善代谢功能，增加脂肪消耗。

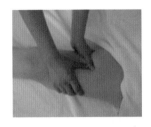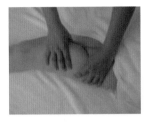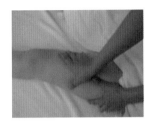

大腿肥胖 点穴推拿

（7）灸疗

使用材料：一次性无烟艾灸条。

取穴：大腿肥胖处。

操作方法：局部穴位暴露，点燃艾条在局部所取穴位上行温和灸或雀啄灸。亦可将艾灸架置于大腿部进行悬灸。艾灸温度宜柔和，时间40分钟左右，艾灸过程中要注意保暖避风寒。

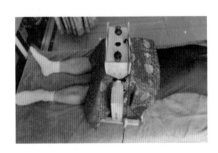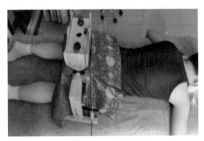

大腿肥胖 灸疗

7.小腿肥胖

（1）毫针治疗

使用材料：选取 1 ~ 1.5 寸毫针。

取穴：阴陵泉、足三里、丰隆、上巨虚、下巨虚、委中、承山、三阴交，局部肥胖处。

操作：局部穴位碘伏消毒，无菌棉签一穴一消毒。局部穴位选择直刺或斜刺，留针时间 40 ~ 60 分钟。

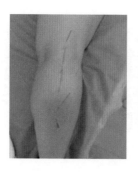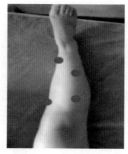

小腿肥胖 毫针

（2）任氏针灸埋线疗法

使用材料：任氏 3cm 针线一体型埋线针。

取穴：足三里、丰隆、上巨虚、下巨虚、承山、三阴交，局部肥胖处。

操作：小腿部埋线根据穴位位置特点选择直刺或斜刺，小腿部埋线注意避开关节部位，不可将线体埋进关节腔内。常采用的方法：横竖埋线法、对刺法。横竖埋线法，即在小腿腓肠肌肥胖处自

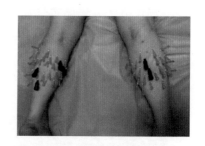

小腿肥胖 针灸埋线

上而下或自下而上竖行进针埋线，再由左至右或由右至左横向埋线。对刺法，即在肥胖处左右两端或上下两端各进一针，针尖指向局部肥胖中心。进针方法为：局部穴位碘伏消毒，一针一穴一消毒。左手拇、食指绷紧或提起进针穴位皮肤，右手持埋线针直接刺入选定好的穴位内，得气后微微旋转针体，使线体留在体内，小海棉圈仍留在针体上；出针的时候将针管从穴位内退出，同时用消毒棉签按压针孔数秒后贴敷医用胶贴。15 天治疗一次。

（3）任针疗法

使用材料：任氏一次性 1.5 寸任针。

取穴：局部肥胖明显处。

操作方法：局部穴位碘伏消毒，一手持针快速破皮，将任针斜刺刺入局部肥胖处的脂肪层，呈扇形扫散，对局部肥厚脂肪进行分离破坏，达到局部塑形的效果。或是在明显肥胖高点用任针进行单方向摇撸法 10 分钟左右，缓慢出针，用无菌棉签按压针孔数秒。

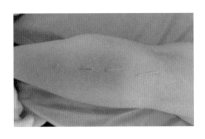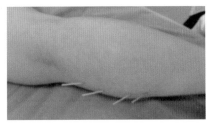

小腿肥胖　任针治疗

（4）电针疗法

使用材料：低频脉冲电针仪。

取穴：部分毫针留针针柄处。

操作方法：低频脉冲电针仪连接好电源，将强度调节钮归零，针刺穴位得气后，将电针仪上成对输出的鳄鱼夹分别连接在同侧小腿毫针针柄上。电针调制疏密波，采用中等强度电流，以患者可耐受为度，留针时间 40 分钟。

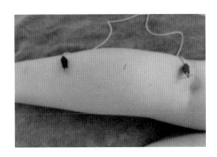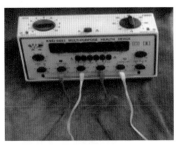

小腿肥胖 电针　　　　　　　　电针仪

（5）点穴推拿疗法

取穴：阴陵泉、足三里、丰隆、上巨虚、下巨虚、委中、承山、三阴交、局部肥胖处。

操作方法：患者取俯卧位，操作者站于一侧，局部放好按摩巾，先对局部所取穴位点揉按摩，每穴按摩1～2分钟。采用拿法、搓法、拍法推按小腿部肌肉，针对脂肪堆积较多处适当加重手法力度，自上而下，自前向后，使肌肉毛细血管扩张，改善代谢功能，增加脂肪消耗。

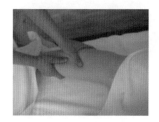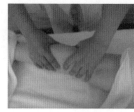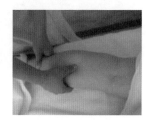

小腿肥胖 点穴推拿

（6）灸疗

使用材料：一次性无烟艾灸条。

取穴：阴陵泉、足三里、丰隆、上巨虚、下巨虚、委中、承山、三阴交。

操作方法：局部穴位暴露，选取3～5穴，点燃艾条后对所取穴位行温和灸，每穴3～5分钟。亦可选择艾灸架置于小腿处行悬灸，艾灸温度宜柔和，时间40分钟左右。

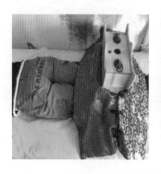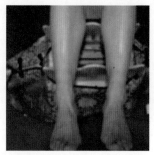

小腿肥胖 灸疗

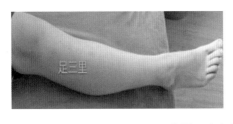
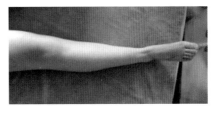

小腿肥胖治疗前后对比

8. 全身性肥胖

（1）毫针治疗

使用材料：选取 1 ~ 1.5 寸毫针。

取穴：曲池、合谷、臂臑、中脘、下脘、天枢、大横、阴陵泉、足三里、梁丘、丰隆、三阴交、背部俞穴，临床辨证取穴。

操作：局部穴位碘伏消毒，无菌棉签一穴一消毒。局部穴位选择直刺或斜刺，留针时间 40 ~ 60 分钟。

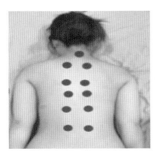
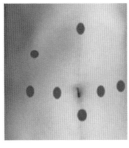
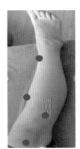
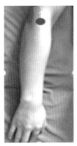

全身肥胖毫针

（2）任氏针灸埋线治疗

使用材料：任氏 3cm、5cm、6cm 针线一体型埋线针。

取穴：轻度肥胖常用穴：天枢、水分、梁丘、血海、足三里、丰隆、三阴交；中度肥胖加滑肉门、外陵、大巨、上巨虚、曲池、合谷；重度肥胖加滑肉门、外陵、大巨、中脘、梁门、水道、公孙、太冲、上巨虚。

操作：局部穴位碘伏消毒，一针一穴一消毒。左手拇、食指绷紧或提起进针穴位皮肤，右手持埋线针直接刺入选定好的穴位内，得气后微微旋转针体，使线体留在体内，小海棉圈仍留在针体上。出针的时候将针管从穴位内退出，同时用消毒棉签按压针孔数秒后贴敷医用胶贴，15天治疗一次。

对于全身肥胖者，前三次埋线治疗需采用辨证取穴原则，后续针灸埋线治疗在辨证取穴基础上配合局部埋线塑形。

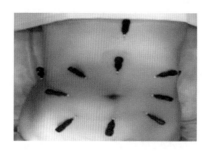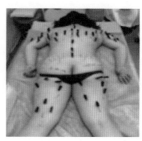

全身肥胖 针灸埋线

（3）电针疗法

使用材料：低频脉冲电针仪。

取穴：部分毫针留针针柄处。

操作方法：低频脉冲电针仪连接好电源，将强度调节钮归零，针刺穴位得气后，将电针仪上成对输出的鳄鱼夹分别连接在天枢、大横、足三里、三阴交穴位毫针针柄上；一组正负电极选取身体同侧穴位，电针调制疏密波，采用中等强度电流，以患者可耐受为度，留针时间40分钟。

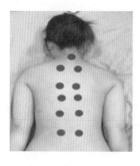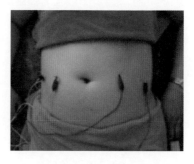

全身肥胖背部电针取穴　　　全身肥胖腹部电针取穴

（4）拔罐疗法

使用材料：消毒备用 4 号罐。

取穴：中脘、关元、大横、脾俞、足三里、血海，背部督脉和膀胱经。

操作：清洁局部，均匀涂抹身体专用润滑油。95% 酒精棉棒点燃后用玻璃罐在局部肥胖处行闪罐法、走罐法，使局部微微发红，之后留罐 10 ~ 15 分钟。通过拔罐时强大的吸拔力使汗毛孔充分张开，汗腺和皮脂腺功能受到刺激而加强，使体内毒素、废物加速排出。

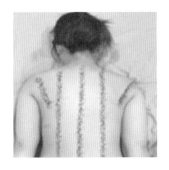
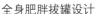
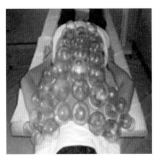

全身肥胖拔罐设计　　　　　　　全身肥胖 拔罐

（5）推拿点穴疗法

取穴：中脘、天枢、大横、关元、合谷、曲池、梁丘、血海、足三里、阴陵泉、三阴交、肺俞、脾俞、胃俞。

操作方法同局部肥胖推拿点穴手法。

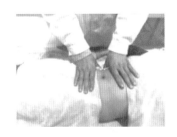
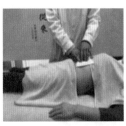
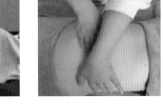

肥胖 推拿点穴

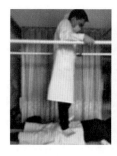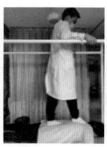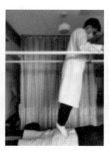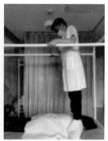

肥胖 踩桥点穴

（6）灸疗

使用材料：一次性无烟艾灸条。

取穴：中脘、水分、神阙、天枢、大横、关元、内关、外关、足三里、阴陵泉、涌泉。

操作方法：将局部穴位暴露，点燃艾条在局部所取穴位行温和灸或雀啄灸，亦可将艾灸架置于腹部上进行悬灸，艾灸温度宜柔和，时间40分钟左右，艾灸过程中要注意保暖避风寒。

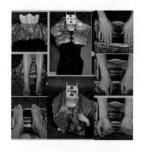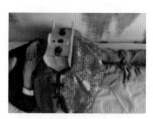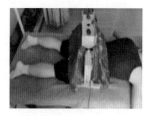

全身肥胖 灸疗　　　　全身肥胖 灸腹部　　　　全身肥胖 灸背部

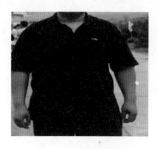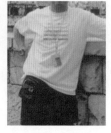

全身肥胖治疗前后对比

9. 松垂

【定义】身体松垂是指由于脂肪堆积过多，或脂肪组织突然大量减少，或皮肤、韧带老化等原因导致组织支撑不足出现身体松弛、下垂的现象。

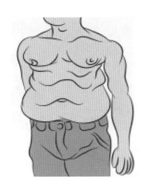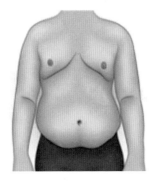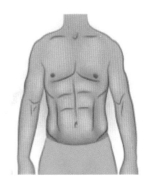

身体松垂

【相关解剖结构】脂肪容积减少：由于减肥、疾病等原因，脂肪细胞体积减小，导致皮下组织容积减少，出现轮廓不饱满，皮肤下垂。脂肪移位：随着年龄的变化，脂肪层的厚度及分布都发生了较大变化，表现在脂肪下移，组织移位，使得原本圆滑向上的皮肤出现了下垂的表现。胶原蛋白流

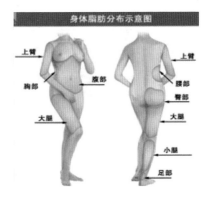

失：皮肤中胶原蛋白流失，细胞间黏多糖减少，真皮的纤维断裂等。皮肤、韧带老化：细胞、组织之间的纤维随着时间而退化，皮肤血液循环、代谢减慢，皮肤中弹力纤维减少，变得松弛而欠缺弹性，韧带老化松弛，身体皮下软组织松弛移位。

【产生的原因】皮肤支撑力下降：脂肪、韧带和肌肉是皮肤最大的支撑力，而人体衰老、减肥、营养不均、缺乏锻炼等各种原因造成的皮下脂肪流失、韧带弹性减低、肌肉松弛令皮肤失去支持而松弛下垂。另外，

重力、遗传、紫外线损伤、吸烟、熬夜及精神心理因素也可导致皮肤结构转化，使得皮肤失去弹性，松弛产生。

【临床表现】临床常表现为胸部、腹部、臀部、上下肢部等部位脂肪移位下垂。

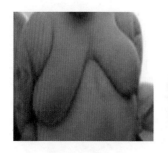 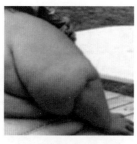 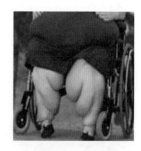

胸部松垂肥胖　　　　上肢部松垂肥胖　　　　下肢部松垂肥胖

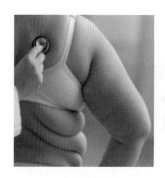 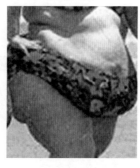 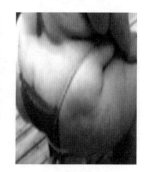

背部松垂肥胖　　　　腹部松垂肥胖　　　　臀部松垂肥胖

【中医认识】中医认为，身体松垂与脾胃亏虚、肾精亏虚、气血不足密切相关。脾胃为后天之本，气血化生之源，摄入的食物水液依靠脾胃运化功能，化生为水谷精微充养周身，脾胃亏虚，其功能失调，导致气血化生乏源。肾为先天之本，五脏六腑依靠肾所藏先天之精濡养，以保持正常的生理功能，肾精亏虚，先天失养，则脏腑功能失调，脾胃受累导致化生不足。肺主皮毛，肺脏失司则皮毛失养，相互影响则出现皮肤失养、肌肉不充、身体松垂的情况出现。

任氏运用包括毫针、任氏针灸埋线针、任针（美容针）、电针、火罐等工具，并运用任氏特殊针法，作用与不同部位、不同层次组织，如通过经络腧穴刺激内调脏腑，筋膜层、肌层刺激局部疏通激活，内调外治，临床中起到很好的紧致塑形效果。

【治疗方法】

（1）毫针治疗

使用材料：选取 1.5 ~ 4 寸毫针。

取穴：中脘、关元、水分、滑肉门、梁门、天枢、大横、外陵、大巨、梁丘、足三里、上巨虚、丰隆、三阴交、曲池等辨证加减。

操作：局部穴位碘伏消毒，一针一穴一消毒。对局部所选穴位直刺或斜刺，留针时间 30 ~ 40 分钟。毫针治疗主要作用为调整肥胖松弛者体质偏颇，取穴原则多为辨证取穴。

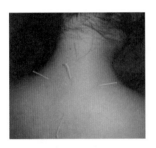

扬刺针法

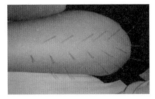

柳刺针法

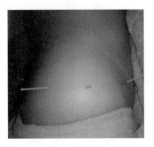

齐刺针法

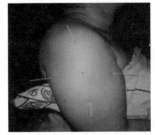

双偶刺针法

（2）任氏针灸埋线疗法针法治疗

使用材料：任氏 3cm 针线一体型埋线针。

取穴：腹部：中脘、水分、关元、水道、梁门、滑肉门、天枢、大横等。

大臂：肩贞、肩髃、肩髎、臂臑、臑会等。

小臂：曲池、手三里、外关等。

臀部：环跳、居髎、中膂穴、白环俞、秩边等。

大腿：髀关、伏兔、梁丘、足五里、箕门、血海、风市、中渎、承扶等。

小腿：阴陵泉、足三里、丰隆、上巨虚、下巨虚、委中、承山、三阴交等。

操作：局部穴位碘伏消毒，一针一穴一消毒。

使用任氏一次性埋线针在腹部穴位上直刺或斜刺。对于局部明显肥胖松垂处可采用多层次立体埋线法，即由深筋膜层到脂肪层再到浅筋膜浅层，逐层埋线，或是采用包围埋线法。

进针方法为：左手拇、食指绷紧或提起进针穴位皮肤，右手持埋线针直接刺入选定好的穴位内，得气后微微旋转针体，使线体留在体内，小海棉圈仍留在针体上。出针时将针管从穴位内退出，同时用消毒棉签按压针孔数秒后贴敷医用胶贴，15 天治疗一次。

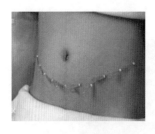
腰部束带法

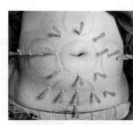
腹部束带法

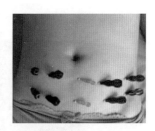
腹部分层次针法

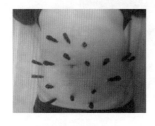
腹部埋线针法

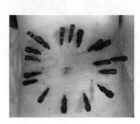
腹部围刺针法

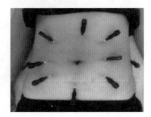
腹部埋线八卦针法

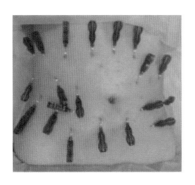

腹部埋线横竖针法

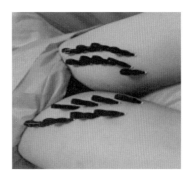

大腿内侧埋线针法

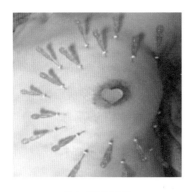

胸部埋线针法

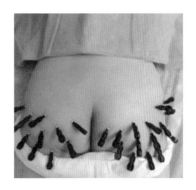

臀部提臀埋线针法

（3）任针治疗

使用材料：选取任针 0.40×75mm、0.5×30mm、0.5×40mm、0.5×50mm、0.5×60mm、0.5×75mm、0.6×40mm、0.6×50mm、0.6×60mm、0.6×75mm。根据松垂肥胖程度选择任针规格。

取穴：局部松垂明显处。

操作方法：局部碘伏消毒，一手持针快速破皮后，将针体斜刺刺入局部松弛处的浅筋膜层，顺时针旋转针柄，使筋膜缠绕针身，向上提拉针柄以收紧筋膜，反复提拉 5～8 次，逆时针旋转针柄缓慢出针，用无菌棉签按压针孔数秒。

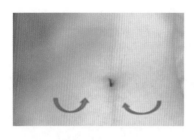

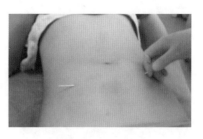

腹部松垂任针设计　　　　腹部松垂 任针摇撸针法

（4）电针疗法

使用材料：低频脉冲电针仪。

取穴：部分毫针留针针柄处。

操作方法：低频脉冲电针仪连接好电源，将强度调节钮归零，针刺穴位得气后，将电针仪上成对输出的鳄鱼夹分别连接在同侧穴位毫针针柄上；电针调制疏密波，采用中等强度电流，以患者可耐受为度，留针时间 40 分钟。

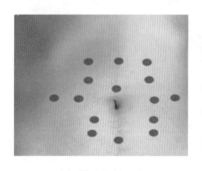

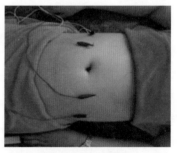

腹部松垂电针取穴　　　　腹部松垂 电针治疗

（5）拔罐疗法

使用材料：消毒备用 3、4、5、6、8 号罐。

取穴：背部及腹部、四肢局部松垂肥胖处。

操作：清洁局部，均匀涂抹身体专用润滑油。95% 酒精棉棒点燃后用玻璃罐在松垂部位处行闪罐法、滑罐法、走罐法，以局部微微发红为度，留罐 10 ～ 15 分钟。

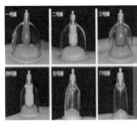
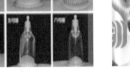
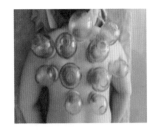

气罐疗法　　　　　　　　　玻璃拔罐疗法

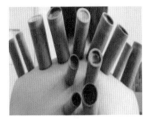

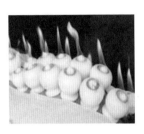
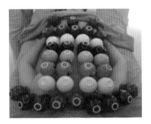

竹罐疗法　　　　陶瓷罐疗法　　　　五行罐疗法

（6）灸疗

使用材料：一次性无烟艾灸条。

取穴：神阙、关元、中脘、天枢、大横、水分等。

操作方法：暴露局部穴位，点燃艾条后在局部穴位进行温和灸或雀啄灸，亦可将艾灸架置于腹部上进行悬灸，艾灸温度不宜过热，治疗时间 40 分钟，艾灸过程中要注意保暖避风寒。

艾灸注意事项

①艾灸后至少一小时后才能洗澡；

②过饥、过饱、过劳最好不要艾灸，易引起不适症状；

③艾灸时不可开空调，艾灸后毛孔打开，容易受风；

④泡脚时不可同时艾灸；

⑤面部艾灸时应更加小心，以免烫伤；

⑥艾灸时间选择上午或中午效果最佳，睡前不宜艾灸，易影响睡眠；

⑦艾灸穴位通常每次选取 3 ~ 5 个，不宜过多；

⑧艾灸后禁食生冷；

⑨艾条使用完毕，应确保完全灭后丢掉，避免复燃发生火灾。

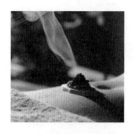
隔姜灸

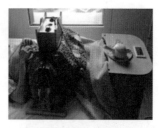
松垂肥胖 灸疗

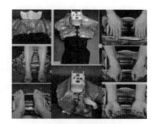
松垂肥胖 全身灸疗

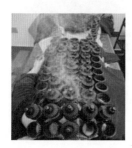

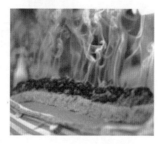

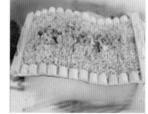

背部肥胖 灸疗

二、产后修复

1. 妊娠纹

【定义】妊娠纹是妊娠过程中出现的一种病理性皮肤改变，属膨胀纹的一种。妊娠纹早期表现为暗红色或紫红色的条纹，分娩后半年到一年后逐渐出现色素脱失、皮肤萎缩，最后稳定呈现出一种白色或银色的条纹。妊娠纹主要分布于腹部，亦可见于胸、背、臀部及四肢近端。妊娠纹的发生在产后女性中非常普遍，一旦发生可终生不退，给患者带来很大的心理负担。

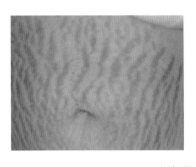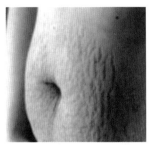

妊娠纹

【病因】目前妊娠纹的病因还不是很清楚，多认为与妊娠期间皮肤张力的改变及激素的变化有关。

（1）基本病因

1）妊娠期间皮肤会随着胎儿体积增大，脂肪增多，皮下组织被过度牵拉，导致真皮层结缔组织损伤、胶原纤维和弹性纤维破坏，从而产生条纹状的皮肤损害。

2）妊娠过程中，孕妇体内激素水平也会发生很大变化。如糖皮质激素的激增，抑制成纤维细胞的活性和增殖，使成纤维细胞合成的弹力纤维胶原蛋白减少，从而阻碍真皮层内被破坏的结缔组织及时修复。

（2）诱发因素：产妇低龄，妊娠纹家族史，特殊体质的皮肤，孕妇基础体重高，孕期体重增长过快，新生儿高体重。

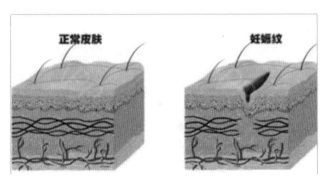

妊娠纹

【临床表现】妊娠纹大多在孕6、7个月时开始出现，多发于腹部、胸部、臀部及大腿，其中腹部妊娠纹最常见。早期表现为紫色或粉红色的条纹，分娩后半年到一年后开始脱色、萎缩而逐渐演变为白色的线性瘢痕样条纹。大多无自觉症状，偶可伴瘙痒、烧灼感。

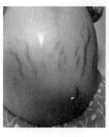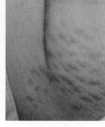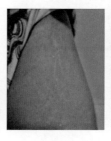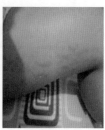

| 腹部妊娠纹 | 臀部妊娠纹 | 下肢妊娠纹 | 下肢妊娠纹 |

【中医认识】中医认为，妊娠纹出现多因孕期气血亏虚，孕妇肝肾不足，心肺气虚相关。气血亏虚：在妊娠期，随着肚中胎儿长大，孕妇体内大量气血用来供养胎儿生长，导致孕妇周身气血不足，肌肤失养而出现妊娠纹。肝肾不足：孕妇在怀孕过程中，易耗伤肾气，肝肾同源，肾精不足，肝精失养，肝主筋脉，主藏血，肝精不足，全身筋脉气血减少，筋脉失去濡养出现断裂，产生妊娠纹。心肺气虚：肺主气，心主行血，心肺气虚时，血液运行无力，容易导致血液瘀阻脉道，造成肌肤失养，弹性降低，从而出现妊娠纹。

【治疗方案】

（1）任氏针灸埋线疗法

使用材料：任氏3cm、5cm针线一体型埋线针。

取穴：中脘、气海、关元、天枢、大横、足三里、带脉，局部妊娠纹处。

操作：局部穴位碘伏消毒，一针一穴一消毒。任氏一次性埋线针在所取穴位上直刺或斜刺。选取妊娠纹边缘斜刺进针，针身垂直于纹路，将线体埋入皮下筋膜层。左手拇、食指绷紧或提起进针穴位皮肤，右手持埋线针直接刺入选定好的穴位内，得气后微微旋转针体，使线体留在体内，小海棉圈仍留在针体上。出针时将针管从穴位内退出，同时用消毒棉签按压针孔数秒后贴敷医用胶贴，15 天治疗一次。

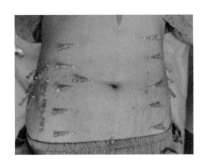
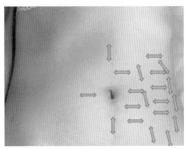

妊娠纹针灸埋线设计　　　　　　　　妊娠纹 针灸埋线

（2）微针疗法

使用材料：任氏针长 0.5mm 微针。

取穴：局部妊娠纹处。

操作：清洁局部皮肤，碘伏消毒 3 遍后，生理盐水脱碘擦拭。用微针在妊娠纹部位呈"米"字状滚动，微针每次滚动的路径单向直线行走，手法要轻、柔、匀，以局部皮肤微红发热为度。每周治疗 1 ~ 2 次。

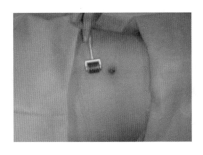
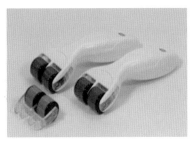

妊娠纹微针工具　　　　　　　　　　妊娠纹 微针

（3）任针疗法

使用材料：选取任氏一次性 1.5 寸任针。

取穴：局部妊娠纹处。

操作方法：局部碘伏消毒，选取妊娠纹边缘进针点斜刺进针，针尖到达筋膜层，向妊娠纹方向多角度纵行疏剥，松解筋膜粘连；对妊娠纹集中部位，可选取一个进针点向周围多方向扫散疏通剥离。治疗结束后倾斜针身，缓慢出针，针孔按压至不出血为止。

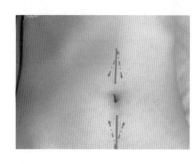 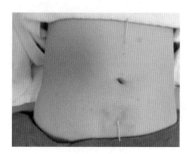

妊娠纹任针设计　　　　　　　　　　妊娠纹 任针

（4）灸疗

使用材料：一次性无烟艾灸条。

取穴：中脘、气海、关元、天枢、带脉、足三里。

操作方法：暴露局部穴位，点燃艾条后在局部穴位进行温和灸，亦可将艾灸架置于穴位所在部位上悬灸，艾灸温度宜柔和，治疗时间40分钟左右。

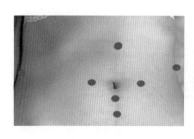 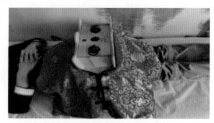

妊娠纹灸疗取穴　　　　　　　　　　妊娠纹 灸疗

（5）点穴推拿疗法

取穴：中脘、天枢、大横、气海、关元等。

操作方法：患者取仰卧位，腹部覆盖专用按摩巾，施术部位涂抹专用按摩油。腹部使用二指叠按法、波浪式推压法。两指叠按法，即两拇指重叠，施力向下按压，按揉腹部时术者手下可有脉搏跳动感，力量以患者可耐受为度。波浪式退压法，即两手手指并拢，自然伸直，左手掌置于有手指背上，右手掌指平贴腹部，用力向前推按，而后左掌用力向后压，一推一回，由上而下慢慢移动，似水中浪花波动。操作：先使用波浪式的推压法从上腹推移至小腹 3 ~ 4 遍；二指叠按法施于中脘、天枢、大横、气海、关元穴，每穴按压 2 ~ 3 分钟，每按1 穴后施波浪推压法 2 ~ 3 遍；轻重以患者舒适不痛、动脉应手为度。操作时间 20 分钟，每日一次

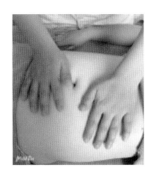 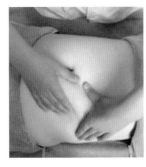 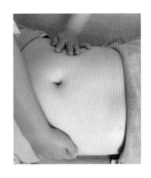

推拿手法

【预防调摄】

（1）饮食调理，怀孕期间应补充丰富的维生素及矿物质。胶原纤维本身由蛋白质构成，多摄取含丰富蛋白质的食物有助于断裂纤维组织修复。避免摄取太油、甜食（容易肥胖）、太咸（容易水肿）的食物。

（2）控制体重。

（3）托腹带，可以承担腹部的重力负担，减缓皮肤过度延展拉扯。

（4）推拿治疗。通过适当的按摩，可以提升纤维细胞的活性，增强皮肤的延展性，减少皮肤张力，同时让断裂的纤维组织得以修复，预防和减轻妊娠纹产生。

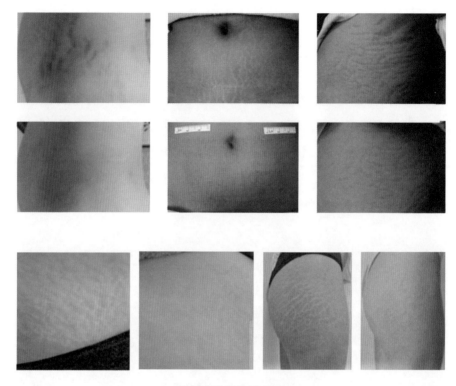

妊娠纹治疗前后对比

2. 产后肥胖

【定义】产后肥胖是由于妊娠导致下丘脑——性腺功能紊乱，脂肪代谢出现异常，身体突增大量脂肪、体重上升、身体发胖的一种情况。医学上也把这种现象称为"生育性肥胖"或者"母性肥胖综合征"，是一种常见的产后病态反应。

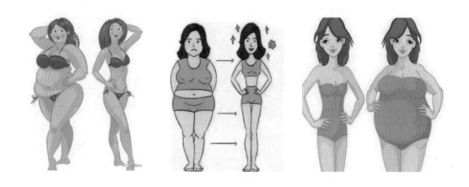

【病因】产后肥胖的常见原因有以下几方面：

（1）生理结构变化

1）内分泌改变：妊娠期间，女性下丘脑性腺功能出现暂时紊乱现象，导致脂肪代谢失去平衡，引起肥胖。

2）怀孕期：来自胎儿、胎盘和羊水重量增加约占女性产后总重量增加的一半左右，孕期体重增加越多，产后遗留的脂肪愈多。

3）水肿：怀孕期间，子宫日益膨大产生压迫力，导致身体循环系统中静脉回流受阻，形成程度不同的妊娠水肿现象；分娩和产后大量的血液回到循环系统，引起产后身体肿胀。

（2）耻骨联合分离：妊娠期间，耻骨联合逐渐松弛，甚至出现分离，骨盆增大，以利于胎儿娩出，而耻骨联合分离是产后屁股松垮变大的一大祸首。

（3）体质的改变：女性产后虚弱，基础代谢率减低，无形中影响身体恢复，阻碍脂肪的正常代谢。

（4）运动量改变：产后女性需要静卧修养，增加睡眠，运动量变少，使得热能消耗急剧减少，引起肥胖。

（5）不良情绪：焦虑、烦躁、生气、忧愁、愤怒等不良情绪会使女性体内分泌系统功能失调，影响体内正常新陈代谢，加重脂肪堆积。

此外，部分女性产后肥胖还可能由病理性因素导致。

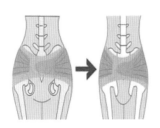 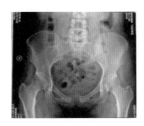 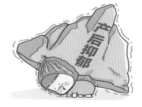

产后骨盆耻骨联合分离

【临床表现】

产后肥胖的表现主要包括：面部、颈部和身体肥胖，四肢脂肪含量高，性功能减退，乳房和下腹部生殖器附近肥胖、骨骼和软组织及内脏器官增生和肥大，腹部脂肪突出、黏液水肿以及腿部水肿，脂肪通常主要分布于腹部、臀部和大腿部皮下组织。

【中医认识】中医认为，产后肥胖多由脾胃湿热、肝胆郁热、脾经亏虚、脾肾阳虚引起：

（1）脾胃湿热型：素体脾胃虚弱，产时耗气，脾虚更甚，失于运化，水湿停滞，日久瘀而为痰，痰湿交阻而成。患者通常食欲旺盛，吃得很多又容易饥饿。表现为容易口干、口臭、胃痛、便秘等，舌红、苔黄腻，脉弦滑。

（2）肝胆郁热型：产后七情所伤，情志失和，肝气不舒，脏腑气机失调，而影响运化功能。易胖部位多为大腿、小腿。烦躁易怒，失眠多梦；舌边红、苔薄黄，脉弦数。

（3）脾经亏虚型：先天禀赋不足，加上产时耗伤，肝肾阴虚，肾失温煦，脾失运化，痰浊水湿内停成瘀，痰瘀互结；易胖部位多为大腿、小腿。舌淡暗、苔白腻，脉滑。

（4）脾肾阳虚型：素体胃火较重者，产后进食肥厚之品，以致湿热壅于胃府，使痰湿蓄积体内而肥胖。舌淡暗，苔薄白，脉沉。

【治疗方案】

（1）任氏针灸埋线疗法

使用材料：任氏3cm、5cm、6cm针线一体型埋线针。

取穴：中脘、关元、天枢、大横、带脉、脾俞、胃俞，局部肥胖明显处。

操作：局部穴位碘伏消毒，一针一穴一消毒。左手拇、食指绷紧或提起进针穴位皮肤，右手持埋线针直接刺入选定好的穴位内，得气后微微旋转针体，使线体留在体内，小海棉圈仍留在针体上。出针时将针管从穴位内退出，同时用消毒棉签按压针孔数秒后贴敷医用胶贴，15天治疗一次。

针对产后全身肥胖者，前三次埋线治疗需采用辨证取穴，后续针灸埋线治疗可在辨证取穴的基础上针对肥胖部位加强局部埋线刺激。腹部脂肪肥厚处采用多层立体埋线法、包围埋线法；四肢采用柳刺法；颈背部脂肪肥厚处采用齐刺或柳刺埋线法。

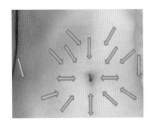 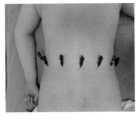 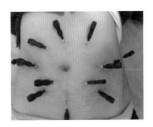

产后肥胖针灸埋线设计　　　　　　　　产后肥胖 针灸埋线

（2）毫针治疗

使用材料：选取 1 ~ 1.5 寸毫针。

取穴：天枢、中脘、大横、曲池、阴陵泉、足三里、三阴交、脾俞、肾俞，临床辨证取穴。

操作：局部穴位酒精消毒。局部所取穴位选择直刺或斜刺，背部腧穴斜刺为主。局部肥胖明显部位可采用围刺法，进针层次至脂肪层。留针时间 40 ~ 60 分钟。

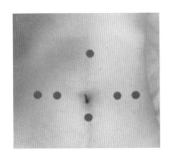 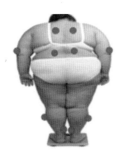 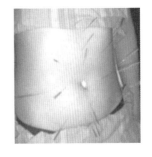

产后肥胖腹部毫针取穴　　　产后肥胖毫针取穴　　　　产后肥胖 毫针

（3）任针疗法

使用材料：选取任氏一次性 1.5 寸任针。

取穴：局部肥胖明显处。

操作方法：局部碘伏消毒，一手持针快速破皮后，将针体斜刺刺入局部肥胖处的脂肪层，呈扇形扫散，亦可采用摇撸法对局部肥厚脂肪进行分离破坏，以达到局部塑形的效果，针刺治疗结束后缓慢出针，针孔按压至不出血为止。

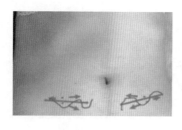 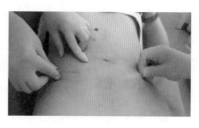

产后肥胖任针设计   产后肥胖 任针

（4）电针疗法

使用材料：低频脉冲电针仪。

取穴：部分毫针留针针柄处。

操作方法：低频脉冲电针仪连接好电源，将强度调节钮归零，针刺穴位得气后，将电针仪上成对输出的两个电极分别连接在两根针柄上，负极接主穴，正极接配穴，一般将同一对输出电极连接在身体的同侧。调制疏密波，时间根据患者具体情况可调 40 ~ 60 分钟，根据患者适应度选择强度大小，刺激强度由小到大，患者微微有感觉即可。

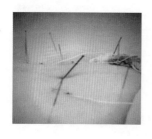 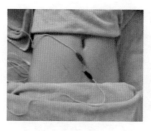 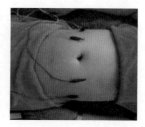

产后肥胖 电针

（5）灸疗

使用材料：一次性无烟艾灸条。

取穴：神阙、中脘、天枢、气海、关元、肾俞、脾俞、足三里。

操作方法：将局部穴位暴露，点燃艾条后在局部穴位进行温和灸，亦可将艾灸架置于穴位所在部位上悬灸，艾灸温度宜柔和，时间40分钟左右。

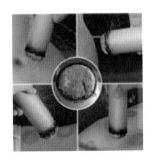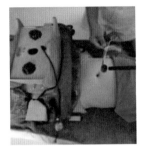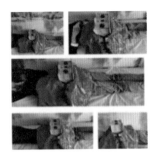

产后肥胖 灸疗

（6）推拿点穴疗法

取穴：中脘、关元、天枢、大横、合谷、曲池、梁丘、血海、足三里、阴陵泉、三阴交、肺俞、脾俞、胃俞。

操作方法：病人取仰卧位，局部穴位覆盖专用按摩巾。先对正面的身体穴位进行点揉，并施以一定的按压力，顺序从上肢到腹部到下肢。腹部常用按摩手法为二指叠按法：即两拇指重叠，迎随患者呼吸，吸气时用力按压穴位，呼气时缓慢放松穴位，每穴位 3 ~ 5 次，按的轻重以手下有脉搏跳动和病人不感觉痛为宜。再患者转为坐位，对背部俞穴加以点揉推拿，每穴按 2 ~ 3 分钟，轻重以病人舒适不痛为度。手法宜轻柔温补，避免用暴力或泻法按摩。每次操作30分钟，每日或隔日 1 次。

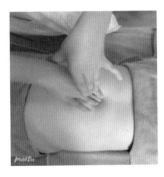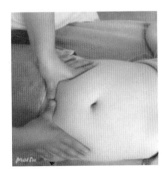

产后肥胖 推拿点穴

【预防调摄】

（1）合理的搭配饮食。女性之所以会产后肥胖，与营养过剩有着很大关系。想要改善产后肥胖的症状，就不能无节制的大吃大喝，应在保证母体和婴儿正常需要的情况下，尽量减少热量摄入。

（2）坚持母乳喂养。母乳喂养不仅能够有效地满足宝宝的生长发育需求，同时也能够使母亲身体新陈代谢和营养循环速度加快，将身体当中多余的养分输送出去，也能够减少皮下脂肪的蓄积，从而减轻产后肥胖的症状。

（3）积极的运动。要改善产后的肥胖，积极的运动是非常有必要的。产后运动开始得越早越好，如果是顺产的话，第二天就可以开始，剖腹产的话四五天左右就可以开始。在坐月子期间，运动以慢慢地步行为主，产后 6 周可以加大运动量，养成好的运动习惯。产后 4 个月需要加大运动的力度，可以练习瑜伽、游泳等。

（4）保证充足的睡眠。如果睡眠质量差，身体的新陈代谢会受到很大的影响，毒素和代谢废物无法及时排出体外，堆积日久导致身体发胖。所以产后应该保证充足的睡眠，睡眠质量好了，体内的垃圾也能更快的排出体外，有助于减肥瘦身。

（5）减轻心理压力。心理压力过大会导致内分泌失调，产后要学会舒缓自己的情绪。

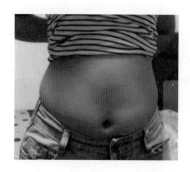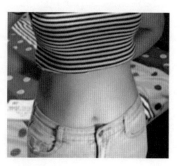

产后肥胖治疗前后对比

3. 腹直肌修复

【定义】妊娠期——尤其妊娠晚期——增大的子宫会使腹壁扩张延伸，两侧的腹直肌从腹中线——即腹白线的位置向两侧分离。正常情况下，生产后半年到一年腹壁会逐渐恢复，腹直肌会再向中线靠拢回到原先位置。但如果遇到腹壁本身薄弱，或者双胞胎、胎儿过大、羊水过多，或者多次生产等情况，产后半年腹直肌仍然不能回到原先位置的称为产后腹直肌分离症。

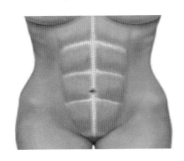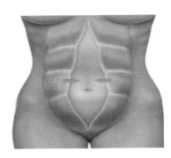

【病因】导致腹直肌分离的因素有：

（1）生理原因：除了妊娠生产因素外，2次以上剖宫产、怀有巨大儿或多胞胎、羊水多、怀孕前体型瘦小以及腹壁相对薄弱等也是导致腹直肌分离的因素。

（2）饮食原因：孕期未控制饮食，营养不均衡，体形肥胖，肌肉组织弹性下降。另外，饮食过少也会致使营养不良，造成肌肉组织弹性不足。

（3）其他原因：年龄因素、缺乏运动等。

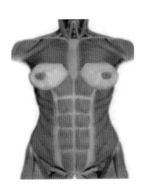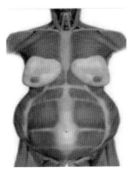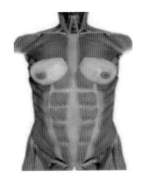

【临床表现】腹直肌分离表现为腹壁松弛膨隆，长期不能恢复。脐孔处腹白线最为薄弱，由于腹直肌分离、腹白线变宽，脐孔常会隆起，外观上如同脐疝一般。患者平卧做仰卧起坐动作时可触及两侧腹直肌之间有纵向的、凹陷的深"沟"存在，用力深按感觉手指可插入患者的腹腔。

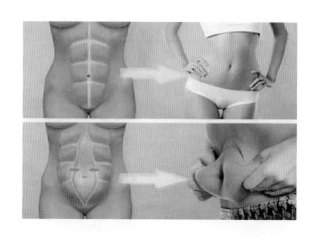

【中医认识】任脉循行于腹部正中，总督一身之阴经，称"阴脉之海"，"任"又有妊养之意，"任主胞胎"，任脉在女子有妊育胞胎的功能。女性产后易任脉受损，多气血不足，精气耗损，阴血俱虚，任脉空虚，迟缓无力，故见腹部肌肉分离。

【治疗方案】

（1）任氏针灸埋线疗法

使用材料：任氏 3cm 针线一体型埋线针。

取穴：上脘、中脘、下脘、梁门、气海、关元、中极、外陵、水道、归来、肓俞、天枢、大横、带脉；配血海、阴陵泉、足三里、三阴交。

操作：局部穴位碘伏消毒，一针一穴一消毒。天枢穴针刺三针，分别朝向神阙方向、滑肉门方向及外陵方向，线体埋入腹直肌肌肉内，以增强对腹直肌刺激。其余穴位常规针刺，采用直刺或斜刺。左手拇、食指绷紧或提起进针穴位皮肤，右手持埋线针直接刺入选定好的穴位内，得气后微微旋转针体，使线体留在体内，小海棉圈仍留在针体上。出针时将针管从穴位内退出，同时用消毒棉签按压针孔数秒后贴敷医用胶贴。

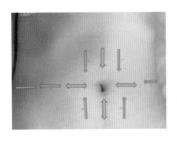
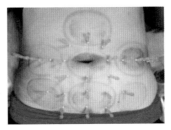

腹直肌修复针灸埋线设计　　　　腹直肌修复 针灸埋线

（2）腹直肌修复推拿治疗

取穴：腹部腹直肌处。

操作：患者取仰卧位，松开腰带，全身放松。先使用揉法按揉整个腹部以安抚肌肉放松；再采用点揉法重点选取腹部中脘、下脘、气海、关元、中极、腹结、天枢、大横、带脉穴进行点揉刺激。使用推压法，将双手贴紧腹直肌两侧，以45度角向脐中挤压，嘱患者配合腹式呼吸，吸气时向外扩张腹部，手微放松，呼气时向内收缩腹部，最大限度将肚脐吸引向脊柱，手微用力向肚脐中间挤压，停留 5～10 秒，保持呼吸节奏一致。此为一个循环。需注意，整个过程中要尽量保持胸腔不动，治疗时间 30分钟。

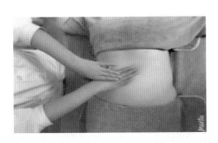
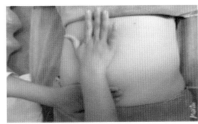

腹直肌修复 推拿治疗

（3）灸疗

使用材料：一次性无烟艾灸条。

取穴：中脘、神阙、气海、关元、天枢、带脉。

操作方法：将局部穴位暴露，点燃艾条后在局部穴位进行温和灸，亦可将艾灸架置于穴位所在部位上悬灸，艾灸温度宜温和，时间40分钟左右。

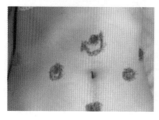
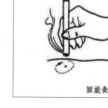
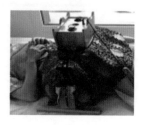

腹直肌修复灸疗设计　　　　　腹直肌修复回旋灸　　　　　腹直肌修复灸疗

【预防调摄】

（1）孕期应坚持适当运动，增强腹壁及下肢肌肉力量；

（2）饮食规律，控制体重过度增长；

（3）营养摄入均衡，多吃新鲜水果，补充维生素；

（4）保证优质蛋白摄入，增加肌肉弹性。

4. 盆底肌修复

【定义】产后女性容易出现不同程度的盆底韧带、肌肉松弛、神经损伤，盆底肌修复是通过治疗恢复骨盆稳定性，修复盆底肌肉、神经损伤，改善盆底功能障碍。

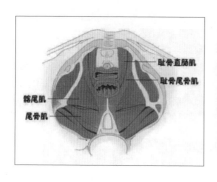
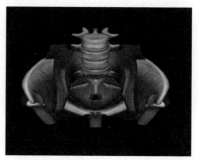

【病因】妊娠期间，胎儿长期压迫盆底，及分娩时产妇向下屏气用力，都会对盆底的筋膜、韧带、肌肉造成牵拉、损害。分娩后，盆底组织张力若无法恢复，就出现了盆底功能障碍的情况。随着年龄的增大，雌激素水平逐渐降低，绝经后易出现盆底筋膜、韧带、肌肉萎缩，也会导致盆底组织松弛。慢性咳嗽、慢性便秘或重体力劳动需要持续负重会造成腹压增加，从而进一步导致盆底肌的松弛。

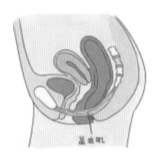
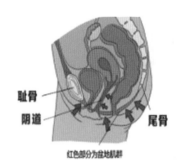

【临床表现】盆底肌松弛表现为盆底肌肉力量不足，初期表现为阴道松弛、小腹隆起，尿频、尿急。长期不愈则会出现子宫脱垂、阴道前后壁膨出、尿道膨出、膀胱膨出、直肠脱垂等情况；还可能出现咳嗽、喷嚏时漏尿等压力性尿失禁表现。

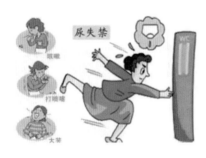
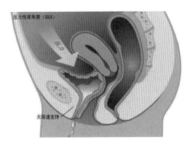

【中医认识】中医认为，盆底功能障碍多与"气"的不足、气失固摄密切相关，五脏与肾关系密切。各种原因如先天禀赋不足，脾失健运，或分娩元气损伤，或失血过多，气随血耗，以及年老肾气、肾精不足均可导致气虚。气的不足，气的固摄功能减退、升举无力，若不能及时恢复与补充，气虚逐渐加重，则出现盆底肌肉松弛、盆腔器官下脱、小便失禁等情况。

《素问·奇病论》云："胞络者系于肾。"《灵枢·经别》言："足少阴之正，至腘中……出属带脉。"肾与胞络、带脉相系，且带脉环腰一周，络胞而过，主约束纵行诸经，提摄盆底，盆底及胞宫位置的稳定与肾关系密切。肾气亏虚，则冲任不固，带脉失约，约束无力，则易出现盆底肌松弛的情况。从肾的生理功能来看，肾有潜藏之性，开窍于二阴，若肾气亏虚，气化失司，膀胱失约，在腹压增加时尿液不受固摄而溢出。凡先天禀赋不足，或年高体弱，或房劳多产，或久病大病，耗伤肾气，导致肾的功能失常，易发生盆底肌肉松弛、盆腔器官脱垂及尿失禁等问题。

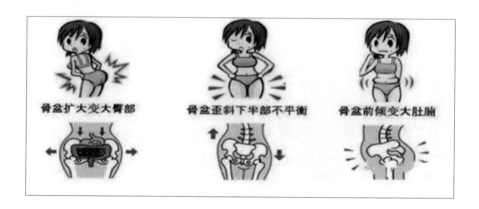

【治疗方案】

（1）毫针疗法

使用材料：选取 1.5 ~ 3 寸毫针。

取穴：中脘、天枢、关元、中极、子宫、带脉、命门、肾俞、大肠俞、腰阳关、八髎、承扶、血海、三阴交，配合辨证取穴。

操作：局部穴位碘伏消毒，一针一穴一消毒。对局部所选穴位直刺或斜刺，留针时间 30 ~ 40 分钟。毫针治疗主要作用为调整患者体质偏颇，取穴原则多为辨证取穴。

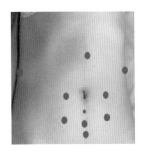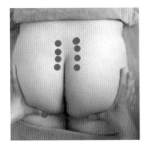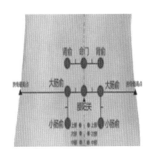

盆底肌修复毫针取穴　　　　　　　盆底肌修复毫针选穴

（2）任氏针灸埋线疗法

使用材料：任氏 3cm、5cm 针线一体型埋线针。

取穴：中脘、天枢、气海、关元、带脉、血海、命门、肾俞、大肠俞、腰阳关、承扶。

操作：局部穴位常规碘伏消毒，一针一穴一消毒。任氏一次性埋线针在穴位上直刺或斜刺。常规进针方法为：左手拇、食指绷紧或提起进针穴位皮肤，右手持埋线针直接刺入选定好的穴位内，得气后微微旋转针体，使线体留在体内，小海棉圈仍留在针体上。出针的时候将针管从穴位内退出，同时用消毒棉签按压针孔数秒后贴敷医用胶贴。承扶穴先针尖向上斜刺埋入线体，再沿臀横纹由外向内斜刺埋线，以刺激激活盆底肌肉。一次埋 20 个穴位左右，30 天一次。

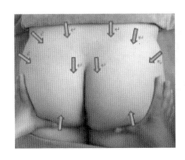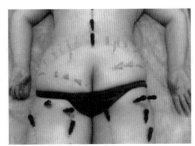

盆底肌修复　针灸埋线

（3）盆底肌修复推拿手法

操作方法：患者取俯卧位，采用揉法、拿法对腰背部、臀部及大腿进

337

行放松，力度以患者舒适为主。上下分推骶髂关节以松解关节肌肉。患者配合运动，嘱患者双手托住下巴，医者将患者双腿抬高30度，嘱患者做提肛缩阴动作，慢慢收紧肛门和阴道，坚持几秒后慢慢放松，之后再次收紧，进行下一次收缩，重复10～15次。配合运动过程中，嘱患者不要屏气，保持正常呼吸。最后对患者臀部进行拿揉放松，操作时间40分钟为宜。

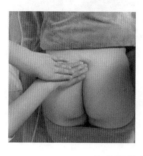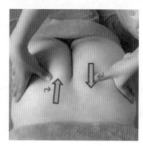

盆底肌修复推拿手法

（4）灸疗

使用材料：一次性无烟艾灸条。

取穴：子宫、中极、关元、气海、中脘、天枢、带脉、八髎。

操作方法：将局部穴位暴露，点燃艾条后在局部穴位进行温和灸，亦可将艾灸架置于穴位所在部位上悬灸，艾灸温度宜温和，时间在40分钟左右，灸疗过程中及灸疗结束后要注意保暖避风寒。

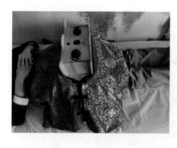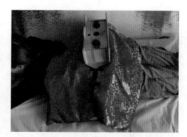

盆底肌修复 灸疗

【预防调摄】

（1）建议患者平时多休息，避免劳累，多做提肛运动。

（2）多运动，避免久坐。

5. 产后妈妈臀

【定义】女性产后耻骨联合分离，导致臀部变宽变大，腰臀衔接处脂肪堆积，腰臀线条不流畅；产后臀部肌肉薄弱，皮肤松弛干瘪，臀下脂肪堆积且呈下垂表现。因与女性生产关系密切，故常称"妈妈臀"。

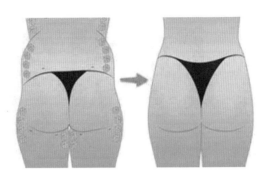

【病因】产后臀部松弛、下垂多由于产后耻骨联合分离、肌肉弹性减弱、脂肪堆积所致。耻骨联合是半关节，由柔软、富有弹性的纤维软骨连接，上方有耻骨联合上韧带，下方有耻骨联合弓状韧带，这种结构使得耻骨联合具有一定程度的可动性。妊娠期间，随着激素水平升高，耻骨联合逐渐松弛，甚至出现分离，骨盆增大，以利于胎儿娩出。分娩时因胎儿过大、胎位不正、生产时胎头对耻骨联合的挤压、产妇屏气用力过猛，或助产士在产中强行牵引用力过猛，都会加大耻骨联合分离。而耻骨联合分离是产后屁股松垮变大的一大祸首，与脂肪累积不同，耻骨联合分离是实实在在的"硬伤"。孕期活动少，易过度进补，造成臀部肌肉弹性减弱、脂肪堆积，进一步导致了产后臀部的松弛、下垂。

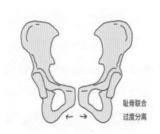

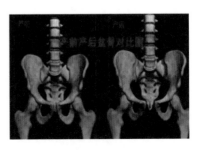

【临床表现】产后妈妈臀分为三种类型：

1）久坐型——河马臀；

2）内分泌紊乱型——桶腰臀；

3）盆骨恢复不良型——海豹臀。

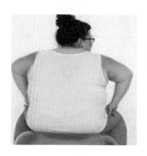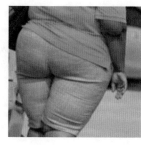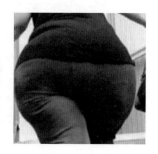

【中医认识】中医认为，臀部位于人体中部，是经络运行的关键枢纽，在人体气血运行中起到了十分重要的作用。臀部为承接上焦、下焦，最易受寒湿、瘀血侵袭。女性产后多气血亏虚，气血不足，寒湿内侵，血行不畅，久则成瘀。寒湿、瘀血阻络，经络不通，代谢废物排出不畅，日久积聚臀部导致肥胖、下垂。

【治疗方案】

（1）任氏针灸埋线疗法

使用材料：任氏5cm针线一体型埋线针。

取穴：肾俞、命门、大肠俞、环跳、巨髎、承扶，局部肥胖明显处。

操作：局部穴位碘伏消毒，一针一穴一消毒。任氏一次性埋线针在局部穴位上直刺或斜刺，对局部明显肥胖处多采用对偶埋线法，即在肥胖明显处外围上下左右各进一针，针尖方向指向局部肥胖中心。或采用包围埋线法，即在肥胖明显处一周多点向肥胖中心围刺进针，并根据肥胖程度决定进针埋线数量及选择进针深度。左手拇、食指绷紧或提起进针穴位皮肤，右手持埋线针直接刺入选定好的穴位内，得气后微微旋转针体，使线体留在体内，小海棉圈仍留在针体上。出针的时候将针管从穴位内退出，同时用消毒棉签按压针孔数秒后贴敷医用胶贴。15天治疗一次。

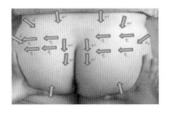
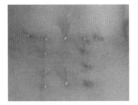
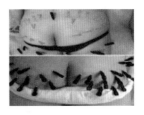

产后妈妈臀针灸埋线设计　　　　　　　产后妈妈臀 埋线

（2）毫针疗法

使用材料：选取 1.5 ～ 2 寸毫针。

取穴：命门、环跳、局髎、承扶、梁丘、丰隆，局部肥胖处。

操作：局部穴位碘伏消毒，无菌棉签一穴一消毒，根据局部穴位位置选择直刺或斜刺，留针时间 40 ～ 60 分钟。

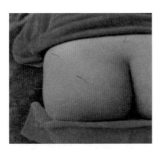
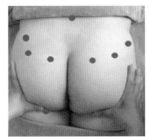

产后妈妈臀毫针设计　　　　　　　产后妈妈臀 毫针

（3）电针疗法

使用材料：低频脉冲电针仪。

取穴：部分毫针留针针柄处。

操作方法：低频脉冲电针仪连接好电源，将强度调节钮归零，针刺穴位得气后，将电针仪上成对输出的鳄鱼夹分别连接在局部穴位或肥胖处毫针针柄上。电针调制疏密波，采用中等强度电流，以患者可耐受为度。留针时间 40 分钟。

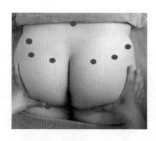
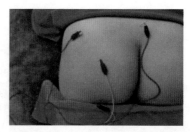

产后妈妈臀电针取穴　　　　　　　产后妈妈臀 电针

（4）推拿点穴疗法

取穴：环跳、承扶、居髎、中膂穴、白环俞、秩边，局部肥胖处。

操作方法：患者取俯卧位，局部覆盖专用按摩巾。施术部位涂抹专用按摩油，在臀部及腰部用掌根摩法、揉法、滚法等推拿手法，用力由轻至重，使患者感到轻度疼痛，局部舒适。局部肌肉痉挛的部位，用拇指推法使之放松，取环跳、承扶、居髎、中膂穴、白环俞、秩边诸穴，用指按法、双手叠按法，进一步达到疏通局部气血的作用。臀部肌肉丰厚，可适当增加按揉力度，但仍需在患者可耐受范围内。操作时间 30 分钟，每日 1 次。

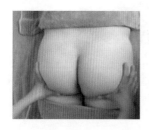
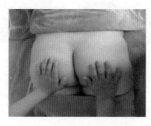
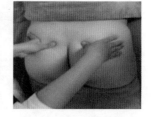

产后妈妈臀 推拿点穴

【预防调摄】

预防妈妈臀，从备孕、孕期到产后，一刻都不能马虎。

（1）控制饮食，清淡为主，少吃高热量的食品。

（2）避免久坐久站，适当运动，提臀练习、缩肛运动、挺背、举腿都是可以收缩臀部的动作，帮助预防和减轻妈妈臀。

三、乳腺

1. 乳房发育不良

【定义】乳房发育不良是一种以腺体组织缺少、皮肤仍完整而有弹性、乳头发育正常为主要特征的乳房发育异常疾病。多为先天性发育不良，少数与青春期内分泌紊乱、束胸等有关。

女人乳房的计算公式：英国的健康专家研究总结发现，完美的体重指数是性感的关键指数。体重指数（BMI）= 体重（kg）/ 身高 ^{2}（m^2）。胸围 ÷ 身高（cm）≤ 0.49——胸围过小，胸围 ÷ 身高（cm）=（0.5 ~ 0.53）——标准胸围，胸围 ÷ 身高（cm）≥ 0.53——美观，胸围 ÷ 身高（cm）> 0.6——胸围过大。

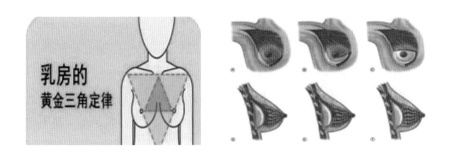

【相关解剖结构】

乳房是人体的分泌器官，由皮肤、腺体组织、脂肪组织、结缔组织构成，具有分泌乳汁的作用。乳房中央突出处为乳头，乳头周围的色素区域为乳晕。乳房组织包含大量腺体，称为乳腺。乳腺一般由 15 ~ 20 个乳腺叶构成，每个乳腺叶又由若干个乳腺小叶构成，乳腺小叶的排泄管汇总于乳腺叶，称为大乳管。

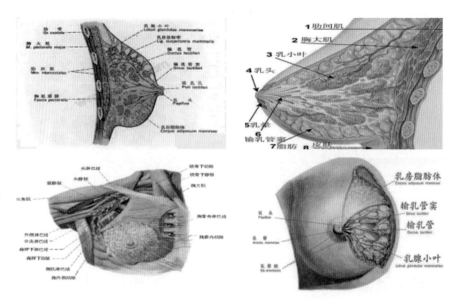

乳房

【病因】

先天因素：先天性乳房发育不良多为遗传性或怀孕母亲体质虚弱导致。

后天因素：

（1）青春期内分泌紊乱：青少年心理问题或压力过大导致心理障碍引起内分泌紊乱，或雌性激素分泌不足，导致乳腺小叶和腺泡发育不良，乳房发育受到影响。

（2）束胸：青春期若长期使用束胸或穿戴过紧的内衣可能导致乳房发育不良。

（3）青春期营养不良：各种原因导致的营养不良，均会影响乳房正常发育。

（4）胸部受伤：如胸部烧伤，形成瘢痕挛缩，可导致乳房发育不良。

【临床表现】

乳房发育不良主要表现为胸部较平坦、乳房扁平或较扁平、乳腺组织较少或缺少，部分人为单侧发育不良，表现为左右两侧乳房一大一小。

（1）乳房不发育：胸部平坦，乳房触诊无法触及乳腺，但乳头正常。

（2）乳房较小：与乳房不发育相比，乳房稍有隆起，且可触及少量的乳腺。

（3）乳房不对称：左右不对称，表现为单侧乳房发育不良。

【中医认识】

中医学认为本病常见于先天禀赋不足，肝肾冲任亏虚；或脾胃虚弱，体质较差；或肝气郁结，气滞血瘀的女子。三者相互影响：肝肾亏虚，冲任不调而致乳房发育不良；病者又因此影响情绪使肝郁不舒，气滞则血瘀，更进一步阻滞乳房发育。

【治疗方案】

（1）针灸治疗

使用材料：选取 0.5 ~ 1.5 寸毫针。

取穴：膻中、神封、膺窗、天溪、乳根、气海、中脘、足三里、三阴交、太溪、少泽，加临床辨证取穴。

操作：局部穴位碘伏常规消毒，一针一穴一消毒。以捻转进针法，取膻中穴，使用 1 寸毫针向下平刺；取神封、膺窗、天溪、乳根穴用 1 寸毫针向乳头方向平刺。用 1.5 寸毫针直刺三阴交、足三里、气海，用 1 寸毫针直刺太溪，得气后行缓慢提插捻转补法。留针 30 分钟。使用 0.5 寸毫针斜刺少泽，局部胀痛即拔针。

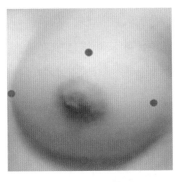
乳房发育不良毫针取穴

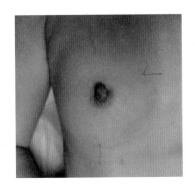
乳房发育不良 毫针

（2）灸疗

使用材料：一次性无烟艾灸条。

取穴：膻中、乳根、膺窗、天溪、气海、中脘、足三里、三阴交、太溪。

操作方法：暴露局部穴位，点燃艾条后对局部所取穴位进行温和灸，亦可将艾灸架置于穴位所在部位上进行悬灸，艾灸温度不宜过热，每穴艾灸时间不超过5分钟，以皮肤出现红晕为度，局部有温热感而无灼痛为宜。应注意防止灰火脱落烧伤皮肤，在针灸的过程中同时配合艾灸效果更佳。

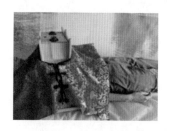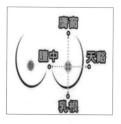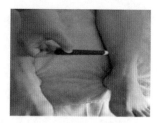

乳房发育不良 灸疗

（3）任氏针灸埋线疗法

使用材料：任氏3cm针线一体型埋线针。

取穴：膻中、乳根、肝俞、脾俞、足三里。

操作方法：局部穴位碘伏消毒，一针一穴一消毒。任氏一次性埋线针在脾俞、肝俞穴斜刺，膻中穴宜向两侧乳房方向平刺宜向两侧乳房方向平刺，乳根宜沿乳房向上斜刺，使针感向乳房扩散。足三里穴可选择直刺或斜刺。左手拇、食指绷紧或提起进针穴位皮肤，右手持埋线针直接刺入选定好的穴位内，得气后微微旋转针体，使线体留在体内，小海棉圈留在针体上。出针时将针管从穴位内退出，用消毒棉签按压针孔数秒后贴敷医用胶贴，15天治疗一次。

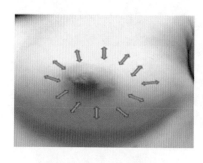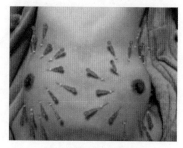

乳房发育不良针灸埋线设计　　　　乳房发育不良 埋线

（4）通络刮痧疗法

使用材料：任氏玉石刮痧板。

取穴：乳房局部肝经、胃经循行部位，乳根、期门、膻中等。

操作方法：患者取仰卧位，并充分暴露局部乳房；局部涂抹专用的润滑油，在乳房周围沿乳腺导管朝乳头方向进行轻柔刮拭，均匀刮拭乳房周围 3 遍，力度由轻到重。再由乳房处顺沿肝经、胃经的循行走向进行刮拭 3 ~ 5 次，重点局部穴位使用刮痧板侧角进行点揉刺激，对乳房局部的经络、穴位、淋巴管进行点、线、面疏通。操作时间不少于 30 分钟，一周治疗 1 ~ 2 次。

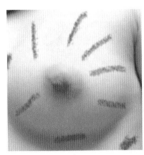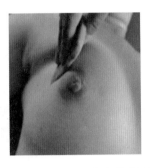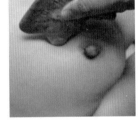

乳房发育不良 刮痧　　　　　　　　　　乳房发育不良刮痧工具

（5）推拿点穴疗法

操作方法：患者取坐位，行经络按摩：循经向下，由膝部外侧至足外踝按摩足阳明胃经；循经向上，由足内踝侧至膝部按摩肝、脾、肾经。每条经络按摩 3 ~ 5 遍。

患者取仰卧位，操作者坐于患者头上方。清洁局部皮肤：取热毛巾擦拭清洁局部，将专用按摩膏置于操作者手心搓热，均匀涂抹于患者胸部。操作者双手四指并拢，从膻中穴开始向下、向外环绕乳房抚摩至双乳外侧，再向上、向内用力拉抹，直至颈侧锁骨处，反复约 3 遍。按摩后双手中指点按天池、乳根、膻中穴，每穴各 1 分钟。操作者双手掌心对准双乳头，用掌揉法揉 3 ~ 5 分钟，然后围绕乳房做顺时针和逆时针按摩 3 分钟。

五指分开微屈拿住乳房，由外周向乳头集中拉动 30 次，再用五指拿住乳房做振法 5 分钟。以拇指、食指和中指捏捻乳头 1 分钟。操作者双手掌由上向下沿乳房两侧轻推至乳中，再由下向上从乳房外侧回拉上来，反复操作 20 ~ 30 次。以拇指、食指、中指捏住乳头向上方提拉 5 次，双手交替空掌从胸侧、乳下向乳中推送，将胸侧及背部脂肪组织推向乳房，继之双手中指点按鸠尾、中庭、膻中、玉堂、紫宫、华盖、璇玑，沿锁骨下缘至云门、中府、大包、期门、膺窗、屋翳、库房、气户各穴。操作者双手拇指沿肩胛骨外缘双手掌将背部脂肪组织推向乳房，反复操作 10 次，再双手四指并拢相叠，用指腹沿乳房周围做 "8" 字形轻柔推擦。治疗结束擦净局部按摩膏，结束手法。

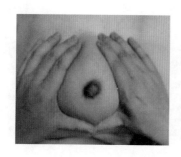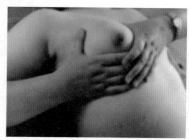

乳房发育不良 点穴疗法

【预防调摄】

（1）发育期间应保证充分的营养摄入，同时坚持进行体育锻炼，以增强体质。

（2）注意自身的心理健康，避免因乳房发育不良而出现自卑、抑郁等消极情绪。

（3）对于后天因素引起的乳房发育不良，可通过密切关注自身月经情况、定期监测激素变化及时干预，注意补充营养、避免束胸等加以预防。

2. 副　乳

【定义】副乳是指人体除了正常的一对乳房之外出现的多余乳房，

是乳腺在胚胎发育过程中胸前区以外的其他部位没有退化的残留的乳腺，在人出生之后发育而成的乳腺组织，属于乳腺畸形的一种。副乳常见于腋下和腋前，也可出现在正常乳房的四周、腹部、腹股沟等部位。

【病因】

副乳的发生既有先天因素也有后天诱发因素：

（1）先天因素：人体在胚胎发育时要经历 6 ~ 8 对乳腺的发育过程，一些乳腺会逐渐退化，最后只留下一对乳腺发育，副乳属于人体发育中的没有完全退化的乳腺。本质上的组织结构跟正常乳腺没区别，只是不在正规的乳腺的位置。

（2）诱发因素：女性在哺乳期、妊娠期等特殊时期，体内性激素出现改变，会导致副乳腺体增生，引起体积增大、疼痛。或由于穿衣不当，穿较紧的内衣引起局部组织凸出，引起假性副乳。

【临床表现】

副乳常表现为腋前或腋下的肿胀或隆起，也有些副乳发生在腹部、腹股沟等部位，可受性激素影响出现疼痛、增大甚至泌乳，根据表现形式分为完全副乳和不完全副乳两类。

（1）完全副乳

表现为既有乳腺组织又有乳头，在肿胀隆起的皮肤表面可以看到类似于乳头样的隆起，米粒大小，颜色比正常乳头浅，按压肿胀的皮肤可摸到较韧的肿块。

患者一般不出现不适症状，但由于副乳结构发育完整，所以更易出现泌乳、胀痛等症状。

（2）不完全副乳

表现为有乳腺组织无乳头和无乳腺组织有乳头两种。

有乳腺组织但无乳头的副乳只表现为皮肤肿胀、隆起，按压时可以摸到较韧的肿块，不会出现乳汁分泌。

无乳腺组织有乳头的副乳表现为皮肤表面出现米粒大小的棕色乳头样隆起，一般不出现胀痛，也不会增大。

【中医认识】

中医认为，本病多因肝气郁结、胃热壅滞、冲任失调、肝肾不足影响乳房的正常生理功能而发生病变。乳房属肝，性喜条达，主疏泄，本症为肝脾二经肝郁血虚以致冲任不调，肝胃气滞，血行受阻，瘀结成块。治以疏肝和胃，行气散结。

【治疗方案】

（1）毫针治疗

使用材料：选取 1 ～ 1.5 寸毫针。

取穴：膻中、乳根、期门、肝俞、内关、太冲，局部副乳处。

操作：局部穴位碘伏消毒，用无菌棉签一穴一消毒，对局部穴位选择斜刺为主，乳根宜平刺，留针时间 30 分钟。

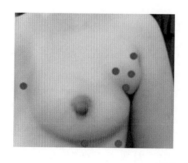 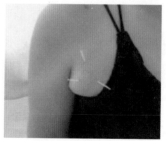

副乳 毫针

（2）电针疗法

使用材料：低频脉冲电针仪。

取穴：部分毫针留针针柄处。

操作方法：低频脉冲电针仪连接好电源，先将强度调节钮归零，针刺穴位得气后，再将电针仪上成对输出的鳄鱼夹分别连接在局部副乳处的毫针针柄上。电针调制连续波，采用中等强度电流，以患者可耐受为度，留针时间 30 分钟。

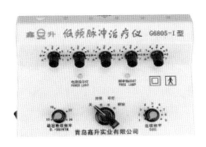
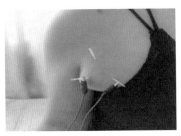

副乳 电针

（3）任针疗法

使用材料：选取任氏一次性 1 寸任针。

取穴：局部明显处。

操作方法：局部碘伏常规消毒后，一手持针快速破皮，将针体斜刺入局部增生处脂肪、腺体层，呈扇形扫散，对局部组织进行分离破坏，使局部缩小。缓慢出针，用无菌棉签按压针孔数秒。每周治疗一次，3次为一疗程。

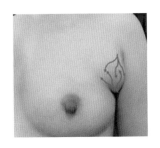
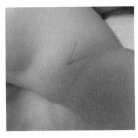
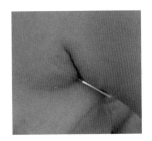

副乳 任针

（4）任氏针灸埋线疗法

使用材料：任氏 3cm 针线一体型埋线针。

取穴：膻中、乳根、肩井、天宗、肺俞、肝俞，局部副乳处。

操作：局部穴位碘伏消毒，一针一穴一消毒。局部穴位以斜刺为主，肩井穴针灸埋线时需将局部皮肤捏起平刺，掌握好深度与角度，避免刺伤肺脏。局部副乳明显处可采用围刺法，即在副乳处外围上下左右各进一针，埋线针针尖指向副乳中心进针。进针方法：左手拇、食指绷紧或提起进针穴位皮肤，右手持埋线针直接刺入选定好的穴位内，得气后微微旋转针体，使线体留在体内，小海棉圈留在针体上。出针时将针管从穴位内退出，同时用消毒棉签按压针孔数秒后贴敷医用胶贴，20天治疗一次。

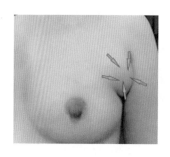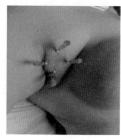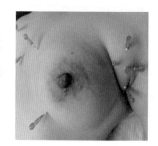

副乳针灸埋线疗法

（5）点刺放血拔罐疗法

使用材料：一次性采血针，消毒的3、4号罐。

取穴：大椎、天宗、肝俞，背部膀胱经可触及结节处。

操作方法：操作者戴一次性无菌手套，所取穴位碘伏消毒，在穴位上进行多点散刺5～7针，针刺深度据穴位局部肌肉厚薄、血管深浅而定。迅速散刺，出血后配合拔罐5分钟，操作结束后再次消毒，放血部位24小时内禁止沾水。

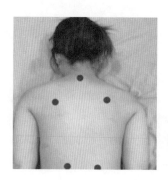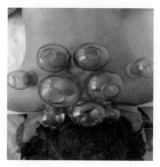

副乳 点刺放血

（6）推拿点穴疗法

取穴：胃经、肝经、肾经、脾经及副乳局部。

操作方法：患者取坐位，行经络按摩：循经向下，由膝部外侧至足外踝按摩足阳明胃经；循经向上，由足内踝侧至膝部按摩肝、脾、肾经。每条经络按摩3～5遍。

患者取仰卧位，覆盖专用按摩巾并充分暴露副乳部分，清洁局部皮肤。取热毛巾擦拭清洁局部，将专用按摩膏置于操作者手心搓热，均匀涂抹于所取部位。操作者双手四指并拢，副乳部位从下往上推摩5～7次，再从两侧往中间推摩5～7次。再双手四指并拢相叠，用指腹沿副乳周围做"8"字形轻柔推擦，如触及结节，需使用揉推法将结节揉开。选取局部穴位重点推揉，对腋下淋巴结进行推按，如此反复3遍，换另一侧治疗。

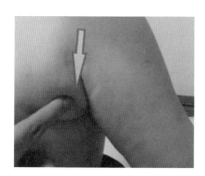
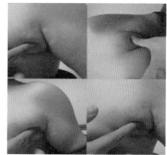

副乳 推拿点穴

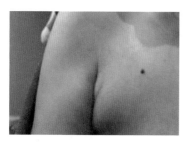
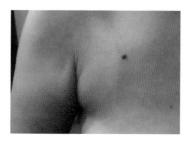

副乳治疗前后对比

3.乳房不对称

【定义】乳房不对称是指两侧乳房大小不一。轻度的乳房不对称较为常见，多数为正常现象，严重的乳房不对称分为原发性和继发性两类。

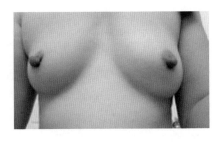

【病因】

乳房不对称分为先天因素和后天继发因素：

（1）先天因素：一侧乳房发育不良。

（2）继发因素：良、恶性肿瘤术后，外伤，哺乳，运动习惯，乳腺炎性病变及激素异常等均可能引起乳房不对称表现。

【临床表现】

表现为两侧乳房大小不等，形态不一，可表现为一侧小乳房或巨乳，另一侧为正常乳房，或者一侧小乳房，另一侧为巨乳。乳房不对称常继发于乳房良、恶性肿瘤术后、单侧胸大肌发育不良及胸廓不对称畸形等。两侧乳房明显不对称者影响形体美观，给患者带来痛苦。

【中医认识】

中医认为女子以血为本，肝失疏泄，肝血亏虚，肾阴不足，肝肾俱虚，下丘脑—垂体—卵巢生殖轴生理功能紊乱，造成乳房发育不良。

【治疗方案】

（1）毫针治疗

使用材料：选取 0.5 ~ 1.5 寸毫针。

取穴：膻中、乳根、膺窗、天溪、气海、中脘、足三里、三阴交、太溪、少泽，加临床辨证取穴。

操作：局部穴位碘伏常规消毒，一针一穴一消毒。针刺以不正常一侧乳房为主，捻转进针法，取膻中穴，使用 1 寸毫针向下平刺。取神封、膺窗、天溪、乳根穴，用 1 寸毫针向乳头方向平刺。用 1.5 寸毫针直刺三阴交、足三里、气海、中脘；用 1 寸毫针直刺太溪，得气后行缓慢提插捻转补法。留针 30 分钟。使用 0.5 寸毫针斜刺少泽，局部胀痛即拔针。

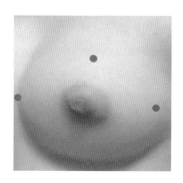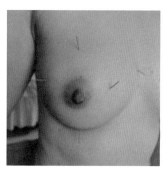

乳房不对称 毫针

（2）灸疗

使用材料：一次性无烟艾灸条。

取穴：膻中、乳根、膺窗、天溪、气海、中脘、足三里、三阴交、太溪。

操作方法：暴露局部穴位，点燃艾条后对局部所取穴位进行温和灸，亦可将艾灸架置于穴位所在部位上进行悬灸，艾灸温度不宜过热，每穴艾灸时间不超过 5 分钟，以皮肤出现红晕为度，局部有温热感而无灼痛为宜。应注意防止灰火脱落烧伤皮肤。在针灸的过程中同时配合艾灸效果更佳。

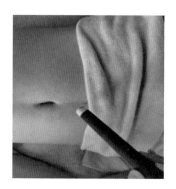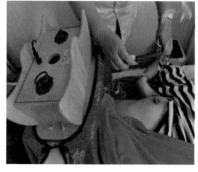

乳房不对称 灸疗

（3）任氏针灸埋线疗法

使用材料：任氏 3cm 针线一体型埋线针。

取穴：肩井、膻中、乳根、肝俞、脾俞、足三里、单侧局部。

操作方法：局部穴位碘伏消毒，一针一穴一消毒；任氏一次性埋线针在脾俞、肝俞穴斜刺，膻中穴宜向两侧乳房方向平刺，乳根宜沿乳房向上斜刺，使针感向乳房扩散。足三里穴可选择直刺或斜刺。左手拇、食指绷紧或提起进针穴位皮肤，右手持埋线针直接刺入选定好的穴位内，得气后微微旋转针体，使线体留在体内，小海棉圈留在针体上。出针时将针管从穴位内退出，用消毒棉签按压针孔数秒后贴敷医用胶贴，15 天治疗一次。

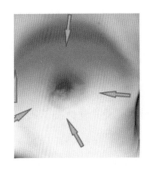 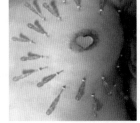 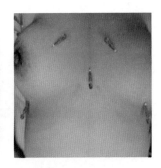

乳房不对称针灸埋线设计　　　　　　乳房不对称 针灸埋线

（4）推拿点穴疗法

操作方法：患者取坐位，行经络按摩：循经向下，由膝部外侧至足外踝按摩足阳明胃经；循经向上，由足内踝侧至膝部按摩肝、脾、肾经。每条经络按摩 3～5 遍。

患者取仰卧位，操作者坐于患者头上方。清洁局部皮肤：取热毛巾擦拭清洁局部，将专用按摩膏置于操作者手心搓热，均匀涂抹于患者胸部。操作者双手四指并拢，从膻中穴开始向下、向外环绕乳房抚摩至双乳外侧，再向上、向内用力拉抹，直至颈侧锁骨处，反复约 3 遍。按摩后双手中指点按天池、乳根、膻中穴，每穴各 1 分钟。操作者双手掌心对准双乳头，用掌揉法揉 3～5 分钟，然后围绕乳房做顺时针和逆时针按摩 3 分钟。

五指分开微屈拿住乳房，由外周向乳头集中拉动 30 次，再用五指拿住乳房做振法 5 分钟；以拇指、食指和中指捏捻乳头 1 分钟。操作者双手掌由上向下沿乳房两侧轻推至乳中，再由下向上从乳房外侧回拉上来，反复操作 20 ～ 30 次。以拇指、食指、中指捏住乳头向上方提拉 5 次，双手交替空掌从胸侧、乳下向乳中推送，将胸侧及背部脂肪组织推向乳房，继之双手中指点按鸠尾、中庭、膻中、玉堂、紫宫、华盖、璇玑，沿锁骨下缘至云门、中府、大包、期门、膺窗、屋翳、库房、气户各穴。操作者双手拇指沿肩胛骨外缘双手掌将背部脂肪组织推向乳房，反复操作 10 次，再双手四指并拢相叠，用指腹沿乳房周围做"8"字形轻柔推擦。治疗结束擦净局部按摩膏，结束手法。

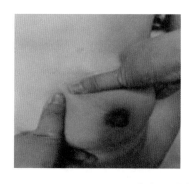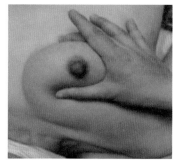

乳房不对称 推拿点穴

【预防调摄】

（1）儿童青春发育期，应该注意双侧发育是否对称，如发现乳房发育大小不等，应及时至专科医院咨询，早期找到乳房发育不均衡的原因并采取相应措施。

（2）对乳房小的一侧进行按摩、做扩胸操，或有意识地加强乳房较小一侧的上肢活动，促使小侧乳房与对侧乳房共同发育。如方法得当，在青春发育期时就可扭转乳房大小不一的问题。

（3）哺乳期是纠正乳房大小不一的关键时期。哺乳时增加小侧乳房哺乳次数，可促进小侧乳房渐进性增大，但对侧乳房也不能偏废，乳母应对着镜子仔细观察双侧乳房变化。在经过较长时间哺乳调整后，小侧乳房体积可得到一定程度的矫正。

4. 巨乳症

【定义】巨乳症又称乳房肥大、大乳房或巨乳房，是指女性乳房过度发育，含腺体及脂肪、结缔组织过度增生，体积超常，与躯体明显失调的表现。多见于青春期少女或青年女性，常发生在两侧，偶见限于一侧。

【病因】

乳房是多种内分泌激素的靶器官，其生长发育依赖于各种激素的共同作用。巨乳症的发病病因较为复杂，因发病人群不同，病因差异较大。大部分巨乳症患者的病因与体内出现不同程度的激素紊乱有关，少部分病因至今仍不明确。此外，肥胖及遗传也可能是乳房发育过大的原因。

【临床表现】

巨乳症临床主要表现为：乳房巨大，鼓胀沉重，皮肤紧张；胸部压迫感；常伴慢性乳腺炎及疼痛，可有乳房下皮肤糜烂。

（1）性早熟性乳房肥大症

女童出现性早熟症状，包括：外阴发育、阴毛腋毛出现、月经来潮等。乳头、乳晕常着色，乳晕下可触及圆盘状结节性乳腺组织。乳房可至成人大小。

（2）青春型乳房肥大

典型表现是在6个月内乳房迅速增大，此后缓慢增大。可伴有乳头的增生，重度青春型乳房肥大可能伴有阴蒂增生。

（3）妊娠相关乳房肥大

多发生于妊娠开始时或者孕16～20周，如果乳房肥大发生于生育后，可能会影响泌乳功能。

（4）男性乳房肥大症

肿块：肿块大小如纽扣，多位于乳头乳晕下，边界清楚、质地坚韧，与皮肤无粘连。

疼痛：常有胀痛感、刺痛，如肿块明显，常有压痛和触痛。

乳头溢液：挤压乳头有白色乳汁样分泌物。

（5）成人女性乳房肥大症

乳房形态改变，肥大的乳腺多呈下垂状，外观形态欠佳。

皮肤、乳头改变：乳房皮肤松弛，表面可见静脉曲张和色素沉着，乳晕增大。

活动受限：因乳房过重对胸部、颈部及肩部造成很大负担，多数患者体态臃肿，甚至驼背、胸廓畸形。患者站立时有下坠感，平卧时胸部有压迫感，日常运动多受限。

皮肤瘙痒、糜烂：乳房间和乳房下皱襞区常处于潮湿状态，汗液积聚，细菌繁殖，易导致局部皮肤发生瘙痒、糜烂等。

【中医认识】

巨乳症属中医学的乳癖、乳疬范畴。中医学认为，肝郁气滞、脾胃虚弱、经气不畅所致的乳络壅阻，是乳房肥大症的主要病机。

【治疗方案】

（1）毫针治疗

使用材料：选取 1 ~ 1.5 寸毫针。

取穴：膻中、乳根、屋翳、天溪、膈俞、肝俞、内关、合谷、气海、足三里、极泉。

操作：局部穴位碘伏消毒，无菌棉签一穴一消毒，对局部穴位选择斜刺为主，乳根宜平刺，留针时间 30 分钟。

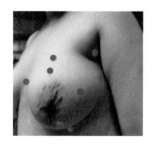 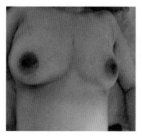 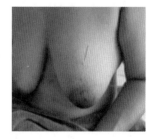

巨乳症 毫针取穴　　　　　　　　巨乳症 毫针

（2）电针疗法

使用材料：低频脉冲电针仪。

取穴：部分毫针留针针柄处。

操作方法：低频脉冲电针仪连接好电源，将强度调节钮归零，针刺穴位得气后，将电针仪上成对输出的鳄鱼夹分别连接在局部穴位或肥胖处毫针针柄上。电针调制连续波，采用中等强度电流，以患者可耐受为度，留针时间 40 分钟。

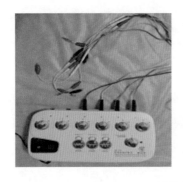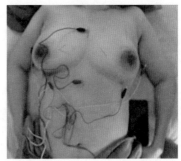

巨乳症 电针

（3）任氏针灸埋线疗法

使用材料：任氏 3cm 针线一体型埋线针。

取穴：膻中、乳根、肩井、天宗、肝俞、膈俞、足三里、阳陵泉、百会。

操作方法：局部穴位碘伏消毒，一针一穴一消毒。局部穴位以平刺、斜刺为主，膻中穴针尖向下平刺。肩井穴针灸埋线时需将局部皮肤捏起平刺，掌握好深度与角度，避免刺伤肺脏。百会穴采用平刺，针灸埋线结束后，注意检查有无线头暴露。进针方法：左手拇、食指绷紧或提起进针穴位皮肤，右手持埋线针直接刺入选定好的穴位内，得气后微微旋转针体，使线体留在体内，小海棉圈留在针体上。出针时将针管从穴位内退出，同时用消毒棉签按压针孔数秒后贴敷医用胶贴，20 天治疗一次。

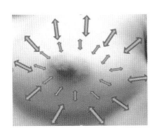 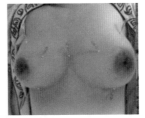 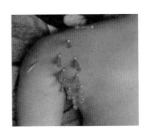

巨乳症针灸埋线取穴 　　　　　　　巨乳症 针灸埋线治疗

（4）点刺放血拔罐疗法

使用材料：一次性采血针、消毒备好的3、4号罐。

取穴：大椎、肩井、天宗、膈俞、肝俞等。

操作：操作者戴一次性无菌手套，所取穴位碘伏消毒，在穴位上进行多点散刺5～7针，针刺深度据穴位局部肌肉厚薄、血管深浅而定。迅速散刺，出血后配合拔罐5分钟，操作结束后再次消毒，放血部位24小时内禁止沾水。

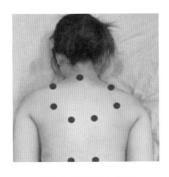 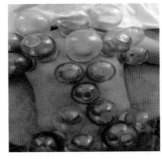

巨乳症点刺放血取穴 　　　　　　　巨乳症 点刺放血

（5）推拿点穴疗法

取穴：膻中、乳根、期门、日月、屋翳、天溪、天池、极泉、气海、足三里、丰隆、三阴交、阳陵泉。

操作方法：患者取坐位，行经络按摩：循经向下，由膝部外侧至足外踝按摩足阳明胃经；循经向上，由足内踝侧至膝部按摩肝、脾、肾经。

每条经络按摩 3 ~ 5 遍。

患者取仰卧位，覆盖专用按摩巾并充分暴露一侧乳房，清洁局部皮肤。取热毛巾擦拭清洁局部，将专用按摩膏置于操作者手心搓热，均匀涂抹于患者胸部。操作者双手四指并拢，将乳房从下往上推摩 5 ~ 7 次，再从两侧往中间推摩 5 ~ 7 次。从乳房周围沿乳腺导管走向轻轻朝乳头方向打圈按摩，如触及结节，需使用揉推法将结节揉开。选取乳房周围局部穴位重点推揉，对腋下淋巴结进行推按，如此反复 3 遍，换另一侧乳房。

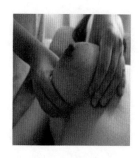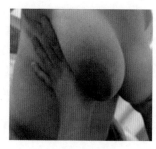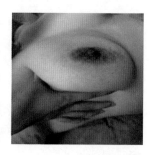

巨乳症 推拿手法

【预防调摄】

（1）均衡饮食，加强锻炼。日常应少吃高糖食物，少吃加工食品和快餐食品，多吃瘦肉、鱼、水果和蔬菜。

（2）日常应避免长时间站立，加剧胸背部压力。

（3）选用合适的内衣。选择合适的胸衣将乳房提起固定于胸壁。

（4）勤换洗衣物，以免汗液积聚，细菌繁殖，导致局部出现皮肤疾病。

（5）针对与体重相关的巨乳症患者，控制体重可能在一定程度上缩小乳房。

（6）积极治疗可能诱发乳房肥大症的基础疾病，避免摄入含大量雌激素的食物或保健品。

5. 乳腺增生

【定义】乳腺增生是妇科常见病，属于中医"乳癖""乳痞""乳中结核"等范畴。临床主要表现为乳房疼痛或乳房肿块，且随月经周期而变化，常在月经前加重，月经后减轻。乳腺增生病史较长，易复发。

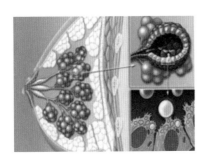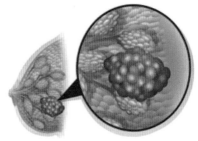

【病因】

乳腺增生症的发病与内分泌功能紊乱有关。

（1）基本病因

卵巢分泌功能紊乱导致黄体素分泌减少，雌激素相对增多，最终造成乳腺上皮和纤维组织增生，乳腺组织导管和乳小叶在结构上的退行性病变及进行性结缔组织生长。

（2）诱发因素

任何导致性激素或其受体改变的因素，均可增加本病的患病风险，如年龄、月经史、孕育史、哺乳史、避孕药服药史、饮食结构、社会心理因素等。

【临床表现】

乳腺增生症的主要症状是乳腺疼痛、结节或肿块，部分患者合并乳头溢液。

（1）乳房肿块：发病初期，乳腺增生患者在单侧或双侧乳房可触及结节，常为多个，可累及双侧乳腺，亦可单发。肿块一般较小，形状不一，可随月经周期性变化，月经前会增大，月经后缩小变软。

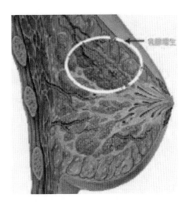

（2）乳房胀痛：乳房胀痛、刺痛或酸痛，严重者在行走时亦可感觉到疼痛，且疼痛向腋下及上肢放射，个

别患者可出现乳房瘙痒；月经前后疼痛加重，月经来潮期间症状减轻或消失。疼痛与情绪、天气变化也有一定的关系，如遇情绪激动、阴雨、暑热天气疼痛加重。

（3）乳头溢液：少数患者会出现乳头溢出棕色或淡黄色液体的情况，也有少数患者挤压乳头后可见溢液。较少出现血性溢液，需要谨慎。

【中医认识】

中医认为，肝、脾、肾等脏腑均与乳腺增生有密切关系。肝气郁结、脾虚痰凝、肾气不足是乳腺增生的主要致病因素，而肝郁气滞是乳腺增生的关键。思虑伤脾或肝郁气滞，横犯脾土，导致脾失健运，痰湿内生；肾阳不足，不能温煦脾阳，则津液不运而聚湿生痰；肝郁化火，灼津成痰，气郁搏结而成乳房肿块。乳腺增生的发生以肝郁、肾虚、脾湿为本，气滞、血瘀、痰凝为标。患者由于情志、劳倦、饮食以及体质等方面的原因导致肝气郁结、肝肾不足、脾运失调、痰凝血瘀，最终引发乳腺增生。

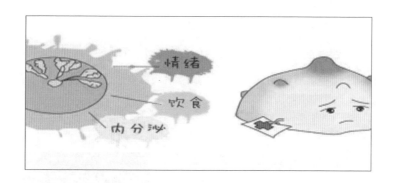

【治疗方案】

（1）毫针治疗

使用材料：选取 1 ~ 1.5 寸毫针。

取穴：膻中、乳根、神封、库房、屋翳、膺窗、天溪、脾俞、肝俞、内关、太冲、期门、日月、肩井，天宗穴上下结点。

操作：局部穴位碘伏消毒，无菌棉签一穴一消毒，对局部穴位选择斜刺为主，乳根宜平刺，留针时间 30 分钟。

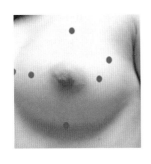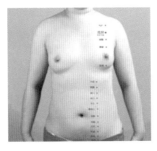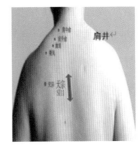

乳腺增生毫针取穴

（2）电针治疗

使用材料：低频脉冲电针仪。

取穴：部分毫针留针针柄处。

操作方法：低频脉冲电针仪连接好电源，将强度调节钮归零，针刺穴位得气后，将电针仪上成对输出的鳄鱼夹分别连接在局部穴位或肥胖处毫针针柄上。电针调制连续波，采用中等强度电流，以患者可耐受为度，留针时间 40 分钟。

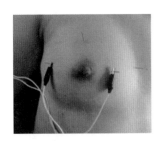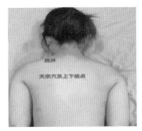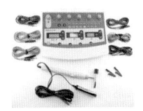

乳腺增生 电针

（3）任氏针灸埋线疗法

使用材料：任氏 3cm 针线一体型埋线针。

取穴：膻中、乳根、肩井、肝俞、脾俞、足三里，天宗穴上下结点。

操作方法：局部穴位碘伏消毒，一针一穴一消毒。局部穴位以平刺、斜刺为主，膻中穴针尖向下平刺。肩井穴针灸埋线时需将局部皮肤捏起平刺，掌握好深度与角度，避免刺伤肺脏。进针方法：左手拇、食指绷紧或提起进针穴位皮肤，右手持埋线针直接刺入选定好的穴位内，得气后微微旋转针体，使线体留在体内，小海棉圈留在针体上。出针时将针管从穴位内退出，同时用消毒棉签按压针孔数秒后贴敷医用胶贴，20天治疗一次。

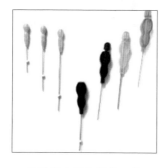
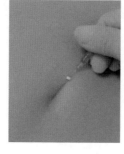
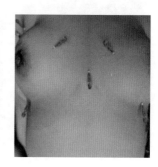

乳腺增生针灸埋线工具　　　　　　　　乳腺增生 针灸埋线

（4）通络刮痧疗法

使用材料：任氏玉石刮痧板。

取穴：乳房局部肝经、胃经循行部位，乳根、期门、膻中，天宗穴上下结点等

操作方法：患者取仰卧位，并充分暴露局部乳房。局部涂抹专用的润滑油，在乳房周围沿乳腺导管朝乳头方向进行轻柔刮拭，均匀刮拭乳房周围3遍，力度由轻到重。再由乳房处顺沿肝经、胃经的循行走向进行刮拭 3～5次，重点局部穴位使用刮痧板侧角进行点揉刺激，对乳房局部的经络、穴位、淋巴管进行点、线、面疏通，操作时间不少于30分钟，一周治疗 1～2次。

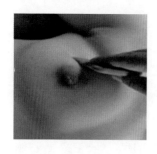
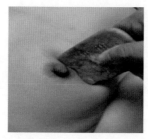
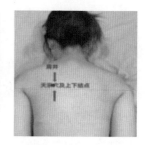

乳腺增生 局部刮痧

（5）点刺放血拔罐疗法

使用材料：一次性采血针、消毒备好的 3、4 号罐。

1）取穴：大椎、肺俞、肝俞、天宗、肩井、天宗穴上下结点。

操作：操作者带一次性无菌手套，所取穴位碘伏消毒，在穴位上进行多点散刺 5～7 针，针刺深度据穴位局部肌肉厚薄、血管深浅而定。迅速散刺，出血后配合拔罐 5 分钟，操作结束后再次消毒，放血部位 24 小时内禁止沾水。

2）取穴：膺窗、天溪、膻中、神封、乳根。

操作方法：操作者戴一次性无菌手套，所取穴位碘伏消毒，在穴位上进行多点散刺 5～7 针，针刺深度据穴位局部肌肉厚薄、血管深浅而定。迅速散刺，出血后配合拔罐 5 分钟，操作结束后再次消毒，放血部位 24 小时内禁止沾水。

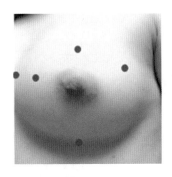 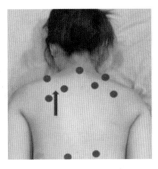

乳腺增生点刺放血取穴　　　　乳腺增生点刺放血拔罐

（6）灸疗

使用材料：一次性无烟艾灸条。

取穴：膻中、乳根、膺窗、气海、中脘、肩井，天宗穴上下结点。

操作方法：暴露局部穴位，点燃艾条后对局部所取穴位进行温和灸，亦可将艾灸架置于穴位所在部位上进行悬灸，艾灸温度不宜过热，每穴艾灸时间不超过 5 分钟，以皮肤出现红晕为度，局部有温热感而无灼痛为宜。应注意防止灰火脱落烧伤皮肤。在针灸的过程中同时配合艾灸效果更佳。

（7）推拿点穴治疗

取穴：膻中、乳根、期门、日月、屋翳、天溪、天池、渊腋、天宗穴上下结点、局部增生处。

操作方法：患者取坐位，行经络按摩：循经向下，由膝部外侧至足外踝按摩足阳明胃经；循经向上，由足内踝侧至膝部按摩肝、脾、肾经。每条经络按摩 3～5 遍。

患者取仰卧位，覆盖专用按摩巾并充分暴露一侧乳房，清洁局部皮肤。取热毛巾擦拭清洁局部，将专用按摩膏置于操作者手心搓热，均匀涂抹于患者胸部。操作者双手四指并拢，将乳房从下往上推摩 5～7 次，再从两侧往中间推摩 5～7 次。从乳房周围沿乳腺导管走向轻轻朝乳头方向打圈按摩，如触及结节，需使用揉推法将结节揉开。选取乳房周围局部穴位重点推揉，对腋下淋巴结进行推按，如此反复 3 遍，换另一侧乳房。

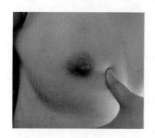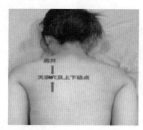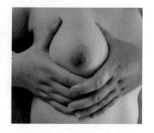

乳腺增生 推拿点穴

【预防调摄】

（1）建立良好的生活方式：情绪舒畅，解除不必要的顾虑，遇事勿怒，起卧有时。情绪低落时可适当选择散步、太极拳、健身操等来分散注意力，调畅情志。

（2）适时检查：学习和掌握乳房自我检查方法，养成每月 1 次的乳房自查习惯。自查最佳时间应选择在月经过后或两次月经中间，此时乳房比较松软，无胀痛，容易发现异常。已绝经的妇女可选择每月固定的时间进行乳房自查。自查中如发现异常或与以往不同反应时应及时至医院就诊。

（3）饮食调摄：饮食宜清淡，多食蔬菜，高蛋白低脂肪饮食，多补充维生素。忌辛燥刺激之品。乳腺增生发病与雌激素密切相关，所以饮食应该避免含有雌激素的食品，否则易加重病情。

第四节 其 他

1. 皮肤瘙痒症

【定义】皮肤瘙痒症，是一种无明显原发性皮肤损害而以瘙痒为主要症状的皮肤感觉异常的皮肤病，亦称痒风。《外科证治全书·痒风》记载："遍身瘙痒，并无疮疥，搔之不止。"其特点是：皮肤阵发性瘙痒，搔抓后常出现抓痕、血痂、色素沉着和苔藓样变等继发性损害，中医称"痒风""风瘙痒""血风疮""爪风疮"等。

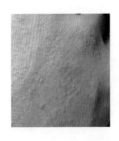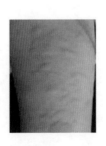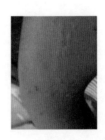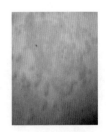

【病因】体弱或年老气血亏损，卫外不固，风易乘袭；或血虚则风从内生，肌肤失于濡养，腠理不能密固，风盛则燥而瘙痒；或平素失于调摄，茶酒、辛辣和温补太过；或心情烦扰，五志化火，血热内蕴，热盛生风，则风盛而作痒。此外，饮食劳倦过度或久病体虚，中阳受阻，湿邪内停，复受风邪，或居地潮湿，坐卧湿地，湿邪外侵，均能致痒。

西医学认为，局限性瘙痒多与局部的摩擦刺激、细菌、寄生虫或神经官能症有关。全身性瘙痒多与糖尿病、肝胆病、尿毒症、恶性肿瘤等慢性病有关，亦可与工作环境、气候变化、饮食、药物过敏有关。

【临床表现】皮肤瘙痒症仅表现为皮肤瘙痒，尚无原发皮疹。最初瘙痒仅限一处，进而蔓延扩大。瘙痒时发时止，入夜尤甚。诊断时应详问病史，了解发病经过有无原发皮疹，是否有其他内在疾患。

【中医认识】禀赋不耐，血热内蕴，外感之邪侵袭，则易血热生风，因而致痒；久病体弱，气血亏虚，风邪乘虚外袭，血虚易生风，肌肤失养，而致本病；饮食不节，过食辛辣、油腻，或饮酒，损伤脾胃，湿热内生，化热生风，内不得疏泄，外不得透达，郁于皮肤腠理而发本病。

（1）血虚风燥型：皮肤干燥、脱屑，冬春发病，瘙痒昼轻夜重，心烦不寐，手足心热。舌质偏淡，舌淡，苔薄白，脉细无力。

（2）血热风燥型：皮肤焮热瘙痒，遇热加重，口干心烦，夏季多发。舌尖红或舌绛，苔薄黄，脉弦滑数。

（3）风湿蕴阻型：皮损粗糙肥厚，久治不愈，继发感染或苔藓样变。舌胖暗，苔白或腻，脉缓。

【治疗方案】

（1）毫针疗法

使用材料：选取 1 ~ 1.5 寸毫针。

1）血虚风燥型

取穴：膈俞、脾俞、肾俞、风池、曲池、三阴交、血海。心烦失眠加神门、内关。

操作方法：膈俞、脾俞、肾俞、三阴交均用补法；风池、曲池、血海用泻法。留针30分钟。

2）血热风燥型

取穴：风池、风府、大椎、曲池、血海、足三里。

操作方法：足三里用平补平泻法，余穴均用泻法，留针30分钟。

3）风湿蕴阻型

取穴：风池、曲池、合谷、风市、血海、足三里、三阴交。

操作方法：足三里、三阴交用平补平泻法，余穴均用泻法，中等刺激，留针 30 分钟。

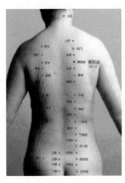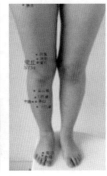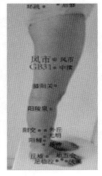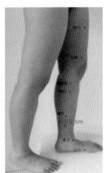

（2）任氏针灸埋线疗法

使用材料：任氏 3cm 针线一体型埋线针。

取穴：曲池、风市、血海、足三里、三阴交、膈俞、脾俞、肾俞。

操作：局部穴位碘伏消毒，一针一穴一消毒。任氏一次性埋线针可在穴位上斜刺或直刺，背部穴位多斜刺。左手拇、食指绷紧或提起进针穴位皮肤，右手持埋线针直接刺入选定好的穴位内，得气后微微旋转针体，使线体留在体内，小海棉圈仍留在针体上。出针的时候将针管从穴位内退出，同时用消毒棉签按压针孔数秒后贴敷医用胶贴，15 天治疗一次。

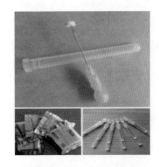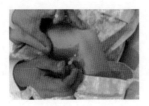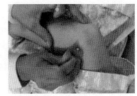

皮肤瘙痒任氏针灸埋线工具　　　　　　任氏针灸埋线曲池穴

（3）电针疗法

使用材料：低频脉冲电针仪。

取穴：部分毫针留针针柄处。

操作方法：低频脉冲电针仪连接好电源，将强度调节钮归零，针刺穴位得气后，将电针仪上成对输出的两个电极分别连接在两根针柄上，负极接主穴，正极接配穴，一般将同一对输出电极连接在身体的同侧。调制疏密波，时间根据患者具体情况可调 40 ~ 60 分钟，根据患者适应度选择强度大小，刺激强度由小到大，以患者可接受的麻、刺感为度，微微有感觉就可以。

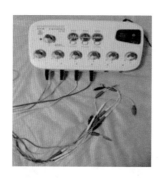 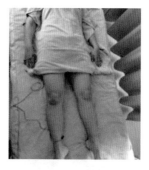

电针仪　　　　　　　　　皮肤瘙痒 电针

（4）灸疗

使用材料：一次性无烟艾灸条。

取穴：神阙、关元、脾俞、肾俞、足三里。

操作方法：将局部穴位暴露，点燃艾条后在局部穴位进行温和灸，亦可将艾灸架置于穴位所在部位上悬灸，艾灸温度宜温和，治疗时间 40 分钟左右。

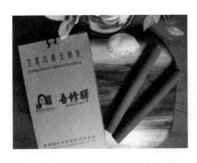
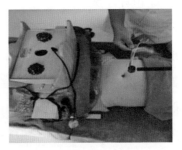

皮肤瘙痒 灸疗

（5）刺血疗法

使用材料：一次性采血针。

取穴：耳尖穴、耳背静脉。

操作方法：操作者戴一次性手套，刺血部位用碘伏消毒后，在刺血部位周围及整个耳朵周围揉按，使局部充血，然后用一次性采血针迅速刺入体表浮络 0.1mm，随即退针。耳尖穴放血量 15 滴即可，耳背静脉放血 1～3mL，放血完毕再次消毒预防感染。双耳可交替治疗，每周 1～2 次。

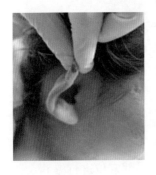
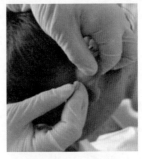
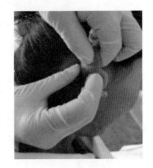

皮肤瘙痒 刺血疗法

【预防调摄】

（1）忌饮酒类，少食鱼、虾、蟹等动风发物，多食蔬菜水果。

（2）避免用搔抓、摩擦或热水烫洗等方式止痒，不用碱性强的肥皂洗澡。

（3）内衣应柔软宽松，宜穿棉织品或丝织品，不宜穿毛织品。

（4）平素调畅情志，避免劳累，保持心情舒畅。

2. 主妇手

【定义】主妇手即为桡骨茎突狭窄性腱鞘炎，因发于家庭妇女而有此名。桡骨茎突腱鞘为拇长展肌腱和拇短伸肌腱的共同腱鞘。在日常劳作中，拇指的对掌和伸屈动作较多，使拇指的外展肌和伸肌不断收缩，以致该部位发生无菌性炎症，造成狭窄性腱鞘炎。

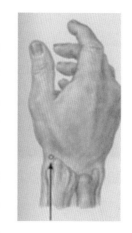

【病因】多为慢性积累性损伤所引起。手腕部长期过度劳累可导致本病的发生，如家庭妇女、手工劳动者、文字誊写员等所从事的工作，使拇长展肌及拇短伸肌的肌腱在共同的腱鞘中频繁来回磨动，日久劳损，即可使腱鞘发生损伤性炎症，造成纤维管的充血、水肿、鞘壁增厚、管腔变窄，肌腱变粗，肌腱在管腔内滑动困难而产生的相应症状。

【中医认识】体弱血虚，血不荣筋者更易发生本病，若局部病变迁延日久，腱鞘纤维化和挛缩，腱鞘腔越变狭窄，使症状反应更为严重。

【治疗方案】

（1）毫针疗法

使用材料：体针选取 1 ~ 1.5 寸毫针。

取穴：阳溪、合谷、曲池、手三里、列缺、外关。

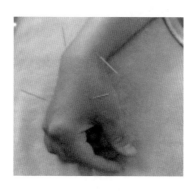

主妇手 毫针

（2）任氏针灸埋线疗法

使用材料：任氏 3cm 针线一体型埋线针。

取穴：阳溪、合谷、曲池、手三里、列缺、外关，每次治疗选取 1 ~ 2 个穴位。

操作：局部穴位碘伏消毒，一针一穴一消毒。任氏一次性埋线针可在穴位上斜刺或直刺，左手拇、食指绷紧或提起进针穴位皮肤，右手持埋线针直接刺入选定好的穴位内，得气后微微旋转针体，使线体留在体内，小海棉圈仍留在针体上。出针的时候将针管从穴位内退出，同时用消毒棉签按压针孔数秒后贴敷医用胶贴，15 天治疗一次。

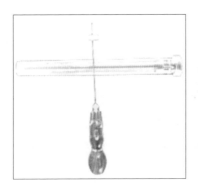
主妇手针灸埋线工具

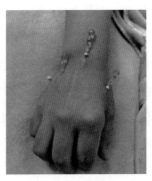
主妇手 针灸埋线

（3）电针疗法

使用材料：低频脉冲电针仪。

取穴：毫针部分留针针柄处。

操作方法：低频脉冲电针仪连接好电源，将强度调节钮归零，针刺穴位得气后，将电针仪上成对输出的两个电极分别连接在两根针柄上，负极接主穴，正极接配穴，一般将同一对输出电极连接在身体的同侧。调制疏密波，时间根据患者具体情况可调 40 ~ 60

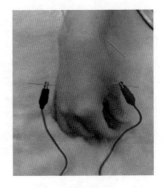
主妇手 电针

分钟。根据患者适应度选择强度大小，刺激强度由小到大，以患者可接受的麻、刺感为度，微微有感觉就可以。

（4）任针疗法

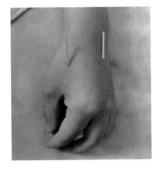

主妇手 任针

任氏美容针和桡动脉平行，在鞘内纵行疏剥。病情严重者，亦可刺穿腱鞘使针尖接触骨面，针身倾斜，将腱鞘从骨面上剥离铲起，出针，针孔按压至不出血为止。注意勿伤桡动脉和神经支。

（5）灸疗

使用材料：一次性无烟艾灸条。

取穴：阳溪穴。

操作方法：将局部穴位暴露，点燃艾条后在局部穴位进行温和灸，治疗时间40分钟左右。

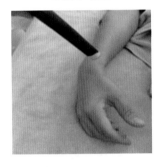

主妇手 灸疗

（6）理筋手法

患者正坐，术者一手托住患手，另一手于腕部桡侧疼痛处及其周围作上下来回地按摩、揉捏。然后按压手三里、阳溪、合谷等穴，并弹拨肌腱4～5次。再用左手固定患肢前臂，右手握住患手，在轻度拔伸下缓缓旋转及伸屈腕关节。最后用右手拇、食二指捏住患手拇指末节，向远心端拉伸，起舒筋解粘、疏通狭窄的作用。结束前再按摩患处一次。理筋手法每日或隔日1次。

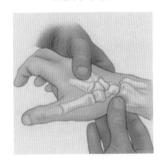

主妇手 理筋手法

【预防调摄】

患者平时做手部动作要缓慢，尽量脱离手腕部过度活动的工作，少用凉水，以减少刺激。疼痛严重时，可用夹板或使纸板将腕关节固定于桡侧、拇指伸展位3～4周，以限制活动，可缓解症状。

3. 消　瘦

【定义】消瘦是指体重低于理想体重 20% 以上而言。消瘦者往往骨瘦如柴，皮下脂肪过少（男性脂肪少于体重的 5%，女性少于 8%），外观肌肉萎缩，皮肤粗糙而缺乏弹性，骨骼显露，影响人的形体美。有的还伴见一系列虚弱的症状，中医称消瘦为"羸瘦""身瘦""脱形"。在《素问·玉机真藏论》中描述："大骨枯槁，大肉陷下……脱肉破䐃……"即是对消瘦症状的形象描述。消瘦属虚劳、虚损范畴，任何年龄男女均可发生，不仅影响形体美，而且有损于人体的心身健康。

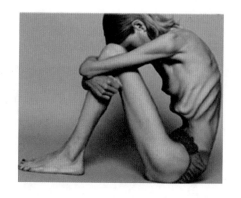

【病因】

原发性消瘦：多与遗传因素、营养不足、不良饮食起居习惯（长期工作劳累、熬夜），或精神刺激（长期焦虑、忧郁）有关。通常仅表现为身体消瘦，而不伴有其他虚损症状或明显的神经、内分泌、代谢性疾病症状。

继发性消瘦：常继发于神经性厌食症，或消化系统功能不良性疾病，或因内分泌系统疾病、其他慢性消耗性疾病、恶性肿瘤等，都会造成身体的持续性消瘦。继发性消瘦可出现一系列虚损性病变，如贫血、体温下降、脉缓、浮肿、肌肉萎缩、机体免疫力低下、闭经、不孕等。一般来说，继发性消瘦应当首先治疗原发病。

【中医认识】中医认为，气血阴阳不足、脏腑虚损，形神失养所致。如父母身体虚弱，肾精亏虚，胎中失养，先天之精不足；或幼儿期喂养不当，成年期饮食不调，身体充养不足；或肝郁化火横逆犯胃，或偏嗜辛辣，胃热炽盛，消谷善饥；或烦劳过度或情志刺激影响肝的疏泄机能，使脾胃运化失健；或病后失调，气血阴阳不足，五脏六腑、四肢百骸、肌肉皮肤失去水谷精微的濡养，均可导致身体日渐消瘦。

（1）脾胃亏虚型：消瘦，面容憔悴，伴见少气懒言，食少纳呆。舌淡、边有齿痕，脉细弱无力。

（2）肝肾阴虚型：消瘦，伴心烦易怒，腰膝酸软，五心烦热，口干舌燥、颧红盗汗。舌红苔少，脉细数。

（3）脾肾阳虚型：形体消瘦，面色苍白，形寒肢冷，神倦嗜卧，不思饮食，大便溏泻甚至五更泄泻。舌淡有齿痕、苔薄白，脉沉或迟。

（4）胃热炽盛型：多食易饥，形体消瘦，口渴喜饮，心烦口臭，小便短赤，大便干结。舌苔黄燥，脉弦数有力。

【治疗方案】

（1）毫针疗法

使用材料：选取 1 ～ 1.5 寸毫针。

1）脾胃亏虚型

取穴：脾俞、胃俞、章门、公孙、气海、足三里。伴腹胀加中脘、下脘、天枢；伴情志不舒加太冲、支沟。

操作方法：主穴均用补法，配穴用平补平泻法。中等刺激，留针30 ～ 60分钟，在留针过程中可加用艾条温灸。每日1次，20次为1疗程。

2）肝肾阴虚型

取穴：肝俞、肾俞、太溪、太冲、复溜、照海、期门。

操作方法：肝俞、太冲、期门用平补平泻法，余用补法，留针30 ～ 60分钟。每日1次，20次为1疗程。

3）脾肾阳虚型

取穴：气海、关元、脾俞、肾俞、命门、百会、足三里、神阙。

操作方法：除神阙外，用补法或温针灸，留针30 ～ 60分钟，留针中用艾条悬灸，神阙用艾条灸，每穴5 ～ 10分钟。每日1次，20次为1疗程。

4）胃热炽盛型

取穴：中脘、下脘、曲池、解溪、厉兑、内庭。便秘加天枢、腹结、支沟。

操作方法：厉兑、内庭用三棱针点刺放血，中脘、下脘、曲池、解溪用泻法或平补平泻法，留针 30 ~ 60 分钟。每日 1 次，20 次为 1 疗程。

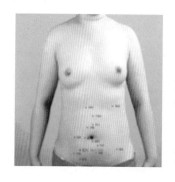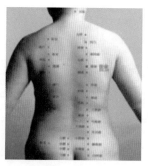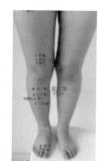

消瘦毫针取穴

（2）任氏针灸埋线疗法

使用材料：任氏 3cm 针线一体型埋线针。

取穴：中脘、下脘、天枢、气海、关元、脾俞、肾俞、命门、足三里、三阴交。

操作方法：局部穴位碘伏消毒，一针一穴一消毒。任氏一次性埋线针可在穴位上斜刺或直刺，背部穴位多斜刺。左手拇、食指绷紧或提起进针穴位皮肤，右手持埋线针直接刺入选定好的穴位内，得气后微微旋转针体，使线体留在体内，小海棉圈仍留在针体上。出针的时候将针管从穴位内退出，同时用消毒棉签按压针孔数秒后贴敷医用胶贴，15 天一次。

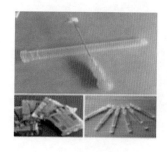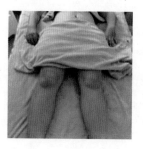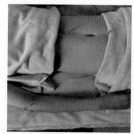

针灸埋线工具　　　　　　　　消瘦 针灸埋线

（3）电针疗法

使用材料：低频脉冲电针仪。

取穴：部分毫针留针针柄处。

操作方法：低频脉冲电针仪连接好电源，将强度调节钮归零，针刺穴位得气后，将电针仪上成对输出的两个电极分别连接在两根针柄上，负极接主穴，正极接配穴，一般将同一对输出电极连接在身体的同侧。调制疏密波，时间根据患者具体情况可调 40～60 分钟，根据患者适应度选择强度大小，刺激强度由小到大，以患者可接受的麻、刺感为度。

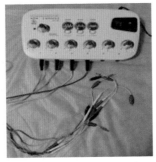

电针仪

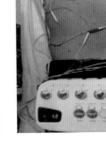

消瘦 电针疗法

（4）灸疗

使用材料：一次性无烟艾灸条。

取穴：神阙、关元、脾俞、肾俞、足三里。

操作方法：将局部穴位暴露，点燃艾条后在局部穴位进行温和灸，亦可将艾灸架置于穴位所在部位上悬灸，艾灸温度宜温和，时间在 40 分钟左右。

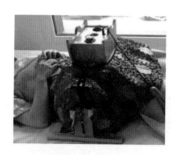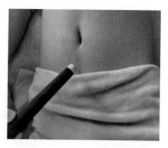

消瘦 灸疗

4. 斑 秃

【定义】斑秃中医称油风，是一种以头发突然呈斑状脱落为主要症状的常见损美性疾病。其特点是头发突然成片脱落，常在无意中发现，脱发区表面光滑，其脱落处如钱币或指肚大小，患处不痛不痒，俗称"鬼剃头"。

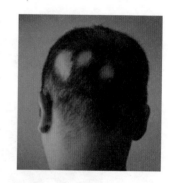

【病因】西医学认为本病可能与高级神经中枢功能障碍、自身免疫、强烈的精神刺激、过度疲劳等有关。内分泌障碍、过敏体质、病灶感染、肠道寄生虫等，也可能成为致病因素。

【中医认识】中医认为，本病发生多因肝肾不足，精不化血，精血亏虚，发无生长之源导致，故肝肾不足是本病的主要原因。过食辛辣肥甘，或情志抑郁化火，损耗阴血，血热生风，风热随气上窜于巅顶；或外伤等因素导致经脉阻塞，发失滋养；或久病、过劳、产后，气血亏虚，发失所养均可致脱发。

（1）血热生风型：突然大把脱发，发病急，进展快。伴有不同程度的头皮瘙痒，头屑增多，头部烘热，心烦急躁，头晕，失眠，甚则眉毛、胡须脱落。舌红苔薄黄，脉弦数。

（2）肝郁血瘀型：头发斑片状脱落，呈圆形或椭圆形，甚至全部脱光。常伴烦躁易怒，头痛、胸胁疼痛，喜叹息，失眠。舌有瘀斑或紫暗，脉弦紧或实。

（3）气血两虚型：病后或久病脱发，脱发逐渐加重，范围由小到大。脱发区能见到少数参差不齐的残存头发，但轻触即脱，头皮松软光亮。伴神疲乏力，面色㿠白，头晕眼花，心悸气短，懒言失眠。舌淡苔薄白，脉细无力。

（4）肝肾阴虚型：病程长久，或有家族史。平素头发焦黄或花白，发病时头发均匀大片脱落，甚则全部脱落或兼眉毛、阴毛等脱落。常伴头昏目眩，失眠耳鸣，遗精滑泄。舌淡苔剥脱，脉细。

【临床表现】头发突然迅速斑片状脱落，呈独立的局限性圆形或椭圆形，边缘清晰，直径 1 ~ 2cm 或者更大，数目一个到数个，可相互连接成片。脱发区皮肤光滑而亮，无显著萎缩，仍有毛孔可见，其周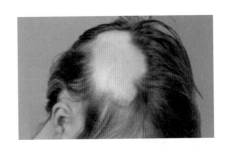围头发易拔除，严重者睫毛、眉毛等均可脱落。一般无自觉症状，少数可出现局部头皮微痒或麻木感等，患者常在无意中发现。可发生于任何年龄，以青壮年多见。

恢复过程一般是先有细小软白的毛发长出，有时可随长随脱，渐渐变粗变黑恢复正常。少数患者经半年至 1 年左右可以自愈。

【治疗方案】

（1）毫针疗法

使用材料：头部选取 0.3 寸毫针，体针选取 1 ~ 1.5 寸毫针。

1）血热生风型

取穴：斑秃区局部、太阳、风池、三阴交、生发穴（风池与风府连线的中点）。头部烘热加曲池，心烦易怒加内关。

操作方法：局部平补平泻，三阴交用补法，其余穴位用泻法。每日 1 次，留针 30 分钟，10 次为 1 疗程。

2）肝郁血瘀型

取穴：斑秃区局部、膈俞、三阴交、血海、行间。肝郁加太冲，血虚加足三里。

操作方法：局部平补平泻，足三里用补法，其余穴位用泻法。每日 1 次，留针 30 分钟，10 次为 1 疗程。

3）气血两虚型

取穴：斑秃区局部，百会、上星、膈俞、足三里。心悸加内关，少寐加神门。

操作方法：局部及上星、百会平补平泻，膈俞、足三里用补法。每日 1 次，留针 30 分钟，10 次为 1 疗程。

4）肝肾阴虚型

取穴：斑秃区局部，肝俞、肾俞、照海、关元、足三里，头晕耳鸣加悬钟、太溪。

操作方法：局部平补平泻，其余穴位均用补法。每日 1 次，留针 30 分钟，10 次为 1 疗程。

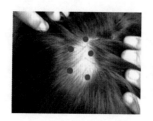 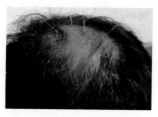 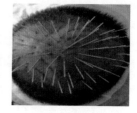

斑秃局部 毫针

（2）金针疗法

使用材料：选取任氏 0.5 寸金针。

取穴：局部斑秃处斜刺。

操作方法：局部碘伏消毒 3 遍，生理盐水脱碘擦拭，用任氏一次性金针在穴位上直刺或斜刺。同时在局部斑秃处用金针直刺或对成片状斑进行围刺，亦可病灶处穴位一点多向透刺，施泄法，逆时针旋转行针。针刺层次在表皮下，宜浅刺不宜深刺。

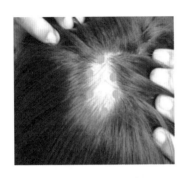
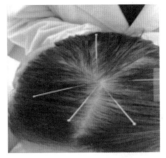

斑秃局部 金针

（3）任氏针灸埋线疗法

使用材料：任氏 3cm 针线一体型埋线针。

取穴：斑秃区局部取穴，配穴按上述毫针疗法取穴，每次治疗选取 3 ~ 4 个穴位。

操作方法：局部穴位碘伏消毒，一针一穴一消毒。任氏一次性埋线针在头部穴位斜刺。左手拇、食指绷紧或提起进针穴位皮肤，右手持埋线针直接刺入选定好的穴位内，得气后微微旋转针体，使线体留在体内，小海棉圈仍留在针体上。出针的时候将针管从穴位内退出，同时用消毒棉签按压针孔数秒后贴敷医用胶贴，15 天治疗一次。

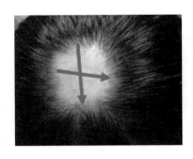
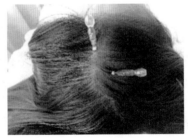

斑秃局部 交叉针灸埋线

（4）电针疗法

使用材料：低频脉冲电针仪。

取穴：毫针部分留针针柄处。

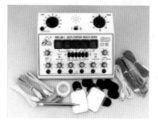

操作方法：低频脉冲电针仪连接好电源，将强度调节钮归零，针刺穴位得气后，将电针仪上成对输出的两个电极分别连接在两根针柄上，负极接主穴，正极接配穴，一般将同一对输出电极连接在身体的同侧。调制疏密波，时间根据患者具体情况可调 40 ~ 60 分钟，根据患者适应度选择强度大小，刺激强度由小到大，以患者可接受的麻、刺感为度。

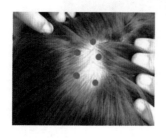
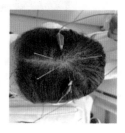

斑秃局部 电针

（5）微针疗法

使用材料：任氏针长 0.25mm 微针。

取穴：局部斑秃处。

操作：清洁局部皮肤，碘伏消毒 3 遍后，生理盐水脱碘擦拭。用微针在斑秃处呈"米"字状滚动，微针每次滚动的路径单向直线行走，手法要轻、柔、匀，以局部头皮微红发热为度。

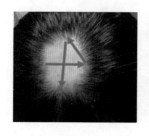
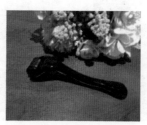
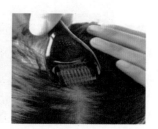

斑秃局部米字形微针滚动

（6）灸疗

使用材料：一次性无烟沉香艾灸条。

取穴：百会、关元、脾俞、肾俞、足三里。

操作方法：将局部穴位暴露，点燃艾条后在局部穴位进行温和灸，亦可将艾灸架置于穴位所在部位上悬灸，艾灸温度宜温和，治疗时间 40 分钟左右。

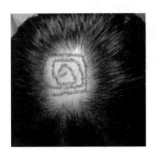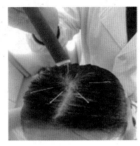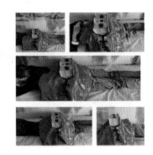

局部百会悬灸　　　　　　　　　全身穴位大灸

（7）中药治疗

以补肾、养血祛风为原则，可选用首乌片、薄盖灵芝、熟地、白芍等药。

（8）外用治疗

1）鲜毛姜（或生姜）切片，烤热后涂擦脱发区，每天数次。

2）5% ～ 10% 斑蝥酊、10% 补骨脂酊、10% 辣椒酊外搽，每天数次。

【预防调摄】

（1）保持心情舒畅，解除精神负担，增强治病信心。

（2）不要用碱性过强的肥皂洗发，少用电吹风。可每日自己用力按摩局部数次，至患处发红发热。

（3）如局部用药出现水疱等反应，应暂停数日，以防感染，产生瘢痕。

（4）饮食多样化，克服偏食的不良习惯，少食辛辣油腻食物，适当增强营养，补充维生素及微量元素。

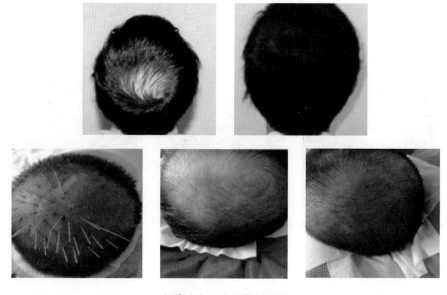

斑秃治疗 2 个月前后对比

5. 汗　臭

【定义】汗腺分泌液具有特殊臭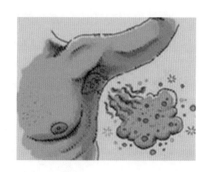味或汗液被分解而释放出臭味称为臭汗症。本病夏季或汗出时更为明显，常见于青春期，轻重不一，老年后可逐渐减轻或消失。本病对健康无损害，但其味难闻常涉及四周，严重影响气质美和风度美，故患者就医较为迫切。

【病因】西医学认为本病多与细菌分解、大小汗腺分泌物及遗传有关。由于大汗腺在青春期内受内分泌的影响，故本病多在青春期开始，至老年后逐渐减轻或消失。

【临床表现】表现为在腋下、会阴部、足跖、趾间等处过多的出汗，且有较浓的臭味，以腋下最常见。多见于夏季，臭汗气味轻者不出汗时几乎没有臭味，严重者无汗时也有特殊臭味。青春发育期开始发病，且臭味最浓，随年龄增长而减轻。女性患者在孕期、经期前后、情绪波动、多汗及进食刺激性饮食后，症状可更加显著。发生在腋下的为大汗腺臭汗症，足跖、趾间及间擦部位为小汗腺臭汗症。

【中医认识】多禀赋于先天，或过食辛辣炙煿、油腻酒酪、肥甘厚味等，湿热内蕴，酿成秽浊之气，熏蒸于体肤，秽浊之气溢出而发成本病。

【治疗方案】

（1）毫针疗法

使用材料：选取 1 ~ 1.5 寸毫针。

取穴：极泉、支沟、行间、太冲、肩井、肩髃。

操作方法：平补平泻，留针 30 分钟，10 次为一疗程。

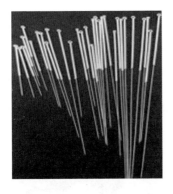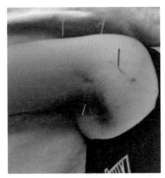

臭汗 毫针

（2）金针疗法

使用材料：选取任氏 1 ~ 1.5 寸金针。

取穴：极泉、支沟、行间、太冲、肩井、肩髃。

操作方法：局部穴位酒精消毒。用任氏一次性金针在穴位上直刺或斜刺。针刺极泉穴层次在表皮下，宜浅刺不宜深刺。

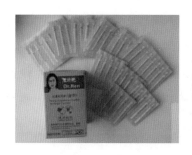
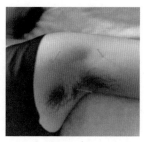

臭汗 金针

（3）任氏针灸埋线疗法

使用材料：任氏 3cm 针线一体型埋线针。

取穴：极泉、支沟、行间、太冲、肩井、肩髃。

操作方法：局部穴位碘伏消毒，一针一穴一消毒。任氏一次性埋线针可在穴位上斜刺或直刺。左手拇、食指绷紧或提起进针穴位皮肤，右手持埋线针直接刺入选定好的穴位内，得气后微微旋转针体，使线体留在体内，小海棉圈仍留在针体上。出针的时候将针管从穴位内退出，同时用消毒棉签按压针孔数秒后贴敷医用胶贴，15 天治疗一次。

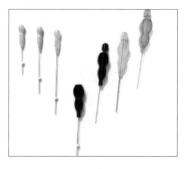
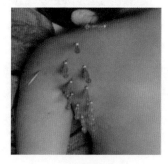

臭汗针灸埋线工具　　　　　　臭汗 埋线疗法

（4）电针疗法

使用材料：低频脉冲电针仪。

取穴：毫针部分留针针柄处。

操作方法：低频脉冲电针仪连接好电源，将强度调节钮归零，针刺穴位得气后，将电针仪上成对输出的两个电极分别连接在两根针柄上，负极接主穴，正极接配穴，一般将同一对输出电极连接在身体的同侧。调制疏密波，时间根据患者具体情况可调 40 ~ 60 分钟。根据患者适应度选择强度大小，刺激强度由小到大，以患者可接受的麻、刺感为度。

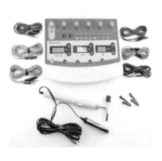

电针仪

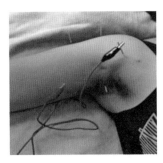

臭汗 电针

【预防调摄】注意个人卫生，勤洗澡或擦洗局部，勤换内衣。汗出后更应及时擦洗，外扑爽身粉，保持局部干燥。可将腋毛刮去，以减少局部寄生菌数量。应戒烟酒，少食或忌食葱、蒜、辣椒等辛辣刺激性食物。严重者可以考虑手术切除或剥离。

6. 口 臭

【定义】口臭为口中出气臭秽，可由他人嗅出，自己能觉或觉察不出者。它严重影响人们的社会交往和心理健康。口臭在中医学典籍中又名"腥臭""臭息""口中胶臭""口气秽恶"等。

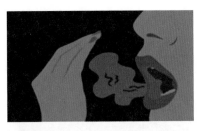

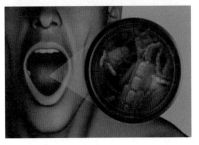

【病因】口臭多为口源性口臭，如：龋齿、牙周病、阻生齿、食物嵌塞、不良修复体、黏膜病及舌苔因素等。吸烟是另一种易引起口臭的敏感

因素。患有咽喉炎、鼻炎或胃肠道疾病的患者口臭尤为明显。

【临床表现】

口臭的国际分类标准，分为真性口臭、假性口臭和口臭恐怖症。

真性口臭：包括主诉为口臭症状的患者自觉有口腔异味外，他人有同样感觉或口臭达到周围人难以容忍程度者，用硫化物检测器测量证明口气中含高硫化氢者。

真性口臭可分为生理性口臭和病理性口臭。

生理性口臭是指机体无病理性变化，主要是由不良生活和卫生习惯引起的短暂口臭，如韭菜、臭豆腐等刺激性食物。

病理性口臭是指由机体病理性改变引起口腔异味，主要为口腔内病理性变化及许多与全身性疾病相关的问题。根据病变部位的不同，病理性口臭又分为口源性口臭和非口源性口臭。非口源性口臭又分为胃源性口臭、肠源性口臭以及由呼吸系统和其他原因引起的口臭。

假性口臭：系自觉有口腔异味但他人无法证明存在口臭。用硫化物检测器测试，硫化氢气体浓度属于正常范围的患者。此类患者多由心理因素造成，而其所抱怨的口臭实际上并不存在。

口臭恐惧症：是指无论真性口臭症患者还是假性口臭症患者，通过相关临床治疗后，临床症状已消失，但患者心理障碍未消除，仍希望不断治疗的情况。

【中医认识】历代文献对口臭的病因病机有不同的阐述。宋代赵佶《圣济总录·卷一百一十八·口齿门》："口者脾之候，心脾感热蕴积于胃，变为腐臊之气，府聚不散，随气上出熏发于口，故令殠也。"金代张子和《儒门事亲·卷之六·口臭六十七》："肺金本主腥，金为火所炼，火主焦臭，故如是也。"隋代巢元方的《诸病源候论·卷之三十·口臭候》曰："口臭，五脏六腑不调，气上胸膈。然腑脏气臊腐不同，蕴积胸膈之间，而生于热，冲发于口，故令臭也。"明代李梴《医学入门·卷四·口舌唇》："脾热则口甘或臭，口臭者胃热也。"明代李时珍《本草纲目·第四卷上·口舌》："口臭是胃火、食郁。"明代薛己《口齿类要》：

"膏粱多饮，劳心过度，肺金有伤，以致气出腥臭，涕唾稠黏，咽嗌不利，口苦干燥。"上述先贤都是从火、从热的角度，自脏腑脾胃肺而论治，认为中医口臭为脾胃蕴热或肺火熏蒸于上，出于口鼻而成。明代龚廷贤《医林状元济世全书·口病》："口臭，牙龈赤烂，腿膝疾软。"元·危亦林《世医得效方·卷第十七·口齿兼咽喉科》："劳郁则口臭，凝滞则生疮口。"则是从肾虚、气血瘀滞的角度来论治口臭。

【治疗方案】

（1）毫针疗法

使用材料：选取 1 ~ 1.5 寸毫针。

取穴：膻中、中脘、曲池、支沟、行间、太冲。胃火冲逆加胃俞、内庭，胃阴不足加胃俞、三阴交，肝气郁滞加期门、太冲，大便秘结肠鸣腹胀加天枢、上巨虚。

操作方法：局部穴位酒精消毒，根据所选穴位直刺或斜刺，内关、膻中采用平补平泻；中脘、支沟、行间、太冲用泻法，留针 30 分钟。

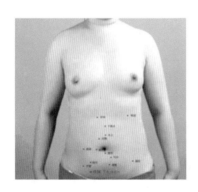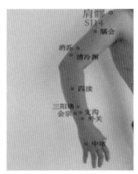

口臭毫针取穴

（2）任氏针灸埋线疗法

使用材料：任氏 3cm 针线一体型埋线针。

取穴：按上述毫针疗法取穴，每次治疗选取 3 ~ 4 个穴位，全身调理可采用督脉埋线法。

操作方法：局部穴位酒精消毒。任氏一次性埋线针可在穴位上斜刺或直刺，背部穴位多斜刺。左手拇、食指绷紧或提起进针穴位皮肤，右手持埋线针直接刺入选定好的穴位内，得气后微微旋转针体，使线体留在体内，小海棉圈仍留在针体上。出针的时候将针管从穴位内退出，同时用消毒棉签按压针孔数秒后贴敷医用胶贴，15天治疗一次。

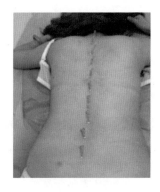

口臭 针灸督脉埋线

（3）电针疗法

使用材料：低频脉冲电针仪。

取穴：毫针部分留针针柄处。

操作方法：低频脉冲电针仪连接好电源，先将强度调节钮归零，针刺穴位得气后，再将电针仪上成对输出的两个电极分别连接在两根针柄上，负极接主穴，正极接配穴，一般将同一对输出电极连接在身体的同侧。调制疏密波，时间根据患者具体情况可调 40 ~ 60 分钟，根据患者适应度选择强度大小，刺激强度由小到大，以患者可接受的麻、刺感为度。

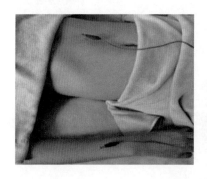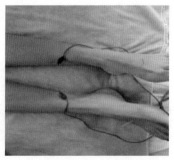

口臭 电针

【预防调摄】

（1）保持心情舒畅，解除精神负担，增强治病信心。

（2）注意口腔卫生，勤刷牙漱口。

（3）应戒烟酒，少食或忌食葱、蒜、辣椒等辛辣油腻食物。

7. 早　衰

【定义】卵巢早衰是指女性 40 岁以前出现原发性或继发性闭经，伴随促性腺激素水平升高和雌激素水平降低，并伴有不同程度的围绝经期的一种临床表现。卵巢早衰的发生与精神心理因素紧密相关。中医本无"卵巢早衰"病名，但根据其临床表现、病因病机，可将其归属于"血枯""月经过少""月经后期""闭经""不孕""妇人脏躁"等范畴。

【病因】早衰与脾、肾、肝三脏关系最为密切。

肾为先天之本，主藏精，而精又为化血之源，直接为胞宫的行经提供物质基础。肾气损伤，肾精亏虚，阴阳失调，从而造成卵泡发育不成熟，月经稀发，经水难至，从根本上影响肾—天癸—冲任—胞宫轴的功能。

脾为后天之本，气血生化之源，气虚血弱，不能下注养胞，继而形成该病。

肝主疏泄，因情志问题导致肝郁不舒，积郁在肝，思虑过度而伤脾，亦不能下注养胞，肾精无所生，天癸无所养，冲任不足，经血无源，终致经闭不行，月事不下，形成该病。

西医学认为，随着当今生活节奏的加快，在环境、饮食污染及流产后刮宫处置等诸多不良因素的作用下，卵巢早衰女性数量逐年增加，卵巢功能的衰退亦呈逐年提前的趋势。

目前，卵巢早衰的病因复杂多样，多认为与遗传因素、社会心理因素、免疫因素、感染及环境因素、医源性因素、先天酶缺乏等因素有关。

【临床表现】初期表现为月经量过少，日久闭经，甚则不孕。可伴有绝经前后症状，如两颧潮红、眩晕、多汗、心悸等，会增加诱发骨质疏松及心血管疾病的风险。出现连续性闭经（≥ 6 个月）及性器官萎缩，并伴随 FSH、LH 水平升高，E2 水平降低的一种综合征，即可确诊为早衰。

【中医认识】

卵巢早衰病因病机多因脏腑、气血津液等相互受损，虚实夹杂而以肾虚为主导所致。

气血亏虚型：月经延迟、量少、色淡，渐至月经停闭。易疲倦、头晕眼花，少气懒言，容易汗出、易感冒，失眠多梦。舌淡、苔薄白，脉细弱。

肾阳亏虚型：经量素少或渐少、色淡黯，渐至月经停闭。腰膝酸软、怕冷或四肢不温，性欲下降。夜尿频多、小便清长，大便稀薄，头晕耳鸣。舌淡苔白，脉沉细。

肝肾阴虚型：月经延后、量少、色红，渐至月经停闭。头晕眼花、听力下降或耳鸣，腰膝酸软或足跟痛，五心烦热、潮热盗汗、手足发热，口干。外阴或阴道不适，皮肤异常感觉（干燥、瘙痒等），大便干结，小便黄。舌红、苔少，脉细或细数。

肝气郁滞：月经先后不定期、量少，或时多时少，色黯红，渐至闭经。心烦易怒，胸闷，乳胀或两胁胀痛。情绪低沉、时常叹息，暖气或泛酸。舌淡苔白，脉弦细。

脾虚夹痰湿：月经延后，经量少，色淡质粘腻，渐至月经停闭。自觉喉中有痰，四肢倦怠、疲乏。口淡乏味、不思饮食，大便不成形、偏稀或腹泻。舌质淡、苔白腻，脉弱或滑。

血瘀证：经期不定，量多或少，色紫有块，经行不畅，渐至闭经。偶小腹刺痛。舌质暗或有舌边瘀斑或舌边尖有瘀点，或舌下络脉曲张，脉弦细或涩。

【治疗方案】

（1）毫针疗法

使用材料：选取 1 ~ 1.5 寸毫针。

1）气血亏虚型

取穴：关元、归来、脾俞、足三里。气血不足加气海、胃俞；肝肾不足加肝俞、肾俞；潮热盗汗加太溪；心悸加内关；纳呆者，加中脘。

操作方法：补法，可施灸。留针 30 分钟。

2）肾阳亏虚型

取穴：关元、气海、归来、子宫、肾俞、三阴交。肾虚加太溪、命门，头晕、耳鸣加百会、然谷，腰膝酸软加腰眼、阴谷。

操作方法：归来、子宫用平补平泻法，余穴用毫针补法。可用艾灸，或隔附子饼灸，留针 30 分钟。

3）肝肾阴虚型

取穴：气海、神门、肝俞、肾俞、三阴交、太溪。肾阴亏虚加阴谷、照海，肾阳不足加关元、命门，肝阳上亢加风池、太冲，痰气郁结加中脘、丰隆。

操作方法：平补平泻，留针 30 分钟。

4）肝气郁滞型

取穴：肝俞、归来、子宫、丰隆、三阴交。经行涩滞加血海、合谷，白带量多加次髎、水分，肝气郁结加曲泉、太冲，胸胁胀痛加内关、膻中。

操作方法：毫针泻法，留针 30 分钟。

5）脾虚夹痰湿型

取穴：归来、子宫、丰隆、三阴交。痰瘀互结加阴陵泉、膈俞；经行涩滞加血海、合谷；白带量多加次髎、水分；纳差脘闷加中脘、足三里。

操作方法：毫针泻法，留针 30 分钟。

6）血瘀型

取穴：中极、归来、三阴交、合谷。气滞血瘀加血海、太冲，痰湿阻滞加阴陵泉、丰隆，寒凝加命门、神阙，胸胁胀满加膻中、内关。

操作方法：平补平泻，留针 30 分钟。

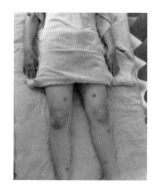
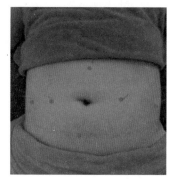

早衰 毫针取穴

（2）任氏针灸埋线疗法

使用材料：任氏 3cm 针线一体型埋线针。

取穴：按上述毫针疗法取穴，每次治疗选取 10 ~ 15 个穴位。

操作方法：局部穴位碘伏消毒，一针一穴一消毒，任氏一次性埋线针可在穴位上斜刺或直刺，背部穴位多斜刺。左手拇、食指绷紧或提起进针穴位皮肤，右手持埋线针直接刺入选定好的穴位内，得气后微微旋转针体，使线体留在体内，小海棉圈仍留在针体上。出针的时候将针管从穴位内退出，同时用消毒棉签按压针孔数秒后贴敷医用胶贴，15 天治疗一次。

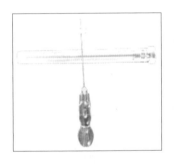

针灸埋线针

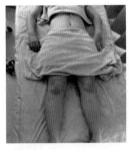

早衰 针灸埋线

（3）电针疗法

使用材料：低频脉冲电针仪。

取穴：毫针部分留针针柄处。

操作方法：低频脉冲电针仪连接好电源，将强度调节钮归零，针刺穴位得气后，将电针仪上成对输出的两个电极分别连接在两根针柄上，负极接主穴，正极接配穴，一般将同一对输出电极连接在身体的同侧。调制疏密波，时间根据患者具体情况可调 40 ~ 60 分钟，根据患者适应度选择强度大小，刺激强度由小到大，以患者可接受的麻、刺感为度。

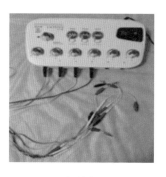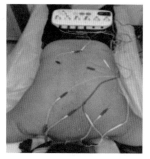

电针仪 　　　　　　　　　　早衰 电针疗法

（4）灸疗

使用材料：一次性无烟艾灸条。

取穴：神阙、关元、脾俞、肾俞、足三里。

操作方法：局部穴位暴露，点燃艾条后在局部穴位进行温和灸，亦可将艾灸架置于穴位所在部位上悬灸，艾灸温度宜温和，时间在 40 分钟左右。

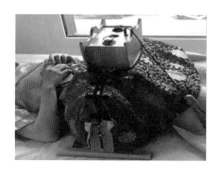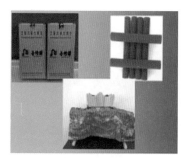

早衰 灸疗

【预防调摄】

（1）注意保暖，不宜冒雨涉水，不宜过食生冷寒凉。

（2）保持心情舒畅，避免情志刺激。

（3）节制房事，避免手术损伤。

（4）及早积极治疗原发病。

附　篇

美容心理学在抗衰老领域的中医之"道"

  任针美学将针灸、任针、针灸埋线、刮痧、拨筋、灸疗等技术应用于美容抗衰老，对岁月造成的面容老化进行修复与治疗，即从"术"学达到了人体抗老化的目的，与此同时，将"道"的思想融入美化容貌中占有不可估量的位置，即称之为"道"学养美。

  "美"在中国古老文字中不是一个抽象的概念，其寓意一个戴羽饰的舞者，因此联想到由饰（装饰）、听（声音）与动作所引起的愉悦感觉。依其意，引起愉悦情感的对象具有形体与韵律之美，其概念与《书·舜典》中描述的"八音克谐，无相夺伦，神人以和"相得益彰。在《说文解字》描述中"美，甘也。从羊从大。羊在六畜主膳也，美与善同意"。语意羊在祭祀的肉之中是最美味的，因此"羊大二膳甘"自然成为美的焦点。这种引起愉悦情感的对象，主要是于它具有口味之美，同时也奠定了美与善的儒家理论衍生。由此，我们可以理解为不管美是起于象形，声形还是其他，其意都在于引起人的内在愉悦或类似的情感。

  在任针美学概念的定义里，"道"学对美的运用，是同时结合中国文化传统多领域对于中国人文生活影响的融会贯通，将"道"学之美融入人体"身心合一"的更高境界，通过心向善美的状态，心情也随之愉悦，从而更好地达成身体之美，所谓"相由心生"即很好地诠释了这个喻义。

  中国文化对于美的定义、对象、范畴没有一个系统的概念，但是中国古文化中的"言志""载道""温柔敦厚""风骨""神韵"却给予了一个独具中国特色美的升华。在现在临床实践中，基于"道"学养美以达成的修身养性、养心，可以通过心疗、音疗、歌疗、功疗、食疗、茶疗等多种方法使得精神状态放松，随之达成心青春常驻，正所谓心静血清，血清无疾，容颜红润，永葆青春。

人体的衰老，纵向维度多指人体代谢的退化导致的容貌衰败及身体功能的退化。但是横向维度来看，同一个年龄段的人有些人显年轻，有些人显老态就是个人之道术的差异表现，也就是未老先衰、望秋先零与老当益壮、鹤发童颜产生的极大反差，也因此衍生出个人在语言、行为、举止中体现出"道"学养美的更深一层意义。由此可见，个人在思维方向、生活方式、生活态度的行为和表现，是衡量一个人的身体状况和容颜盛衰，经过岁月流逝后最直接获得的有效指标。同理，美容心理学在抗衰老领域中占据的位置是值得我们共同更深一步去挖掘的课题。

心理学在抗衰老领域中的应用主要包括心理评估与心理干预。心理评估是指在生物、心理、社会、医学模式的共同指导下，综合应用多种方法，如谈话、观察、测验等，将所获得的信息对个体的某一心理现象做出全面、系统和深入的客观描述的过程。

心理干预是指在心理学理论指导下有计划、按步骤地对一定对象的心理活动、个性特征或心理问题施加影响，由于人们对美的认知也各不相同，使之发生朝向预期目标变化的过程也不一样，以下这些方法作为心理干预方法都会在美容抗衰老中起到非常重要的作用。

一、心疗

1.抗衰老、美容医学受术者心理评估的目的

（1）筛选出合适的美容就医者。不是所有貌丑的人都有内心的苦恼和美容需求，同样也不是所有美貌者均自我感觉良好，没有美容的需要。美容医学的目的是以"心理满足"为核心。

（2）尽量避免医患纠纷。美容医学求术者的心理障碍一般情况高

于普通人或其他疾病患者。心理因素导致的美容医疗纠纷较其他疾病占有更高的比例，所以对于求美者的心理承受能力评估就更加重要了。

（3）提供更有针对性的心理护理依据，了解求美者的心理活动能更好地提供护理建议。

2. 抗衰老、美容医学受术者心理评估的要点

（1）了解美容就医者的基本人格。

（2）了解美容就医者要求美容手术的动机。

（3）分析客观缺陷与主观反应的差距。

（4）鉴别严重精神障碍者。

3. 心理干预

（1）冥想抗衰老：放松休息时放一段配乐朗诵，可以有这样的内容："……请您在美容时务必做到：心情愉悦，精力集中，全身放松，将意念由身体慢慢向面部集中，想象您的面部皮肤发麻，斑点变淡、粉刺消失、疤痕消退，皮肤逐渐恢复光滑、白皙……"这种配乐朗诵，实际是利用冥想原理，结合中医学的疏通之道，达到改变求美者心理环境和精神状态的目的，缓解求美者心理紧张，调动生命节律系统战胜面部缺陷的信心与勇气，促进面部血液循环，代谢加快，最终强化美容效果。

（2）心理暗示抗衰老：具体做法是：选择一位自己认为最喜爱、最欣赏的人作为脑中映像，每当闲暇之时，闭目静思，脑中浮现出映像的容貌。久而久之，就会发现自己确实越来越接近理想中的映像了。这是由于人的遗传因子在受到后天环境的影响下，可以不断调整、改善，从而起效的。同时，还可以使用"自我暗示法"，不断肯定地告诉自己"我确实漂亮了""我的身材越来越好了"等等，这是心理学的强化原理。

二、乐疗（歌疗）

音乐与人的心理、生理有着密切的联系，一曲终了，病退人安。早在两千多年前的中国医学巨著《黄帝内经》中就记载着："肝属木，在音为角，在志为怒；心属火，在音为徵，在志为喜；脾属土，在音为宫，

在志为思；肺属金，在音为商，在志为忧；肾属水，在音为羽，在志为恐。"《左传》中更说，音乐像药物一样有味道，可以使人百病不生，健康长寿。古代贵族宫廷配备乐队歌者，不纯为了娱乐，还有一项重要作用是用音乐舒神静性、颐养身心。在聆听中让曲调、情志、脏气共鸣互动，达到动荡血脉、通畅精神和心脉的作用。生理学上，当音乐振动与人体内的生理振动（心率、心律、呼吸、血压、脉搏等）相吻合时，就会产生生理共振、共鸣。这便是《黄帝内经》所提出的"五音疗疾"的身心基础。音乐是最好的疗养师，翩翩而来的乐符，可以深入人心，在中医心理学中，音乐可以感染、调理情绪，进而影响身体。

自 20 世纪 40 年代起，现代医学已逐渐将音乐作为一种医疗手段，在某些疾病的康复中起一定的作用，如减轻疼痛及消除紧张等，这种疗法即音乐疗法、也称心理音乐疗法。在最初阶段多采用单纯聆听的方式，后来发展到既聆听又有主动参与，如包括简单乐器操作训练，还有选择地音乐游戏、音乐舞蹈等而形成综合性音乐活动。另外，人类通过身体可以感受到的音乐振动称之为"音乐体感振动"，即体感音波治疗系统，其中 20 ～ 50Hz 的频率范围最能够给人以安全舒适感。

而歌疗为长寿第一法，当烦恼苦恼时，找不到派遣的方法，但只要放声地歌唱，过会儿就会感到心情轻松了许多，解决焦虑症的苦恼。

一般唱歌的基本呼吸方法是腹式呼吸法，使腹部的肌肉能得到充分的利用，促进了新陈代谢，还可以使腹部的肌肉变结实。唱歌也是一种脑力活，要从脑海中准确地唱出正确的歌词，真的需要用心记住，并支配大肠蠕动的自律神经活跃，解决慢性便秘的烦恼。同时唱歌会消耗一定的热量，可以减肥。

三、功疗

美型八段锦，面部八段锦，养生太极拳均是一种身心兼修的健身运动。注重意气运动，以心行气，疏通经络，平衡阴阳气血，以提高阴阳自和能力。演练时立身中正，轻灵洒脱，手势拳势舒展大方，动作柔顺，架势可高可低，适合各种年龄层次、不同体质状况的人锻炼，对人身体起到的健康作用极大。长期运动健身会让皮肤紧致，身体健康，更是抗老化不可缺少的运动。

四、食疗 茶疗

茶如人生，"喝茶只有两个动作——拿起和放下"，而人生看起来繁杂的一切，其实又何尝不是这么简单。有些事何必纠结于心，有些人何必纠缠不清，很多时候，看淡一些，看轻一些，世事原本可以像喝茶一样，不过拿起和放下罢了。

茶不过两种姿态：浮、沉；茶人不过两种姿势：拿起、放下。浮沉时才能氤氲出茶叶清香，举放间方能凸显出茶人风姿，品茶，品人生百态。

茶，融水之润、木之萃、土之灵、金之性、火之光；禅，冥思、纯厚、枯寂、洞彻，解茶之旷达随心，释茶之圆融自在，金木水火土乃茶之五性，茶与禅，乃至真至拙至天然。懂不懂茶并不重要，千利休禅师说："须知茶道之本，不过是烧水点茶。"喝什么茶也不重要，适合自己的茶才是好茶。好茶就是"忙里偷闲，苦中作乐"。每个茶人心中都有一方清雅净土，可容花木，可纳雅音。日日在此间爬来，不问凡尘，静心享受其中。

茶疗将药与茶完美结合，能防疾病，能品茶趣，常饮能祛顽疾、强体魄、安心神、润喉肠、降脂减肥、益寿延年。品茶就是放下俗事，在一盏茶的工夫里品味悠然的心境。先苦后甘的乌龙茶，突出表现在分解脂肪、减肥健美等方面。

红茶，性温和、养脾胃，适合秋冬季饮用。绿茶，是没有经过发酵工艺的茶，它因富含氨基酸而口感鲜爽，春夏时节，一杯清香的绿茶，不仅可以提神醒脑，还能给你一份好心情。黑茶，因成品茶的外观呈黑色，故得名，属于后发酵茶。黄茶，性质微凉，可缓解消化不良和食欲不振。白茶，属微发酵茶，女性饮用消炎最佳。此外，陈年白茶对降低人体的血脂血糖也颇有成效。花茶，如玫瑰花茶等，有疏肝解郁美容养颜之功效。

五、色彩抗衰老

颜色对人的心理有着特殊的影响：白色使人心理上产生平衡，安全感；绿色有一种安抚感觉；蓝色可以镇静情绪，消除心理紧张状态；粉红色可使人息怒、平静，消除焦郁情绪。科学地运用色彩综合治疗心理疾病，会使心理生理产生双重效应，起到很好的辅助治疗效果。

六、心理护理

衰老、美容受术者心理护理：（1）保持稳定、乐观、积极的情绪，培养坚强、开朗、幽默的性格及广泛的兴趣爱好。（2）给自己信心，从内心接受自己、喜爱自己。（3）多动脑、勤动手，保持旺盛的精力，注意劳逸适度。（4）注意锻炼身体，如慢跑、慢走、游泳、气功、太极拳及八段锦、摄影等，对延缓身体衰老和精神老化都大有好处。（5）保证足够营养与合理的作息时间，戒除不良嗜好，保持良好的生活习惯。

七、摄影与心灵的健康

似诗如画的摄影用来增添养生的情绪，人生的一切就是修行，修的是自我的认知。上海摄影家周鸣华 Mr.zhou 感想，当举起手中的相机，就感觉到幸福最近的距离，生命是一趟旅程，总是不知不觉中路过沿途的风景，捕捉生态环境也是一种养生的方式，没有比人更高的山，也没有比脚更长的路，在镜头里，不在于地理的远近，而在于心境和良好的心态。

Mr.zhou 说："生命如歌要唱的精彩，生命似茶，要喝出味道，千万不要错过欣赏大自然的机会，一辈子不容易，一定要好好养生用來享受生活的美好。"

摄影家看到的世界，是一个精神的世界，他在拍摄动物的千姿百态时，直缘北极，在 Mr.zhou 眼中，那片净土有着独特的魅力。北极不仅是一个摄影爱好者一生必须去一次的地方，也是一个向往自由的人必须去的地方。在 Mr.zhou 的快门下，温暖人心的北极熊亲子瞬间被记录下来，虽然它们和人类有不同的外貌，说着不同的语言，但那份关爱，那份为人母的尽力与责任，没有改变。白茫茫的冰天雪地上，小北极熊宝宝抱着自己的小脚丫，专心致志玩得不亦乐乎。外出觅食的妈妈归来，揽住自己的宝宝，衔、抱、搂、背、骑、跟随……一大一小向无边天际走去。

Mr.zhou 说"我一路向北是为了奔赴爱的怀抱，奔赴希望。摄影的过程中深深地体会到，人和动物的区别在于人有精神层面，摄影看到的世界，是心灵的世界，是精神层面，让人心灵非常干净"。

中医讲，心静血清，血清无疾，摄影所带来的健康是在精神层面上的美好，别人看到的世界是混沌的，而摄影看到的是美的、干净的、让人们身心愉悦，正能量十足。摄影的心境，摄影的眼神，摄影的大脑，三者合一的瞬间，用摄影机的镜头，解读世界、解读历史、解读文化、解读社会、解读人生，还原真实的世界，展示世间真善美。

Mr.zhou 作品

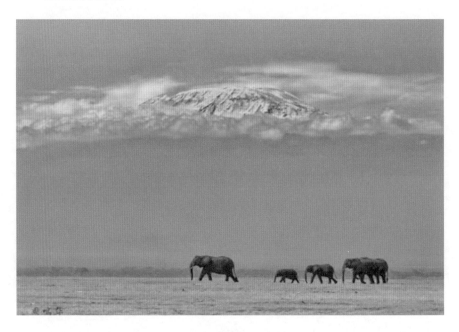

壮观

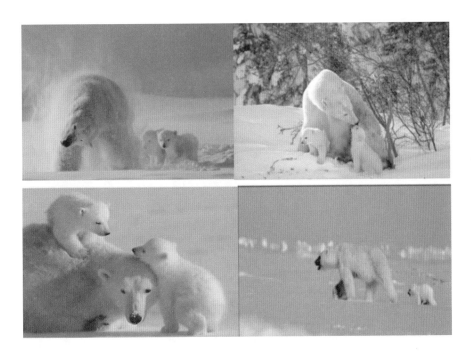

至情至爱

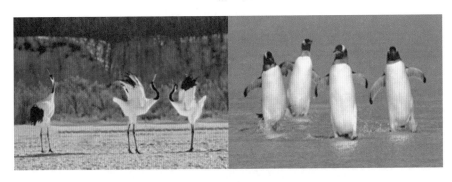

最美舞者

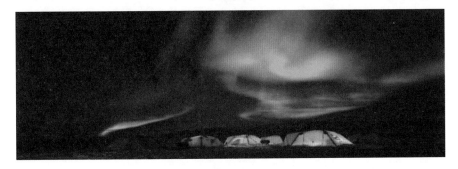

和谐天地人

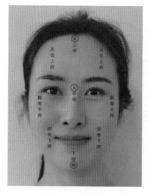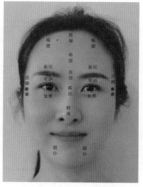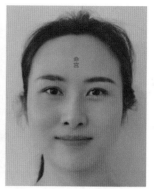

十二命宫 （胡雷鸣教授 著）

任针基本操作视频（扫码即可观看）

任氏针线一体针3厘米面部埋线美容提升　任氏针线一体针3厘米头针埋线　任氏针线一体针5厘米腰部束带法埋线瘦身　任氏微针美容　任氏金针美容

任氏任针美容祛川字纹　任氏金针1.5寸0.18×13美容　任氏针线一体7号埋线针腹部围刺法埋线减肥　任氏针线一体9号埋线针腹部缩型埋线减肥　任氏针线一体9号埋线针一针锁胃法埋线减肥

任氏针线一体埋线针穴位埋线操作方法　任氏拨筋棒美容　任氏沉香大灸疗法　任氏刮痧美容祛斑

任针美学大事迹

针具的创新

任晓艳用二十多年的时间完成了从传统的穴位埋线疗法——现代穴位埋线疗法——现代针灸埋线疗法——任氏针灸埋线疗法的发展历程。

传统"穴位埋线"疗法

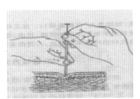
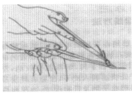
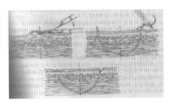

注线法　　　　　　　　植线法　　　　　　　　穿线法

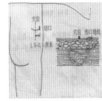

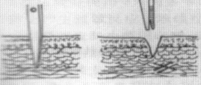
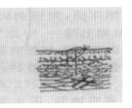

扎埋法　　　　　　　　　　　　切埋法

任氏埋线针具的创新

针具特点：针柄为葫芦柄，操作方便、快捷。

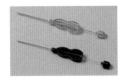
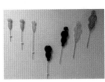
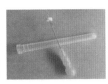
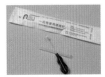

任氏针线一体埋线器具

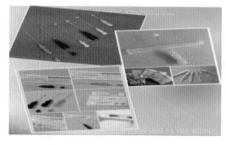 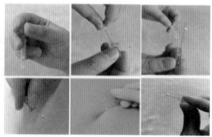

　　任晓艳博士领头研发的任氏一次性埋线针专利技术"任氏针灸埋线疗法"核心技术，一次性针线分离型埋线针及一次性针线一体埋线针，取得中华人民共和国药监局二类医疗器械批号。其器具获得了八项国家创新与发明专利，2006年获得国家卫生部颁发十年百项技术之一。

　　ZL98252138.3；

　　ZL200420066599.0

　　01129449.3

　　ZL200520000187.1

　　200810112191.5

　　ZL201320725414.1

　　ZL201720169580.6

　　ZL2017 2 0169580.6

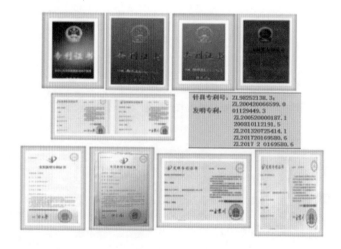

由任晓艳教授牵头将又一个中医针灸器具的 ISO 国际
标准出版（任氏一次性使用埋线针）

《ISO 22236：2020 Traditional Chinese medicine—Thread-embedding
acupuncture needle for single use》（《ISO 22236：2020 中医药——一次性
埋线针灸针》）于 2020 年 6 月 2 日由 ISO 国际标准化组织正式出版。

这是 ISO 国际标准化组织首个在传统医药领域内发布的国际标准
《ISO17218：2014 一次性使用无菌针灸针》之后，又一个具有特殊效果
的针具国际标准诞生。

它必将引领全球现代针灸埋线创新疗法的峰潮。

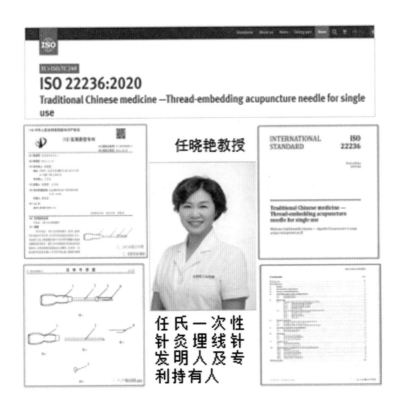

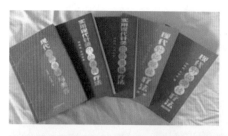
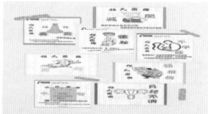
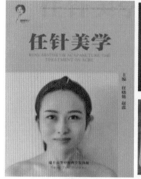
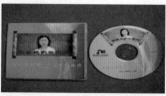
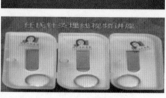
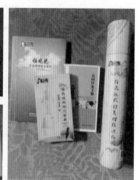

任晓艳主编系列书籍及教材

任晓艳被国内外各大媒体所关注

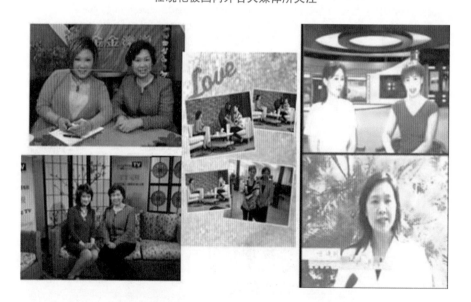

任晓艳教授接受中央电视台健康讲座、美国硅谷电视台、华语电视台、纽约会客厅采访

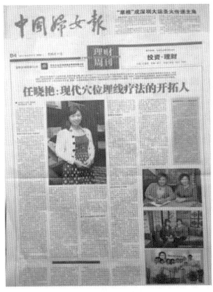
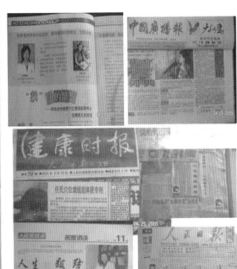

各报刊媒体刊登了针灸埋线开拓人任晓艳

任晓艳应邀在世界各地大学讲学

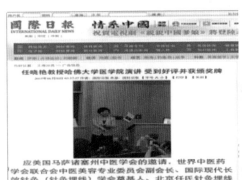
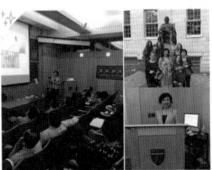
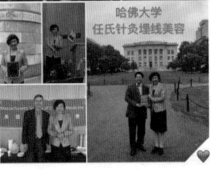

任晓艳教授在哈佛大学

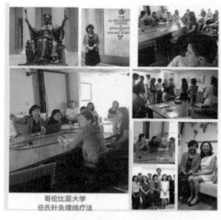

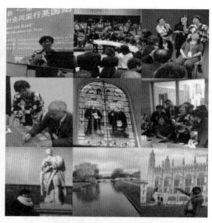

任晓艳教授在哥伦比亚大学　　　　　　任晓艳教授在英国剑桥大学

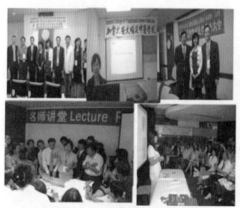

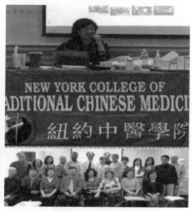

任晓艳教授在加拿大安大略省中医学院　　　任晓艳教授在纽约中医学院

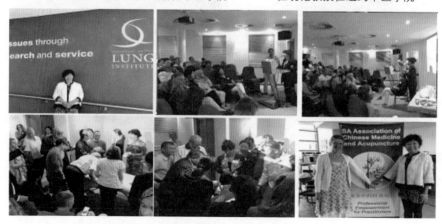

任晓艳在南非开普敦大学

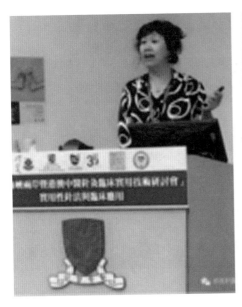

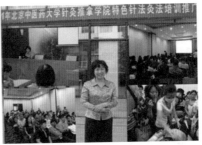

任晓艳在北京中医药大学

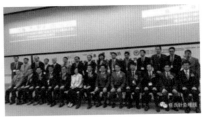

任晓艳在香港中文大学

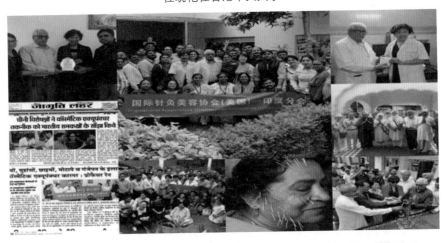

任晓艳教授在印度讲学

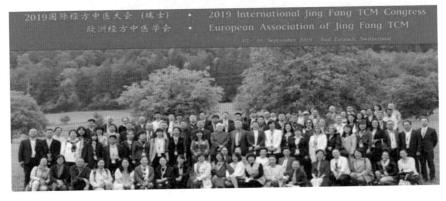

任晓艳教授在瑞士讲学

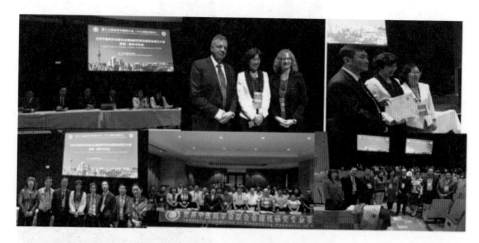

2016 年在新西兰成立了世界中医药学会联合会埋线研究专业委员会，任晓艳担任会长

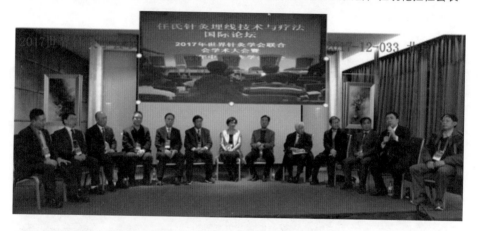

2017 年世界针灸学会联合会学术大会任氏针灸埋线技术与疗法国际论坛

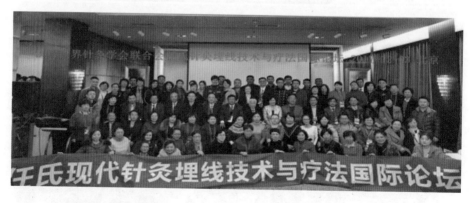

2017 年世界针灸学会联合会学术大会任氏针灸埋线技术国际合法化论坛

任晓艳教授国内外培训讲学

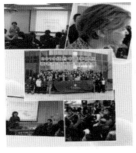
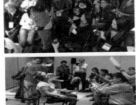
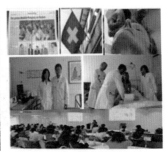

2019 纽约中医学院抗衰　　　任晓艳在英国南非讲学　　　　任晓艳在瑞士讲学
老化与减肥培训讲课

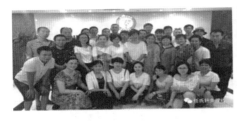
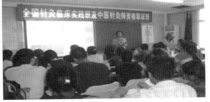

任晓艳教授应邀在世界针灸学会联合会高　　任晓艳教授在中国中医科学院高级针灸
级针灸进修班讲课　　　　　　　　　　　进修班讲课

任晓艳教授应邀在世界中医药学会联合会国际针灸进修班讲课

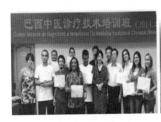
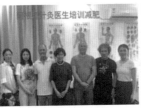
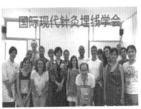

来自巴西的学员　　　　　来自阿根廷的学员　　　　来自西班牙的学员

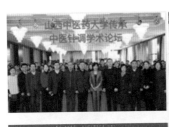
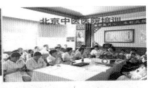
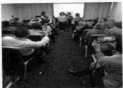
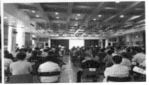

国际针灸美容协会成立并建立如下分会

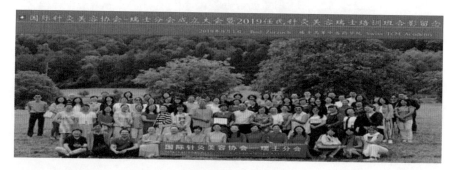

在瑞士成立瑞士分会

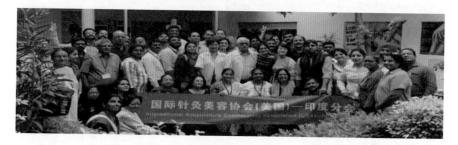

在印度成立印度分会

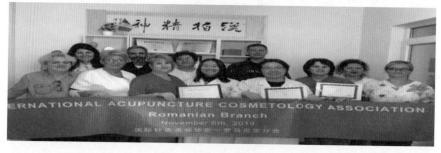

在罗马尼亚成立罗马尼亚分会

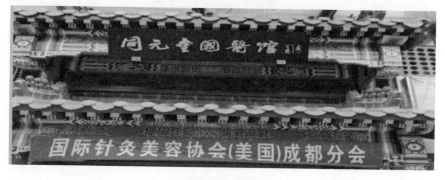

在成都成立成都分会

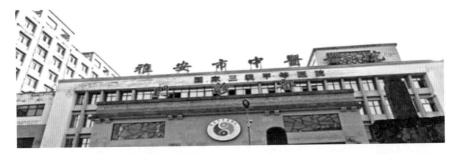

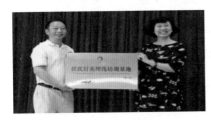
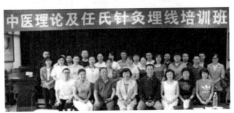

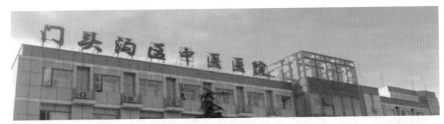

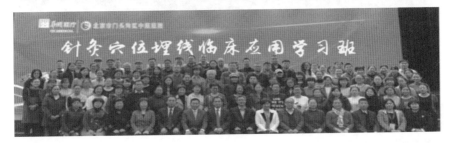

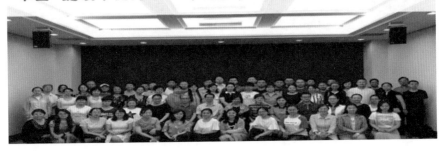

任氏针灸埋线在四川省雅安市中医医院、北京市门头沟区中医医院建立培训基地

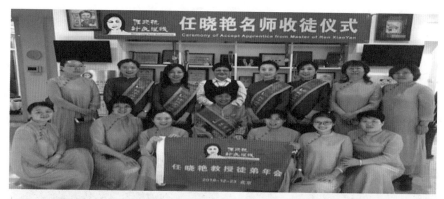

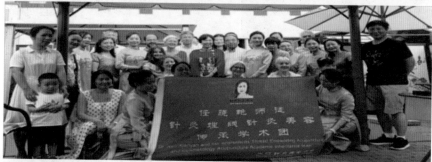

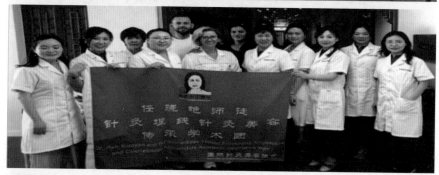

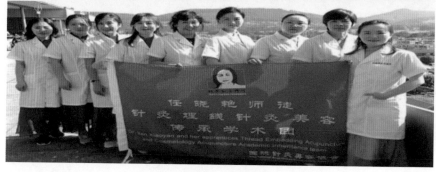

任晓艳教授收徒传承

图书在版编目（CIP）数据

任针美学 / 任晓艳，赵蕊主编.—北京：中医古籍出版社，2021.4（2024.7重印）

ISBN 978-7-5152-2305-6

Ⅰ.①任… Ⅱ.①任…②赵… Ⅲ.①美容术 Ⅳ.①R625

中国版本图书馆CIP数据核字（2021）第042195号

任针美学

任晓艳　赵　蕊　主编

策划编辑	杜杰慧	
责任编辑	张雅娣	
封面设计	韩博玥	
出版发行	中医古籍出版社	
地　　址	北京市东城区东直门内南小街16号（100700）	
电　　话	010-64089446（总编室）010-64002949（发行部）	
网　　址	www.zhongyiguij.com.cn	
印　　刷	北京市泰锐印刷有限责任公司	
开　　本	710mm×1000mm　1/16	
印　　张	27.5	
字　　数	370千字	
版　　次	2021年4月第1版　2024年7月第2次印刷	
书　　号	ISBN 978-7-5152-2305-6	
定　　价	168.00元